Nané Lénard

SchattenSucht

Im Verlag CW Niemeyer sind bereits folgende Bücher der Autorin erschienen:

SchattenHaut
SchattenWolf
SchattenGift
SchattenTod
SchattenGrab
SchattenSchwur
KurzKrimis und andere SchattenSeiten

Bibliografische Information der Deutschen Nationalbibliothek
Die Deutsche Nationalbibliothek verzeichnet diese Publikation in der Deutschen Nationalbibliografie; detaillierte bibliografische Daten sind im Internet abrufbar über http://dnb.ddb.de

www.niemeyer-buch.de

Der Umschlag verwendet Motive von shutterstock.com
Portrait ... Alex Malikov 2015, Matrix Smit 2015
Druck und Bindung: CPI books
Printed in Germany
ISBN 978-3-8271-9435-0

Nané Lénard

SchattenSucht

CW Niemeyer

Der Roman spielt hauptsächlich in einer allseits bekannten Stadt des Weserberglands, doch bleiben die Geschehnisse reine Fiktion. Sämtliche Handlungen und Charaktere sind frei erfunden.

Über die Autorin:
Nané Lénard wurde 1965 in Bückeburg geboren und ist Mutter von zwei erwachsenen Kindern. Nach dem Abitur und einer Ausbildung im medizinischen Bereich studierte sie später Rechts- und Sozialwissenschaften sowie Neue deutsche Literaturwissenschaften.
Von 1998 an war sie als Freie Journalistin für die regionale Presse tätig. Ab 2009 arbeitete sie für unterschiedliche Firmen im Bereich Marketing und Redaktion. Seit 2014 ist Lénard als freiberufliche Schriftstellerin tätig.
Von ihr wurden neben den Romanen bereits mehrere Gedichte und Kurzgeschichten veröffentlicht.

Mehr über Nané Lénard und ihre Aktivitäten erfahren Sie unter www.nanelenard.de

Für jeden, der fürchtet,
die Bürde nicht mehr tragen zu können,
die das Leben ihm auferlegt hat

Die Schatten, sie leben gerne im Licht,
das sich in den Seen der Tränen bricht.
Die innere Qual
ernährt ihren Strahl.
Sie raunen: „Wir wissen, du schaffst es nicht!"

Und du willst fort …

Du hoffst, dass das Dunkel Erlösung verspricht,
und hast es gesucht,
deine Zweifel verflucht.
Doch wer dich auch kannte, erkannte es nicht.
Du trugst stets ein Lächeln auf deinem Gesicht.

… bald bist du dort …

Zu spät! – Keine Umkehr, jetzt wird dir bewusst,
es gibt kein Zurück
in Leid oder Glück.
Du stirbst nun allein nur, weil du es musst
und schenkst deinem Schatten köstliche Lust.

Julia zitterte. Und das lag nicht daran, dass dieser Novembermorgen sonderlich kalt war. Sie zitterte, weil sie ihrem Ziel so viel näher gekommen war. Näher als jemals zuvor. Wie oft hatte sie davon geträumt, wie es wäre, wenn sie tun würde, was sie im Kopf in den unterschiedlichsten Varianten mehrfach durchgespielt hatte. Ein Schauer lief ihr über den Rücken.

Es war etwas anderes, jetzt hier zu stehen. Der Abgrund war da, auch wenn er durch die Nebelschwaden nicht zu sehen war. Dort unten lag er, der harte Boden, auf den sie aufschlagen würde. Sie hatte Angst, aber es war auch eine Angst vor sich selbst. Vor der Stimme in ihr, die ihr alle Hoffnungslosigkeit immer wieder grausam vor Augen hielt. Es war kein Wollen, es war ein Müssen. Eine logische Folge nach ihrer Tortur durch die Mühlen medizinischer Einrichtungen, in denen ihre Depressionen hatten gelindert werden sollen. Sie hatten alles versucht in Gesprächen, Gruppentherapien und auch mit der Unterstützung von Medikamenten. Sie war so müde und war es zugleich unendlich leid, müde zu sein. Mit den Tabletten war sie betäubt und nahm die Welt durch einen Schleier wahr, ohne hielt sie das Leben nicht aus. Es war ein Teufelskreis, dem sie endlich entfliehen wollte. Sie ertrug sich und ihre Gedanken nicht mehr, fühlte warme Sonnenstrahlen nicht, empfand nichts Schönes und sah alles um sich herum mit einem Grau überzogen, das jede Farbe dämpfte und schmutzig machte.

Und doch hielt etwas sie zurück. Sie wusste nicht genau, was es war. Vielleicht nur die Erinnerung an eine Zeit, die unbeschwert und leicht gewesen war. Doch das schien so fern zu sein und unmöglich wiederzuerlangen, weil sie nicht ahnte, woraus das Glück bestand. Liebe? Sicher, sie wurde geliebt. Das wusste sie. Und doch nahm sie dies eher wie eine Tatsache hin, wie etwas, das dazugehörte. Eine Selbstverständlichkeit, die keinen Einfluss auf ihr eigenes Befinden hatte. Sie selbst liebte nichts. Der Strudel ihrer Gedanken hatte sie in die Gefühlslosigkeit hineingezogen. Dorthin, wo ihr nichts wichtig war, nicht einmal sie selbst.

Warum also zögerte sie? Weil sie wusste, dass es anderen nicht egal war, ob sie lebte oder tot war? Weil sie die weinenden Gesichter an ihrem Grab sah? Nein, sie hatte einfach nur Angst. Angst vor dem Danach. Sie wusste nicht, was danach war. Einfach nur Ruhe und Stille? Ein schwarzes Nichts wie ein Schlaf ohne Traum? Der Himmel? Ein Wiedersehen mit den anderen, die es vor ihr geschafft hatten? Oder eine schlimmere Wirklichkeit als die jetzige? Was, wenn das diesseitige Grauen immer noch besser war als das jenseitige?

Sie sah über die Brüstung. Knapp dreißig Meter würden reichen. Es war immer nur der letzte Schritt. Vom Turm, vor den Zug, vom Hocker. Dieser kleine Moment der Entscheidung und des Übertritts in das Nichtmehrzurückkönnen. In einen Raum ohne Hintertür. Einmal betreten hieß, dort bleiben zu müssen.

„Wie lange willst du dich noch quälen?", fragte die Stimme. „Du hast es so oft im Kopf durchgespielt. Bist die Treppenstufen hinaufgegangen, hast die Beine über den Rand geschwungen und dich auf die Brüstung gesetzt. Du bist hundert Mal gesprungen. Deinen Entschluss hast du doch längst gefasst. Nur zu! Es ist nicht schlimm. Nur ein kurzer Moment, dann ist alles vorbei."

Julia zitterte noch mehr, als sie sich versuchsweise rittlings auf den Rand des Idaturms setzte und krampfhaft festhielt. Sie war nicht schwindelfrei. Die Tiefe schien sie magisch anzuziehen. Tränen liefen über ihr Gesicht. So groß war die Angst vor dem Schmerz und dem Danach. Gerade als sie darüber nachdachte, ob sie nicht doch größer war als die Sehnsucht nach dem Tod und ob sie nicht noch einmal über alles nachdenken sollte, machte es ihr ein starker Druck unmöglich, das Gleichgewicht auf den Turmzinnen zu halten. Entsetzen stand in ihren Augen und vollkommene Fassungslosigkeit. Sie fuchtelte wild durch die Luft, versuchte, nach etwas zu greifen, irgendwo Halt zu finden und fiel dann vollkommen geschockt in den Nebel, der sie nicht aufhalten konnte, obwohl er wie weiche Watte wirkte. Der Aufprall lähmte sie und nahm ihr den Schmerz. Sie staunte jetzt von unten in die wabernde Masse aus Dunstschleiern und meinte darin für einen Augenblick ein bekanntes Gesicht zu erkennen, vor dem sie davonkriechen wollte. Das war der letzte bewusste Gedanke vor ihrem Freitod, der sie überrascht hatte.

Unter der Frankenburg war ein nebliger Morgen aufgezogen. Das lag daran, dass die Tage noch spätherbstlich warm gewesen waren, die Nächte aber schon die Kühle des Winters in sich trugen. Es war der Moment, in dem sich zwei Jahreszeiten die Hand gaben und ineinander übergingen. Ganz lautlos geschah es und fließend, bis man sich plötzlich mitten in einem kalten und nassen Winter wiederfand. Aber noch war es nicht so weit, seufzte Hauptkommissar Wolf Hetzer mit der Kaffeetasse in der Hand und trank den letzten Schluck. Er liebte die langen Abende auf der Terrasse und die lauen Nächte. Von ihm aus hätte man Herbst und Winter abschaffen können. Sie brachten außer der Gemütlichkeit vor dem Kamin nur Nachteile mit sich.

Als er mit seiner altdeutschen Schäferhündin Lady Gaga, nach der sich die spektakuläre Sängerin benannt hatte, später ins Freie trat, hätte er trotzdem nicht gedacht, dass es so kalt sein könnte. Durch den Nebel hatte er nicht gesehen, dass sich ein feiner Raureif über verblichene Herbstblätter und Gräser gelegt hatte. Die Luft roch nach Frost. Er zog sein iPhone aus der Hosentasche, rief die Wetter-App auf und staunte über die minus drei Grad, die sie anzeigte. Es war also doch so weit: Der Winter war endgültig im Weserbergland angekommen. Wieder seufzte er, diesmal wegen der Unabänderlichkeit eines Tages, der ihn so kalt begrüßte. Er entschloss sich, doch lieber Mütze und Handschuhe mitzunehmen. Die Nebeneingangstür zum Hauswirtschaftsraum stand noch offen. Er machte einen Schritt rückwärts, griff nach den wärmenden Accessoires und wollte den Schlüssel mitnehmen, der von innen steckte. Doch er ließ sich nicht aus dem Schloss ziehen. Hetzer brummte unwillig und nahm den anderen vom Schlüsselbord aus dem Flur. Um dieses Schloss würde er sich bald kümmern müssen. Es machte schon seit Längerem Zicken, funktionierte aber zwischendurch immer wieder, sodass die Angelegenheit regelmäßig aus dem Fokus der Dinge rückte, die dringlich erledigt werden mussten. Auf jeden Fall war er froh, dass er damals einen beidseitig, unabhängig schließbaren Zylinder genommen hatte, denn es war ihm in seiner Bückeburger Wohnung des Öfteren passiert, dass er den Schlüssel von innen stecken gelassen und die Tür einfach zugezogen hatte. Das war blöd, wenn man nur einen Eingang hatte, denn es bedeutete, entweder den Schlüsseldienst anzurufen oder in eine neue Fensterscheibe zu investieren. Beides eine Form von ärgerlichem Lehrgeld.

Lady Gaga hatte vor dem Haus auf Wolf gewartet und legte jetzt den Kopf schief, als er endlich bereit zum Gassi gehen war. Gemächlich lief sie voraus und ließ ihm die Chance, ihr ohne große Eile folgen zu können.

Im Wald war es noch kälter. Er beneidete die Hündin um ihr Fell, fand aber, dass ein Bart keine Alternative war, auch wenn diese Haartracht im Gesicht neuerdings wieder in Mode gekommen zu sein schien. Sogar Ribéry sah inzwischen wie der Weihnachtsmann aus. Von Jürgen Klopp ganz zu schweigen, aber von ihm kannte man das Unkraut im Gesicht inzwischen. Nein, das war nichts für ihn. Lieber schlug er den Schal vor Nase und Mund und hoffte, dass er bald wieder kehrtmachen konnte. Doch die Lady ließ sich Zeit. Sie ließ ihn ebenso warten wie er sie vorhin und tollte durchs Gebüsch. Dann brachte sie ihm einen Stock, den er für sie werfen sollte. Widerwillig kam er der Aufforderung nach. Sie konnte ja nichts für die Kälte. Immerhin könnte die Bewegung etwas Wärme in seinen Körper bringen, hoffte er, aber beim Ausholen zog er sich lediglich ein fieses Reißen in der Schulter zu und gab das Werfen entnervt auf. Lady Gaga hatte dafür wenig Verständnis. Sie stupste ihn mit der Nase an und wollte ihn zum Weiterspielen ermuntern. Erst auf sein unwilliges Knurren hin trollte sie sich und stöberte erneut im Dickicht herum. Als sie fast am Wanderparkplatz unter der Frankenburg angekommen waren, spitzte die Schäferhündin plötzlich die Ohren und bellte einmal kurz. Aber Hetzer, der etwas nach ihr um die Ecke kam, sah nur noch, wie eine dunkle Gestalt in einen Kombi stieg und in der nebligen Morgendämmerung davonfuhr.

„Wir sind nicht im Dienst!", lachte Hetzer und klopfte ihr das Nackenfell. „Ist auch zu kalt im Wald für Kapitalverbrechen. Außerdem bist du als Polizeihund ungeeignet. Erinnerst du dich?" Doch Lady Gaga ignorierte ihn, stand kerzengerade und witterte in die feuchte Luft. Dann bellte sie wieder.

„Also gut", sagte Hetzer, „gehen wir dorthin, wo das Auto gestanden hat, aber danach machen wir kehrt. Lauf!"

Die Hündin folgte seinem Kommando, schnüffelte auf dem Boden herum und etwas abseits der Stelle, an der der Wagen gestanden hatte. Dann setzte sie sich und gab Laut. Sie hatte etwas gefunden.

An einem dieser spätherbstlichen Abende saß Birte Bengtson im Sand östlich des Benser Außensiels und folgte dem Untergang der Sonne. Nicht nur mit den Augen, sondern mit der ganzen Tiefe ihres Seins. Sie saß hier, weil sich kaum jemand sonst hierher verirrte. Und jetzt in der Nebensaison schon gar nicht. Das kleine Stück Strand, das eher eine Sandbucht war, lag meerseits hinter dem großen Parkplatz, auf dem die Inselreisenden ihre Wagen parkten.

Eine warme, tieforangene Sonne ging hinter dem Siel unter. Die Langeoog zwei konnte sie noch in der Ferne sehen. Sie glitt wie auf einem Spiegel davon und würde die Insel bald erreichen. Wenn sie doch nur diese Wärme in sich aufsaugen könnte, dachte Birte. Aber es gelang ihr nicht. Sie war um sie herum. Sie konnte sie spüren, aber sie drang nicht in ihr Innerstes. Dort war es finster, wie der Meeresgrund, der unsichtbar unter dem abendlichen Schauspiel lag. So, wie die Sonne, die ebenfalls nur ihre Haut beschien, aber die Seele nicht berühren oder erhellen konnte.

Mit der Zeit war sie menschenscheu geworden. Ja, seit Berti fort war, mied sie andere Personen, wenn es ihr möglich war. Das Einzige, was sie noch erreichen konnte, war der Duft des Meeres. Sie kam oft hierher. Nicht nur, wenn es schön war, sondern ebenso bei Regen und Sturm, wenn der Wind über die Wellen peitschte und ein ganz anderes Bild in den Horizont malte. Ihre Vorfahren waren aus Schweden oder von noch weiter nördlich gewesen. Vielleicht raue Wikingergesellen mit Kraft und Mut, aber davon war ihr nichts geblieben. Die Haut ihrer Seele war zu dünn für das Leben da draußen. Sie zeigte Narben unterschiedlichen Alters und musste beschützt werden. Darum hatte sie sich zurückgezogen. Kein Kontakt zu anderen Menschen bedeutete ein einsames Leben. Es bedeutete aber auch, dass Enttäuschungen ausblieben oder sie nur noch ganz selten trafen, wenn sich ein Zusammentreffen nicht vermeiden ließ.

Doch das Dunkel zog sie in einem Strudel immer weiter in die Untiefen seines Selbsts hinein. Es war ein Sog, dem sie nicht entfliehen konnte. Während sie nun dem Lauf der Sonne folgte, die langsam, aber sicher ins Meer tauchen würde, überlegte sie, ob auch sie ihr Leben auf diese Weise würde beenden können. Vielleicht mit einem letzten Gleißen ihres sterbenden Lichts … aber noch wurde sie gebraucht.

Wolf Hetzer staunte nicht schlecht, als er sah, was Lady Gaga im Gras gefunden hatte. In einer Bioland-Papiertüte verbarg sich ein Bündel Geldscheine. Sie konnte noch nicht allzu lange hier liegen, denn sie war nur ganz leicht am Rand etwas aufgeweicht. Vorsichtig zog er mit seinen Handschuhen das Geld heraus und zählte es. Donnerschlag, sechstausend Euro, dachte er. Die wird wohl kaum ein Mensch einfach so in der Tasche mit sich herumtragen.

„Ich glaube, da hast du jemandem ganz schön die Tour vermasselt", sagte Wolf und streichelte seiner Hündin den Kopf. Und schon arbeitete sein Gehirn. Illegale Drogengeschäfte, Schmuggeleien oder was steckte hier dahinter? Der Unbekannte war wohl durch die Hündin gestört worden und musste jetzt auf sein kriminelles Salär verzichten. Einen kurzen, flüchtigen Moment lang dachte Wolf, dass es schön wäre, wenn das Geld ihm gehören würde, doch dann war die Versuchung besiegt. Er beschlagnahmte die Summe im Geiste und würde sie mit auf die Dienststelle nehmen. Und dorthin musste er jetzt dringend, stellte er mit einem Blick auf die Uhr fest.

In etwas schnellerem Schritt ging er nach Hause und ignorierte seine Hündin, die ihn mit dem Stupsen ihrer Schnauze ermutigen wollte, in die andere Richtung zu laufen. Widerwillig folgte sie ihm schließlich. Bei seiner Nachbarin Moni war alles dunkel. Sie war wohl zum Einkaufen gefahren. Sanft gleitend verschwand sein Schlüssel in der Nebeneingangstür zum Hauswirtschaftsraum – er frohlockte. Na bitte, es ging doch, dachte er erleichtert, aber nur kurz, denn er ließ sich nicht nach links drehen, um die Tür zu öffnen. Er versuchte es in die andere Richtung nach rechts. Das funktionierte. Es schloss zum zweiten Mal um. Nur nach links konnte er den Schlüssel jetzt überhaupt nicht mehr zurückdrehen. Er probierte es wieder und wieder. Der Schließmechanismus ließ ihm rund einen Zentimeter Spiel, und das war eindeutig zu wenig. Vor allem stand der Bart quer und damit leider nicht so, dass man ihn wieder aus dem Schloss herausziehen konnte. Er hing felsenfest. Wolf entwichen ein paar unschöne Flüche, die ungehört verklangen und auch nicht das Geringste bewirkten. Dann hämmerte er von außen gegen das Schloss, vielleicht würde sich innen etwas lösen, aber auch das nützte nichts. Wenn er nun wenigstens den Schlüssel wieder hätte herausziehen können, um durch die Haustür hineinzugehen, aber das Ding war nicht zu bewegen. Fazit: Er hatte keinen Schlüssel mehr zur Verfügung! Beide steckten fest. Er rief Peters Handynummer an. Fehlanzeige! Dann dessen Apparat auf der Dienststelle. Da ging Detlef ran.

„Hallo Wolf, wolltest du Peter sprechen? Der hat doch heute Vormittag frei!"

„Stimmt ja, so ein Mist", sagte Wolf etwas zu unwirsch, „hab' ich total vergessen. Weißt du, ob er zu Hause ist?"

„Keine Ahnung. Kann ich dir vielleicht weiterhelfen?", wollte Detlef wissen.

„Nee, ich komme nicht bei mir rein und brauche einen Schlüssel."

„Hat nicht Moni auch einen? Hol' dir den doch", schlug Detlef vor.

„Sie ist nicht da", antwortete Wolf mit einem genervten Unterton in der Stimme.

„Ich könnte dich abholen, dann musst du nicht in der Kälte draußen stehen“, bot Detlef an.

„Mal sehen, ich versuche trotzdem erst noch, Moni irgendwie zu erreichen. Der Hund steht hier neben mir. Den müssten wir sonst auch noch mitnehmen. Ich melde mich notfalls, Tschüss“, sagte er und legte auf. Was für ein Morgen!

Peter blieb verschollen und ging auch beim zweiten Versuch nicht an sein Handy. Dafür erreichte er Moni auf dem Smartphone bei der Fußpflege. Er schickte ein Stoßgebet zum Himmel. Die Praxis war zum Glück unten im Dorf. Es plätscherte am anderen Ende der Leitung. Sie badete wohl gerade ihre Füße in wohligem Duftwasser. Seine gefroren langsam zu Eiszapfen, knurrte er in Gedanken, aber sie hatte immerhin den Schlüssel dabei. Das war ein Anfang und im Moment seine Erlösung.

Lady Gaga folgte ihm eher unwillig bergab. Sie hatte wohl endlich genug im Wald getobt und freute sich eher auf ihr warmes Körbchen oder besser noch auf einen Platz vor dem Kaminofen. Wolf konnte sich auch etwas Besseres vorstellen, als weiter durch die Kälte zu stapfen. Immerhin war der Weg nicht weit und Kathi von „Schick und fein an Kopf und Bein“, dem Todenmanner Wellnesstempel, kam mit einem Schmunzeln an die Tür. Sie überreichte ihm den Schlüssel mit einem Augenzwinkern und lieben Grüßen von Moni. Wolf murmelte nur ein kurzes „Danke!“ und machte sofort wieder kehrt. Die tat ja geradezu so, als ob er sich ausgesperrt oder den Schlüssel vergessen hatte! Und selbst wenn, was ging sie das an? Irgendwie regte ihn das anzügliche Verhalten auf. Er kannte diese Kathi kaum. Sie hatten nur einmal beim Osterfeuer ein Bier – und auch das nur in der allgemeinen Runde – getrunken. Wolf holte tief Luft und versuchte die Gedanken abzuschütteln. Es konnte ihm egal sein, was irgendeine Kathi dachte. Trotzdem gestand er sich kleinlaut ein, dass er sich an ihrer Tür fast gerechtfertigt hätte, warum er den Schlüssel brauchte. Und erst jetzt ging ihm ein Licht auf. Vielleicht irrte er sich und Kathi hatte süffisant gegrinst, weil *Moni* seinen Haustürschlüssel besaß. Hastig schüttelte er die Gedanken ab und beschleunigte seinen Schritt bergan. Er war einfach schlecht drauf. Lady Gaga trottete neben ihm her wie ein Maultier. Sie schien wirklich genug vom Spazierengehen zu haben. Sofort legte sie sich in ihr Kissen, als Hetzer die Tür aufgeschlossen hatte. Es war schon etwas ganz Blödes, wenn man in sein eigenes Haus nicht hineinkam. Außerdem passierten solche Geschichten immer nur im Winter, wenn es draußen fror, keinesfalls im Sommer. Jetzt atmete er auf, denn es war so, als ob ihn ein alter, vertrauter Freund empfing, als er die Räume betrat. Trotzdem hatte er ein Problem. Seine beiden Hausschlüssel steckten von außen und innen in der Nebeneingangstür. Am äußeren hing auch der von seinem Wagen. Vielleicht ließ sich nun wieder der drehen, der innen steckte. Er hängte die Jacke weg und ging in den Hauswirtschaftsraum. Noch immer fror er und seine Finger waren klamm. Doch sein Fummeln nützte rein gar nichts. Der innere Schlüssel ließ sich genauso wenig bewegen wie der äußere. Leiser Ärger packte ihn und brachte etwas Wärme in seinen Körper zurück. Mit dem Gummihammer klopfte er auf das Holz über dem Schloss und hoffte so, die Mechanik, die sich vielleicht verklemmt hatte, zu lösen. Nichts geschah. Weder hier noch dort. Er versuchte es mit Kriechöl und mit dem Fön, bis das Holz ganz warm war. Leider ohne Erfolg. Dann hatte er die Schnauze voll. Ein Literaturfetzen kam ihm in den Sinn „Und bist du nicht willig, so brauch' ich Gewalt!", aber ihm fiel nicht ein, woher er das kannte. Doch es war genau das, was er jetzt vorhatte. Das Schloss würde nicht gewinnen, dachte er wütend. Mit Gummihammer und Inbus stieß er die Splinte von unten aus den Angeln, hängte die Tür aus und zog das gesamte Blatt aus der Verriegelung. Es war wie eine Erlösung. Sieg auf der ganzen Linie. Er grinste. Jetzt ließen sich das Schloss leicht ausbauen und die Schlüssel endlich aus dem Zylinder ziehen. Nachdem er die Tür wieder eingesetzt hatte, sicherte er sie von innen mit einem Holzkeil, damit niemand eindringen konnte. Die Lady würde außerdem niemanden hereinlassen, die sechstausend Euro wollte er aber doch lieber mitnehmen, wenn er zum Baumarkt fuhr. Er steckte sie in seine Jackentasche. Dann schnappte er sich das marode Schloss, dessen Ersatzbeschaffung jetzt oberste Priorität hatte, und fuhr los. Dort hatte er die Wahl zwischen einem hoch- und einem minderwertigeren Modell. Als gebranntes Kind nahm er die Mehrkosten für das bessere in Kauf und fuhr wieder nach Hause. Siegessicher versuchte er das Schloss in den Schlitz zu stecken. Doch es war um einen winzigen Bruchteil zu breit. Keinen Millimeter, fühlte Hetzer im Vergleich zum alten und fluchte zum zweiten Mal an diesem Morgen ausgiebig. Dann schwang er sich wieder in seinen Wagen. Leichter Schneegriesel fiel aus den Wolken und begann die Landschaft zu pudern, als er talabwärts fuhr. Er tauschte das teure in das billige Schloss um, das minimal schmaler war und hoffte aufs Beste, doch auch dieses ließ sich nur widerwillig in den Schlitz einführen. Es saß zudem etwas höher. Mit viel Geduld gelang es ihm schließlich, die Tür in voller Funktion wiederherzustellen. Anschließend war er schweißgebadet und fror gleichzeitig an Händen und Füßen, aber das war jetzt egal. Er hatte schon genug Zeit sinnlos verschwendet. Wenigstens hatte er gewonnen.

Im Gehen gab er seiner Hündin noch eine Kaustange, tätschelte sie und warf den Ersatzschlüssel bei Moni ein. Dann fuhr er zur Dienststelle nach Bückeburg. Es war beinahe Mittag.

Fernab in der Landeshauptstadt Hannover saß Thorsten Büthe und grübelte über einem Fall, der ihn noch immer beschäftigte, obwohl sein Team und er ihn längst abgeschlossen hatten. Einen ähnlichen hatte es im Landkreis Vechta gegeben. Das war einige Jahre her. Doch die drei Mädchen aus der Eilenriede gingen ihm nicht aus dem Sinn. So jung … Ebenfalls so eine sinnlose Tat. Die Fallanalyse hatte ergeben, dass die Heranwachsenden sich zu einem gemeinsamen Selbstmord zusammengefunden hatten. Er würde den Anblick nie vergessen. Bleichblaue Mädchengesichter, die wie unnahbare Feen in ihren weiß durchscheinenden Hemdchen zu schliefen schienen. Die Stille der Atemlosigkeit hatte ihm die Kehle zugeschnürt. Sie hätten atmen sollen. Sie hätten kleine Geräusche im Schlaf machen, sich bewegen sollen. Aber da war nichts, rein gar nichts, was einen Funken Leben hätte versprechen können. In einem Dreieck lagen sie. Verbunden durch Berührung. Die letzte, die sie gespürt hatten. Jede umfasste die Füße der anderen, als ob sie sich Halt geben oder sicher sein wollten, dass sie gemeinsam in eine andere Welt übertreten würden. Das Bild hatte etwas Schreckliches und Anrührendes zugleich. Und wie ein grässliches Auge lag in ihrer Mitte eine ausgeglühte Holzkohlenpfanne. Das Team und er hatten seinerzeit lange darüber nachgegrübelt, woran sie dies erinnerte. Es war die Psychologin gewesen, die schließlich eine Eingebung hatte: Das Bild hatte etwas Religiöses. Es erinnerte an Darstellungen aus alten Kirchenfenstern, die das Auge im Dreieck zeigten. Die Dreieinigkeit.

Ihn schauderte es. Dreieinig im Tod. Wieder zog er die Bilder aus der Akte und ließ sie auf sich wirken. Und wieder fühlte er diesen Stich beim Betrachten der leblosen Mädchengesichter, die bei vollem Bewusstsein beschlossen hatten, für immer einzuschlafen. Während der Ermittlungen hatte sich herausgestellt, dass sie aus unterschiedlichen Gründen dem Leben entflohen waren. Zwei von ihnen waren aus den Landkreisen Schaumburg und Hameln-Pyrmont, nur eine von ihnen war direkt aus Hannover gewesen. Ein verwöhntes Kind aus dem Zooviertel. Sie hatten sich in einem Selbstmordforum im Internet kennengelernt und nur einmal getroffen. Kaum zu fassen, dass es so etwas gab. Selbst ihn, der durch seinen dienstlichen Alltag hartgesotten war, gruselte es bei der Vorstellung, dass sich dort vor allem junge Menschen austauschten und sich Ratschläge gaben, wie sie sich am besten umbringen konnten. Das Internet mochte viele Vorteile haben, es schuf aber auch Möglichkeiten und förderte Gedanken, die in bedrohliche Richtungen gingen. Eltern hatten kaum Möglichkeiten, alle Schritte zu überwachen, die ihre Kinder im Netz unternahmen. Außerdem waren sie ihnen wissenstechnisch meist unterlegen, was die Nutzung der Computer anging. Immer noch konnte Thorsten Büthe nicht begreifen, dass die drei Mädchen in so euphorischer Stimmung gewesen waren. Als ob sie den Weg in den Tod als ein spannendes Abenteuer empfunden hatten. Vor ihm lag die Aussage des Taxifahrers, der sie zur Eilenriede gefahren hatte. Ein Wald mitten in der Stadt Hannover, wo je nach Wetter und Jahreszeit viele Menschen unterwegs waren. Er hatte sie noch gefragt, ob sie denn dort zelten dürften. Doch die drei hatten gelacht und eine von ihnen hatte gesagt, dass man nur die richtige

Stelle kennen müsse. Büthe blickte auf das Foto mit der grünen, wasserdichten Plane, die über das Igluzelt gezogen worden war. Sie war auch ausreichend luftdicht gewesen. Zudem hatte sie dafür gesorgt, dass sich das Zelt wie unter einer Tarnkappe beinahe unsichtbar in die Waldlandschaft einfügte. Die Polizei hatte damals das Zelt geöffnet und dann sofort die Kripo eingeschaltet. Noch immer wünschte er sich, den Eltern wäre die Erkenntnis erspart geblieben, ihre Kinder nie so gekannt zu haben wie sie wirklich waren. Verletzlich, in sich gescheitert, ohne eigene Perspektive. Und plötzlich sah er etwas auf dem Foto, was niemand beachtet hatte, weil der gemeinsam geplante Selbstmord im Internet und dessen Ausführung unstrittig gewesen waren. Ein kleines, fast winziges Detail ohne Auswirkung auf das Resultat. Und dennoch gab es dem Fall eine Dimension, die es zwingend notwendig machte, die Ermittlungen wieder aufzunehmen.

Als Moni von der Fußpflege zurückkehrte, die sie sich alle vier Wochen gönnte, ließ sie sich zu Hause auf das Sofa fallen und legte die Beine hoch. Sie fühlte sich wohlig und wollte diesen Zustand noch einen Moment genießen, bevor sie in der Burghofklinik anrief, um mit Isabella zu sprechen. Ihre Nichte war körperlich von den brutalen Ereignissen der nahen Vergangenheit genesen, aber ihre Seele hatte sie nicht verkraftet. Posttraumatische Belastungsstörung nannten die Ärzte als Diagnose. Doch das war nur eine medizinische Bezeichnung für einen Menschen, der nach außen hin fast völlig normal wirkte, in dessen Inneren sich aber eine Leere ausgebreitet hatte, sodass er die Wirklichkeit nur wie durch Watte erfuhr. Gleichzeitig tobte das Grauen. Moni wollte nicht nur Isabella sprechen, sie wollte sich auch einen Termin geben lassen, um von den behandelnden Ärzten genauer zu erfahren, was dies für ihre Nichte bedeutete und wie sie ihr helfen konnte. Im Internet hatte sie bereits das eine oder andere gelesen, aber jeder Fall war speziell.

Vorbei war es also mit der Wohlfühlzeit dieses Morgens, denn das eigene Denken nahm keine Rücksicht darauf. Was einen beschäftigte, holte einen vor allem dann wieder ein, wenn man die Zeit gehabt hätte, eine ruhige Minute zu genießen. Die Sorgen stahlen sich durch die Hintertür ins Gehirn und erinnerten daran, dass sie beachtet werden wollten. Moni hätte viel dafür gegeben, wenn sie einen Mechanismus gekannt hätte, mit dem sich das Denken bisweilen komplett ausschalten ließ. Nachts zum Beispiel, wenn sie wach lag.

Gelegentlich hatte sie negative Gedanken durch Meditation etwas besser kontrollieren können, aber das gelang ihr leider nicht immer. Zu der Sorge um Isabella gesellte sich die um ihre Freundin Bruni. Sie hatte in den letzten drei Wochen mehrere epileptische Anfälle gehabt und war nach einem bedenklichen Befund im MRT sofort operiert worden. Das lag ihr schwer auf der Seele.

Moni seufzte und fühlte sich unwohl. Sie brauchte Bewegung. Jetzt in der Mittagszeit konnte sie ohnehin nicht in der Burghofklinik anrufen. Außerdem hatte sie mit Isabella drei Uhr vereinbart und daran wollte sie sich halten. Aber sie konnte nachschauen, ob die Lady Lust auf einen Spaziergang hatte und sie anschließend mit zu sich nehmen, wie sie es oft tat, weil Wolf den ganzen Tag außer Haus war. Seine Ragdollkater Max und Moritz waren sich selbst genug. Ein paar Streicheleinheiten und ein gut gefüllter Futterspender sowie der herrliche Platz auf der Chaiselongue: Das war alles, was sie in ihrem sorgenfreien Katzenleben benötigten. Wieder einmal beneidete Moni die beiden. Als sie den Kopf durch Hetzers Haustür steckte, hob Lady Gaga nur kurz die Schnauze, drehte sich dann um und schlief weiter, aber die Kater kamen wie der Blitz um die Ecke gelaufen. Verkehrte Welt, dachte Moni, bückte sich, um das seidige Fell der Jungs zu kraulen und schloss die Tür hinter sich. Dann griff sie nach der Leine und pfiff. Die Schäferhündin hob gelangweilt ihren Kopf und tat so, als ob sie nichts begriff. „Nun komm schon!", sagte Moni. In zeitlupenartiger Geschwindigkeit erhob sich die Lady und humpelte auf Moni zu. Sie zog das linke Hinterbein nach. Das hatte sie neulich schon mal gehabt. Moni massierte ihr die Hüfte ein wenig und ließ sie dann neben sich hergehen. Jetzt war fast nichts mehr zu sehen. „Komm, Mädchen, die Bewegung wird dir guttun. Mit den Jahren wird man etwas hüftlahm", sagte sie.

Als sie ein Stück gelaufen waren, war Lady Gaga wieder die Alte. Sie tobte und sprang, als ob nichts gewesen wäre. Auf Höhe des Parkplatzes unter der alten Hünenburg spitzte sie die Ohren und lief ein Stück voraus. „Nein, nicht da lang", rief Moni, „wir gehen an der Straße weiter." Doch die Hündin setzte sich dort, wo Wolf die Geldtüte gefunden hatte, und bellte. Moni, die von all dem nichts wusste, wunderte sich über ihr merkwürdiges Verhalten. „Was hast du denn?", fragte sie und ging zu ihr. Doch noch bevor sie dort angekommen war, rannte die Hündin wieder ein Stück voraus in den Wald hinein, die Nase knapp über dem Boden.

Wolf war unterdessen auf der Dienststelle angekommen. So langsam spürte er seine Füße wieder, und mit der Wärme kehrte auch seine gute Laune zurück. Er hatte die Tür besiegt. Jetzt war ein neues Schloss eingebaut. Das bedeutete, dass er dieses Problem von seiner To-do-Liste streichen konnte. Hätte er den Schlüsseldienst gebraucht, wäre es ihn teuer zu stehen gekommen. Insofern hatte er richtig Geld gespart, dachte er schmunzelnd. Obwohl er sich der Milchmädchenrechnung bewusst war, freute er sich trotzdem.

Unten beim diensthabenden Beamten hatte er das Geld abgegeben, zunächst einfach als Fundsache. Alles andere war Spekulation. Er würde seine Beobachtungen aber in einem Bericht festhalten. Dann ging er nach oben. Er öffnete die Tür zum Büro und noch bevor er Detlef richtig begrüßen konnte, klingelte sein Handy. Peter war am anderen Ende.

„Hat sich schon erledigt", sagte Wolf, noch bevor er Peter hörte.

„Was wär's denn gewesen?", wollte er wissen und fügte ein „Übrigens: Guten Morgen!" an.

„Äh ja, dir auch. Nix Wichtiges", sagte Wolf. Er hatte keine Lust, die ganze Geschichte zu erzählen.

„Er hat sich ausgesperrt", rief Detlef von hinten, der genau wusste, wie neugierig sein Kollege war.

Wolf ignorierte den Einwurf und fragte: „Wann kommst du denn rein?"

„Gar nicht, wenn du so einsilbig bleibst", brummte Peter und lachte dann. „Aber na ja, wenn du dich ausgesperrt hast, ist die Laune natürlich futsch. War wohl ziemlich frisch draußen, wie?"

„Eben ging's schon wieder", gab Wolf zurück, „aber …"

„Dann komm' ich jetzt sofort und wärme dich", frotzelte Peter und legte auf.

„Untersteh' dich!" Wolf hörte nur noch ein Tuten. Die Uhr zeigte tatsächlich schon kurz nach Mittag.

Detlef grinste sich eins, obwohl ihm der spannendere Teil der Unterhaltung entgangen war. Ihm war jede Ablenkung recht. Er saß über alten Akten mit Raub und Diebstahl. Der Herbst war recht eintönig gewesen auf der Dienststelle. Immerhin hatte er es endlich geschafft, nach Bückeburg zu ziehen. Das war ein Fortschritt. So konnte er sich die lästige Fahrerei nach Nienburg und zurück sparen. Der Zufall hatte es gewollt, dass der neue Kollege Niklas Müller ebenfalls auf der Suche nach einer Wohnung war, nachdem das Gästehaus Monika, in dem er vorübergehend genächtigt hatte, abgerissen worden war. Was lag näher, als sich zusammenzutun? Es war einfach kostengünstiger, wenn man sich Bad und Küche teilte. Eine Zweizimmerwohnung, die halbwegs passabel war, kostete fast so viel wie eine Vierzimmerwohnung. Bei einem kühlen Bier im „Minchen" beschlossen die Kollegen, eine Wohngemeinschaft zu wagen. Im Tulpenweg fanden sie sogar eine bezahlbare mit fünf Zimmern und Balkon. Sie war schön hell, zentral und frisch renoviert. Dabei kostete sie kalt nur 450 Euro. Die Aufteilung war schnell klar. Jeder bekam zwei persönliche Räume, der an den Balkon angrenzende wurde zur gemeinsamen Zone erklärt. Detlef hatte sich zunächst gewundert, dass Niklas nicht zu seinem Vater ziehen wollte. Immerhin hatten Wolf und er einige Jahre nachzuholen, da er vor Kurzem überhaupt erst von seiner Vaterschaft erfahren hatte. Doch sie waren übereingekommen, dass sie sich zwar oft sehen, aber dennoch nicht miteinander leben wollten. Wolf hatte anfänglich sehr damit gehadert, ob er nun Emils Stall zu einer Wohnung umbauen sollte. Da wäre Niklas wenigstens für sich gewesen. Glücklicherweise hatte alles eine Wendung genommen, mit der jeder zufrieden war.

Detlef lächelte, als er sah, wie sich Wolf über die Schulter seines Sohnes beugte, der ihm irgendwelche neumodischen Ermittlungstechniken am Computer erklären wollte. Er konnte sich vorstellen, dass so plötzlich gar keine Vaterfreuden aufkommen konnten, wenn man auf einmal erfuhr, dass man schon seit über zwanzig Jahren einen Sohn hatte, von dem man niemals etwas ahnte. Niklas ging es wahrscheinlich ebenso. Er sprach nicht darüber.

Wolf fühlte dennoch eine gewisse Art von Stolz, als er auf Niklas' Bildschirm starrte. Sie waren sich immer noch ein bisschen fremd. Jahrelanges Nichtwissen um die Existenz des anderen ließ sie auch heute noch eher wie Kollegen miteinander umgehen. Eine Annäherung war nur langsam spürbar und beide schätzten, dass sie so behutsam damit umgingen und nichts erzwingen wollten.

Auch wenn Niklas seine Mutter früher oft gelöchert hatte, so hatte er doch irgendwann aufgehört, nach seinem Erzeuger zu fragen. Erst jetzt, da ihr die Metastasen wenig Zeit ließen, wollte sie ihr Kind in der Obhut des anderen Elternteils wissen. Das war verständlich, fand Wolf, es bürdete den beiden aber eine ganz neue Lebenssituation und Verantwortung auf. Gerade als ihm wieder einfiel, dass er versprochen hatte, Niklas'

Mutter am Abend anzurufen, riss ihn dieser aus seinen Gedanken.

„Sag' mal, hörst du mir überhaupt zu?", fragte er.

„Entschuldige bitte", sagte Wolf, „ich ..." Ihm wurden jedoch weitere Erklärungen erspart, da Peter in seiner unnachahmlich einnehmenden Art den Raum betrat und rief: „Guck mal Wolf, wen ich dir hier mitgebracht habe!"

Moni zog sich den Schal dichter um Kinn und Nase und murmelte etwas Unverständliches durch die Wolle, aber sie folgte Lady Gaga, die immer genau dann weiterlief, wenn ihre Begleiterin sie erreicht hatte. Die üblichen Befehle ignorierte sie. Moni konnte es kaum fassen, denn die Schäferhündin war sonst absolut zuverlässig. Irgendetwas stimmte nicht. Inzwischen hatte sie ihre Nase nicht mehr auf dem Boden, sondern witterte unablässig in die Luft. Als sie den befestigten Weg verließ, überlegte Moni, ob sie nicht doch lieber umkehren und Wolf anrufen sollte. Aber ihn aus dem Dienst reißen, weil sein Haustier plötzlich ungehorsam war? Das kam ihr doch eine Spur zu überzogen vor. Sie konnte Lady Gaga auch nicht im Wald lassen und allein wieder zurückgehen. Immer wenn sie sie fast erreicht hatte, rannte sie ein Stück weiter. Unschlüssig schnaubte sie in ihren Schal und beobachtete ihren Atem, der sich in der kalten Luft auflöste wie eine Wolke bei starker Sonneneinstrahlung. Der Weg ging jetzt steil bergan. Sie kletterte über Baumstämme, die die Hündin mit Leichtigkeit übersprang, wich großen Sandsteinen aus und stapfte durch das Herbstlaub, so gut es eben ging. „Jetzt bleib' doch mal stehen", rief Moni ihr keuchend hinterher und beschloss, sie an die Leine zu nehmen, wenn sie sie denn erwischte. Aber sie hatte keine Chance. Gerade als sie das Halsband greifen wollte, sprintete der Hund wieder los und rannte um einen Felsvorsprung.

Sie waren jetzt wieder auf dem Weg, und Moni atmete einmal tief durch, doch sie kreuzten ihn nur, um noch tiefer in den Wald zu gelangen. Vor einer großen Eiche machte Lady Gaga schließlich Halt, setzte sich und bellte einmal kurz. Doch Moni hätte auch so gesehen, dass dort jemand im Baum hing – unbeweglich, wie ein gefrorenes Blatt bei Windstille. Das Gesicht war blauschwarz angelaufen, die Zunge des Mannes hing heraus. Seine Augen standen offen. Sie sahen aus, als ob sie glotzten. Doch der Eindruck täuschte. Sie waren während des Erstickens etwas aus den Augenhöhlen herausgetreten. Der Anblick war so schrecklich, dass sie am liebsten schreien und wegrennen wollte und doch stand Moni da wie gelähmt. Sie konnte den Blick nicht von dem Toten abwenden, dessen Hosenbeine seltsam verfärbt schienen. Es dauerte eine Weile, bis sie begriff, dass er sich eingenässt haben musste. Ruhig, sagte sie zu sich selbst, du musst jetzt ruhig bleiben, Ruhe bewahren. Sie ahnte, warum sie ihn immer noch fixierte. Der Gedanke, seine stechenden Augen im Rücken zu haben, war eine grausige Vorstellung. Die Schäferhündin saß noch immer wie angewurzelt auf demselben Fleck. Moni zwang sich, den Blick von dem Leichnam zu lösen und ein paar Schritte in dessen Richtung zu gehen. Als sie Lady Gaga erreichte, hingen die Füße fast vor ihrem Gesicht. Langsam bückte sie sich, machte die Leine fest, rief ein schrilles „Komm!“ und bewegte sich rücklings von der Stelle fort. Als der Mann im nebligen Dunst nur noch ein Schemen war, drehte sie sich um und floh bergab. Einmal blieb sie an einem Baumstumpf hängen, mehrere Zweige schlugen ihr ins Gesicht, doch all das spürte sie nicht. Sie wollte nur weg. Am Rand des Parkplatzes übergab sie sich. Ihr Kreislauf streikte. Das letzte Stück des Weges legte sie etwas gemächlicher zurück, aus Angst, sie könnte umkippen. Jetzt, da sie den Wald hinter sich gelassen hatte, kam es ihr fast unwirklich vor, was sie gesehen hatte. Als sie sich zu Hause in den Sessel fallen ließ, zitterte sie immer noch. Das Tastentippen kam ihr entsetzlich mühsam vor. Zum Glück war Wolfs Nummer im Telefon gespeichert.

Es ging ihr nicht gut. Susanna Müller stützte sich auf ihrem Schreibtisch ab und wartete, bis die Schmerzattacke vorbei war. Dieser neue Schmerz kam in Wellen, die immer stärker wurden, verweilte dann und ebbte wieder ab. Doch die Sekunden dehnten sich aus und wurden zu einer Ewigkeit, bis endlich alles vorbei war. Nur wie lange würde sie Ruhe haben? Die Einschläge kamen jetzt öfter. Das Ende sehenden Auges zu erwarten, erschuf seltsame Dinge. Sie hatte sich eine Excel-Tabelle angelegt, in die sie Uhrzeit, Dauer und Heftigkeit jedes Schmerzanfalls eintrug. Das war krank. Sie wusste es. Aber sie war es auch. Krank! Todkrank! Warum also nicht? Auf wen sollte sie noch Rücksicht nehmen? Es hatte dem Schicksal nicht genügt, sie mit einer Störung des Immunsystems zu strafen, die als Folgeerkrankung bei ihr systemischen Lupus verursacht hatte, seitdem sie dreiundzwanzig war. Eine fiese, schwer zu diagnostizierende Autoimmunkrankheit. Die körpereigene Abwehr greift schubweise gesunde eigene Zellen an. Kaum ein Mediziner hatte sie seinerzeit ernst genommen, erinnerte sie sich bitter. Erst mit weit über dreißig wurde die Diagnose offiziell bestätigt. Aber auch das hatte sie nicht weitergebracht. Es gab Zeiten, in denen sie fast leben konnte wie ein gesunder Mensch. Dann wieder, in einer akuten Phase, fühlte sie sich, als ob sie schweres Rheuma hätte. Es begann meist mit dem roten Ausschlag im Gesicht, flächig und erhaben in Form eines Schmetterlings. An das alles hatte sie sich mehr oder weniger gewöhnt. Wenn der Schub einsetzte, nahm sie Kortison und hoffte, dass er nicht zu schlimm ausfallen möge. Vor einigen Jahren war jedoch noch ein Plasmozytom hinzugekommen, eine Krebserkrankung des Knochenmarks. Das hatte immerhin zur Folge gehabt, dass die Gelenkschmerzen des Lupus in den Hintergrund traten, wenn die Knochenschmerzen der Tumore zu schlimm wurden, dachte sie mit einem Anflug von Sarkasmus. Es war auch eine Ironie des Schicksals, dass ihr Immunsystem von einem wichtigen Stoff zu wenig bildete und von einem nutzlosen zu viel. Was sollte sie mit entarteten Plasmazellen, die Immunglobuline ohne Funktion bildeten. Manchmal fragte sie sich, ob der Teufel sie im Geheimen als Versuchstier missbrauchte oder ob sich die Götter über sie kaputtlachten. Aber den Glauben an irgendetwas jenseits des Schmerzes hatte sie schon längst verloren. Der Schmerz war verlässlich. Er ließ sie nie im Stich.

Normalerweise hätte sie schon längst nicht mehr arbeiten sollen, aber wo konnte sie hin, wenn sie sich selbst zu viel war mit ihrem maroden Körper? Nein, die Ablenkung und eine Packung Schmerztabletten waren das Beste für sie. Wenigstens bisher und das wollte sie durchziehen, solange sie noch konnte, auch wenn sie immer stärkere Mittel brauchte. Sie wusste, dass er irgendwann kommen würde, der Tag. Der Moment, in dem sie erkennen musste, dass sie keine Kraft mehr besaß. Sie musste wachsam sein. Es durfte nicht dazu kommen, dass sie handlungsunfähig wurde. Wie einen Talisman trug sie seine Nummer immer bei sich. Ihn würde sie anrufen, wenn das Leben nur noch Unerträglichkeit für sie bereithielt und ihm ein Ende machen. Die Mitgliedschaft im Oldenburger Verein „In Würde gehen" sicherte ihr die Sterbebegleitung zu, solange sie noch im Vollbesitz ihrer geistigen Kräfte war.

Oliver, ihr Betreuer, würde nach Jever in ihre Wohnung kommen und bei ihr bleiben, bis sie sein Mittel eingenommen hatte und die Augen für immer schloss. Doch noch war ihre Angst vor dem Nichts, von dem sie überzeugt war, größer als die Sehnsucht, der Qual zu entfliehen. Sie hatte sich dazu entschlossen, die Sterbehilfe in Anspruch zu nehmen, nachdem sie die vielen Möglichkeiten, sich selbst ums Leben zu bringen, verworfen hatte, weil sie entweder zu unwürdig, zu blutig, zu unsicher oder schlicht und einfach für sie nicht realisierbar erschienen. Dabei musste sie völlig idiotischerweise an diesen Film „Und ewig grüßt das Murmeltier" denken, in dem sich Bill Murrey auf unterschiedlichste Art umbringt und am nächsten Morgen aufwacht, als habe es diesen Tag nicht gegeben. Nun, das war zwar ein Märchen, aber sie wollte weder im Rollstuhl sitzen noch irgendwo schwerstbehindert vor sich hin vegetieren, falls ihr Selbstmordversuch scheiterte. Sie musste Sicherheit haben, und das war ihr eine ganze Menge Geld wert. Die Organisation verlangte allein achttausend Euro für eine schnelle, zügige Bearbeitung und Begutachtung ihrer Situation. Und eines hatte sie nicht mehr: Zeit! Das Mittel und dessen Bereitstellung samt Sterbebegleitung würden noch einmal über zwanzigtausend Euro kosten. Trotzdem war ihr wohler. Niklas konnte das großelterliche Haus in Margens haben und den Rest ihrer Ersparnisse. Die Wohnung in Jever hatte sie vor geraumer Zeit aus zwei Gründen gemietet. Es war einfach näher zur Staatsanwaltschaft, denn die Autofahrten ermüdeten sie, und sie wollte nicht in dem Haus ihrer Eltern sterben. Es wäre für alle Zeit gedanklich mit ihrem Tod verknüpft worden und hätte dadurch seine Gemütlichkeit und seine Eigenschaft als Zufluchtsort verloren. Nach Margens war sie selbst dann immer nur noch am Wochenende gefahren, wie auf eine Insel. Es war ihr Refugium. Sie hatte es nach Mutters Tod komplett renovieren lassen und immer gehofft, Niklas würde dort einmal mit seiner Familie einziehen. Aber das Schicksal hatte wie so oft andere Pläne gehabt. Ganz gegen ihren Willen war der Junge zur Polizei gegangen. Genau wie sie selbst damals und Wolf ... Ja, vielleicht hätte sie damals glücklich werden können mit ihm. Doch sie war geflohen ohne ein Wort. Ob es die Hormone waren oder ihre Bindungsangst, konnte sie heute nicht mehr sagen. Wahrscheinlich beides. Sie hatte den Dienst noch auf der Akademie quittiert und sich für Jura eingeschrieben. Zur Mutterschaft war sie nicht bereit und wurde es auch nicht mit der Geburt. Das fremde Wesen lag in ihrem Arm und gehörte nicht zu ihr. Es war ein Glück, dass ihre Eltern feinfühlig genug gewesen waren, dies beizeiten zu erkennen und sich des kleinen Jungen angenommen hatten, als wäre er ihr eigener. Susanna war immer nur eine Mutter auf Besuch, die alsbald wieder abreiste. Später, als Niklas größer war, verbrachte sie gelegentlich einen Urlaub mit ihm. Aber, so gestand sie sich ein, sie fühlte sich immer mehr als seine Tante und wahrscheinlich empfand es der Junge ebenso. Nun war er längst erwachsen und hatte seine eigenen Pläne. Das war gut so. Es war ihr eine Last gewesen, als sie plötzlich nach dem Tod ihrer Mutter für ihn allein verantwortlich sein sollte. Sie konnte den Platz nicht ausfüllen, den Hella mit ihrer Wärme für ihn bereitgehalten hatte. Mit zunehmendem Fortschreiten ihres Verfalls war ihr die Idee gekommen, diese Bürde an den Kindsvater weiterzureichen, der von seinem „Glück" noch gar nichts wusste. Sie sorgte dafür, dass Niklas in Wolfs Team kam, denn ihre Studienkollegin Kukla konnte dies für sie organisieren. Dafür war sie dankbar. Dass es Wolf schneller herausgefunden hatte als sie den Mut gefunden hatte, es ihm zu sagen, war auch wieder eine Laune des Schicksals gewesen. Eine Mordermittlung und eine wache Rechtsmedizinerin stellten unter Beweis, was scheinbar einige Kollegen aufgrund der Ähnlichkeit schon vermutet hatten. Sie wusste, dass sie dringend mit ihm sprechen musste. Doch ihr grauste vor dem Telefongespräch. Sie hatte keine Lust, sich zu erklären.

Eine neue Schmerzattacke holte Susanna in die Realität zurück. Sie hielt die Luft an. Es wurde Zeit für eine weitere Tablette oder sollte sie zur Sicherheit gleich zwei nehmen? Dieser Schmerz hatte eine neue Dimension erreicht.

„Mensch, Berti!", rief Wolf Hetzer und freute sich. „Was für eine Überraschung. Bist du zu Besuch hier?"

„So schnell kann man seinen Lieblingskollegen vergessen", raunte Peter Detlef und Niklas hinter vorgehaltener Hand zu und zwinkerte.

„Nein, ich arbeite seit Anfang des Monats hier, bin aber jetzt erst mal als Untermieter nach Bückeburg gezogen. Die Preise sind hier auch nicht besser als in Esens. Ist auch mehr was für den Übergang."

„Komm, wir gehen in mein Büro", sagte Wolf und schob seinen alten Freund in Richtung Flur, „dann kannst du mir alles erzählen."

Berti stöhnte, als sein Blick auf die Wand fiel. „Hängst du immer noch an diesem alten Bild mit dem Schiff?", fragte Berti und zeigte auf die „Letzte Fahrt der Téméraire" von William Turner.

Wolf nickte. „Es erinnert mich an meine eigene Vergänglichkeit."

„Wirst du schwermütig auf deine alten Tage, Sportsfreund?", wollte Berti wissen.

„Nein", konterte Wolf, „es sorgt nur dafür, dass ich jeden Moment bewusst genieße."

Berti verzog das Gesicht.

„Bist du neuerdings in einer Sekte, oder hat man dich weich gespült? Wo ist der alte Wolf, knurrig und abenteuerlustig? Irgendwie habe ich den Eindruck, du solltest mal dringend mit deinem alten Kumpel ein Bier trinken gehen und diesen alten Schinken da wegschmeißen", lachte Berti. „Du nimmst mich doch hoffentlich auf den Arm?"

„Nur ein bisschen“, gab Wolf zurück. „Das Bild mag ich trotzdem. Also, was hat dich wieder hierher verschlagen?“

„Ich hab‘ ein super Jobangebot gekriegt und soll demnächst die Redaktionsleitung der Schaumburg-Lippischen Landes-Zeitung übernehmen.“

„Glückwunsch“, sagte Wolf, „dafür kann man das Meer schon mal sausen lassen.“

„Ehrlich gesagt wollte ich da auch weg. Es lief nicht mehr so toll mit Birte. Wir brauchten erst mal eine Auszeit“, erklärte Berti.

„Das tut mir leid!“, antwortete Wolf und klopfte ihm auf die Schulter. „Woran hat's gelegen?“

„Keine Ahnung. Sie war seit einiger Zeit immer so schlecht drauf. Hormone vielleicht. Richtig schwermütig. Erst dachte ich, sie hätte einen Lover, aber sie ging wohl nur zum Therapeuten. Na ja, mal sehen, ob sie noch nachkommt. Wir haben jetzt erst mal komplett Sendepause und wollen dann schauen, was wird. Vielleicht probieren wir es mit einer Wochenendbeziehung.“

„Wir sollten wirklich mal ein Bier trinken gehen“, nickte Wolf und stand auf, „jetzt allerdings sollte ich mich um meine Akten kümmern. Ich habe heute schon so viel Zeit mit meiner kaputten Tür verplempert.“

„Sekunde noch“, bat Berti, „weswegen ich eigentlich hier bin. Meine neue Nachbarin, beziehungsweise Vermieterin, macht sich Sorgen um ihre Tochter.“

„Inwiefern?“

„Sie hat seit über zwei Wochen nichts mehr von ihr gehört. Julia studiert in Hannover und hat dort eine kleine Studentenbude, in so einem Wohnheim.“

„Und sonst? Hat sie sich denn sonst oft gemeldet oder eher weniger?“, fragte Hetzer nur mäßig interessiert. Er wusste aus Erfahrung, dass diese Art Elternsorgen in Bezug auf junge Erwachsene meist unbegründet waren.

„Gitta – meine Nachbarin – sagt ja. So alle drei Tage hat sie mindestens von sich hören lassen. Ich habe sie nur einmal gesehen. Wir waren zu dritt in Gittas Küche, Kaffee trinken. Heißer Feger die Kleine, echt scharf. Bei Facebook hat sie mich geaddet, aber da schreibt sie momentan auch nichts."

Wolf überhörte den Feger. „Und, hat ihre Mutter schon bei den Freundinnen nachgefragt oder an der Uni? Ist sie mal hingefahren und hat geklingelt?"

„Keine Ahnung, glaube ich aber nicht. Außerdem kann sie zurzeit schlecht laufen. Bänderriss oder so, sie war umgeknickt. Ich denke, sie wollte die Pferde auch nicht gleich scheu machen, aber ich sehe, dass sie sich jetzt echt Sorgen macht, und da dachte ich, wenn ich dir schon einen kurzen Besuch abstatte, kann ich das Thema ja mal anschneiden."

Wolf seufzte. „Also, wenn sie weiter nichts von ihr hört oder sieht, soll sie unbedingt eine Vermisstenanzeige aufgeben. Dann werden wir tätig und schalten auch die Kollegen aus Hannover ein."

„Na gut", antwortete Berti und stand auf, „also wollen wir mal hoffen, dass sich die Göre von selbst meldet. Vielleicht düse ich dort vorbei und bimmele bei ihr." Er grinste anzüglich. „Ich muss eh nach Hemmingen. Da kann ich auch noch kurz in die Stadt reinfahren. Wann gehen wir denn nun ein Bier trinken?"

„Was machst du denn in Hemmingen?"

„Recherche! Ich arbeite an einer Reihe zum Thema Sterbehilfe. Ist doch momentan in. Du weißt doch, dass dazu im Herbst ein Gesetz verabschiedet wird."

„Keine leichte Kost", bemerkte Wolf.

„Stimmt", entgegnete Berti, „aber durchaus interessant. Ich beleuchte vor allem die menschliche Seite des Ganzen. Mehr davon beim Bier, wenn du magst."

„Lass mal deine Handynummer da, ich melde mich", bat Wolf. „Schön, dass du wieder da bist!"

„Finde ich auch", sagte Berti, lächelte und warf mit galantem Schwung seine Visitenkarte auf Wolfs Schreibtisch, „hier hast du alles, was du brauchst. Mails kriege ich übrigens auch gleich aufs Smartphone. Bis bald, Kumpel."

„Ja, bis dann, ich lasse spätestens nächste Woche von mir hören", gab Wolf zurück und nickte Berti zu, der mit einem breiten Grinsen durch die Tür verschwand. Er hatte sich nicht verändert, dachte Wolf und sah auf sein blinkendes iPhone. Es war auf lautlos gestellt und zeigte Monis Nummer an. Wieso rief sie nicht im Büro an?

Birte vermisste ihn trotz allem. Sie fragte sich, wie es nur so weit hatte kommen können mit ihnen beiden. Jetzt saß sie allein in dieser viel zu großen Wohnung voller Erinnerungen in der Gewissheit, dass sie damit klarkommen musste. Sie hätten beide darin alt werden sollen, nicht nur sie allein. Die hier bei Vater auf dem Hof war ein echter Glücksfall. Und doch kroch plötzlich aus allen Ecken die Einsamkeit. Alles war mit Berti verwoben. Das Sofa, auf dem sie sich gerne geküsst und so manches Schäferstündchen bei Kerzenschein verbracht hatten, die Fotos an der Wand, ja selbst die Eckbank in der Wohnküche, die er so scheußlich fand, oder der Badezimmerspiegel, der neuerdings viel zu wenig Zahnpastaspritzer aufwies. Sie hatte sogar seine Schrulligkeiten lieb gewonnen, aber er störte sich wohl an den ihren, vermutete sie. Daran war wenig zu ändern. Er hatte erst einmal kaum etwas mitgenommen in sein neues Leben dort in Bückeburg. Als Wohnung könne man es kaum bezeichnen, hatte Berti gesagt, eher als eine Abstellkammer mit Kochnische und Bad in der umgebauten Scheune eines Bauernhauses. Sie war üblicherweise an Blindow-Schüler vermietet und früher von der Tochter des Hauses bewohnt worden. Besser als nichts, fand er. Sie aber dachte, dass das alles nicht nötig geworden wäre, wenn sie etwas achtsamer mit ihrer Partnerschaft umgegangen wären. Ja, es war zuletzt nicht einfach mit ihr gewesen, aber sie hatte sich doch bemüht, etwas an dieser Situation zu ändern. Sie hatte sich Hilfe geholt, weil sie verstanden hatte, dass sie ihre Ängste und quälenden Gedanken sonst nicht in den Griff bekommen konnte. Doch er hatte sie im Stich gelassen. So fühlte sie sich jedenfalls. Allein mit diesen Spiralen des Denkens, aus denen sie selbst nicht herauskam. Sie wusste, was sie ihm zwischenzeitlich zugemutet hatte, aber ihr Verständnis von einer Partnerschaft war, dass man auch dann zum anderen hielt, wenn es schwierig wurde. Ihrer Meinung nach hatte er viel zu schnell das Handtuch geworfen und in ihrem Innersten wusste sie, dass er nicht zurückkehren würde, falls nicht etwas geschah, das ihn läuterte. War es denn so wenig wert, wenn man zusammenhielt? Er machte es sich leicht und war geflohen. Sie war dazu verdammt hierzubleiben, schon ihres Vaters wegen. Der alte, knorrige Kauz ließ niemanden außer ihr an sich heran und wurde zunehmend hinfälliger.

Berti hatte von einer Auszeit gesprochen, aber sie fürchtete, dass er sich seinen Abgang von ihrer gemeinsamen Bühne nur leichter machen wollte. Hatte sie überhaupt ernsthaft Hoffnung gehabt? Sie wusste es nicht. An dunklen Tagen sah sie ihren Weg klar vor sich. Er würde nicht zurückkehren, Vaters Tage waren gezählt … Dann hatte sie nur noch diese eine Sehnsucht: Sich mit dem Meer zu vereinen. Eine Wattwanderung bei Sonnenuntergang, von der sie niemals zurückkehren würde. An guten Tagen vertraute sie fast darauf, ihn wieder für sich gewinnen zu können und fragte sich gleichzeitig, ob sie sich selbst damit betrog. Doch der kleine Funken Hoffnung auf seine Rückkehr zu ihr war stärker. Dann träumte sie von einer kleinen Insel im Meer, auf der nur sie beide lebten oder zumindest von einem gemeinsamen Leben auf dem Hof, der einmal ihrem Bruder Holger und ihr gehören würde. Der Kontakt zu ihm war lange abgebrochen.

Nicht aus bösem Willen. Es fiel ihr schwer, Beziehungen zu Menschen aufrecht zu erhalten, zu telefonieren, sich zu treffen. Im Grunde ihres Herzens war sie ein Eremit und litt gleichzeitig darunter, einer zu sein. Nur Berti mit seiner sonnigen Art war eine Ausnahme gewesen. Darüber hinaus war und blieb sie menschenscheu. So war auch die Geschwisterbeziehung im Sande verlaufen, und da Holger sich mit Vater nicht verstand, hatte sie ihn seit Jahren nicht gesehen. Wenn sie einmal weg wäre, würde er sie auf keinen Fall vermissen. Was für ein komisches Leben, wenn der einzige Mensch auf der Welt der eigene, debile Vater war, dem man fehlen würde und das auch nur, weil er einen brauchte. Sie warf ihm das nicht vor. Wie sollte sie auch? Er war ihr viel zu ähnlich. Das, was sie für ihn sorgen ließ, war das reine Verantwortungsgefühl, sonst nichts.

Objektiv hätte sie sich selbst eine Bindungsangst attestiert, bis Berti gekommen war. Mit ihm hatte es funktioniert. Eine Zeitlang wenigstens.

Es hatte einen Moment gedauert, bis sich Wolf aus Monis gestammelten Worten annähernd einen Reim machen konnte.

„Du hast jemanden im Wald gefunden?“, fragte er und versuchte möglichst viel Ruhe in seine Worte zu legen.

„Im Baum ... er ... hängt“, stotterte sie.

„Bist du ganz sicher, dass er schon tot war?“

„Ja“, rief Moni etwas zu laut in den Hörer, und Wolf fragte nicht weiter.

„Bitte beruhige dich.“

„Ich will da nicht wieder hin“, schluchzte sie, „er hatte so stechende Augen.“

„Das musst du auch nicht. Wo hast du ihn gefunden?“

„Die Lady ... sie hat überhaupt nicht gehört ... ist bergauf gerannt, querfeldein. Da hing er dann. Oh Gott, das Bild werde ich nie mehr vergessen.“

„Von wo aus bist du in den Wald gegangen?“

„Vom Parkplatz an der alten Hünenburg. Erst hat sie da rumgeschnüffelt, dann ist sie mir abgehauen. Ich bin einfach hinterher. Ich konnte sie doch nicht allein lassen.“

Wolf wunderte sich nicht, denn Lady Gaga hatte am Morgen ein ganz ähnliches Verhalten an den Tag gelegt, als sie das Geld gefunden hatte.

„Wo bist du jetzt?“

„Bei mir zu Hause mit dem Hund.“

„Bleibt bitte dort. Ich komme gleich und hole Lady Gaga.“

„Willst du da alleine hin?“, fragte sie besorgt.

„Nein, die anderen schicke ich zum Parkplatz. Nadja, den Bestatter, die KTU und die SpuSi fordere ich auch an. Bis gleich“, sagte er und legte auf. Vielleicht war es falsch, sofort alle Kräfte zu mobilisieren, aber nach seinen Beobachtungen am Morgen, dem Fund des Geldes und dem merkwürdigen Verhalten seines Hundes wollte er keine Zeit verschwenden. Die Scheine hatte er sofort abgegeben, als er die Wache betreten hatte. Es lag jetzt dort sicher. Mit dem Bericht hatte er begonnen. Er glaubte selbst nicht, dass jemand mit sechstausend Euro einfach so spazieren gegangen war und diese verloren hatte. Vielmehr war er sich jetzt sicher, dass es auf jeden Fall einen kriminellen Hintergrund gab.

Detlef, Peter und Niklas spürten sofort, dass etwas geschehen sein musste. Wolfs innere Unruhe übertrug sich in dem Moment auf die drei, als er durch die Tür kam. Nach einer kurzen Erklärung herrschte hektische Betriebsamkeit. In weniger als fünf Minuten starteten sie in zwei Dienstwagen vom Parkplatz an der Ulmenallee in Richtung Todenmann. Wolf hatte die drei gebeten, schon vorauszufahren und hielt jetzt in Monis Einfahrt. Sie stand schon in der Tür, die freudig wedelnde Schäferhündin an ihrer Seite. Moni sah schrecklich aus. Sie hatte geweint, und die Spur des Entsetzens stand ihr immer noch ins Gesicht geschrieben. Wolf stieg aus und nahm sie in die Arme.

„Tut mir leid, dass du so etwas Grässliches sehen musstest. Das ist ein ganz schöner Schock. Man kann sich auch nicht daran gewöhnen“, versicherte er. „Es ist eher so, dass man es als Realität akzeptieren muss. Menschen bringen sich um, wenn sie keinen Ausweg mehr wissen. Ich nehme die Lady jetzt mit. Sie kennt den Weg. Ich hoffe, dass nicht noch andere Spaziergänger dort vorbeigekommen sind. Du solltest jetzt versuchen, dich zu entspannen. Vielleicht nimmst du ein Bad und machst es dir dann vor meinem Ofen gemütlich? Die Kater werden dir gerne Gesellschaft leisten und du bist nicht so allein. Ich komme so schnell ich kann zurück."

Moni nickte. Wolf gab ihr einen Kuss auf die Stirn und ging das Stück waldaufwärts zu Fuß bis zum Parkplatz. Lady Gaga war nach einem Schläfchen hocherfreut, schon wieder raus zu dürfen und sprang um ihn herum. Das war ein toller Tag für sie. Inzwischen waren auch Seppi und Mimi von der Spurensicherung eingetroffen. Gerade als Wolf die beiden begrüßte, fuhr Nadja auf den Schotterplatz und stieg aus. Sie war noch immer ziemlich mager und blass um die Nase. Wie gewohnt standen ihre blonden Haare kreuz und quer, so als ob sie gerade dem Bett entstiegen wäre. Wolf wusste es besser. Die strohigen Haare kamen von ihren baltischen Vorfahren, aber sie hatte auch schon immer wenig Interesse an ihrem Äußeren gehabt. Praktisch musste es sein und natürlich. Mehr nicht.

„Wie geht es dir?", fragte Wolf.

„Mal besser, mal schlechter", antwortete sie leise, damit Peter sie nicht hörte, der auf sie zukam.

„Hallo Schatz", sagte er und zu Wolf gewandt: „Hätte nicht ein einfacher Medizinmann bei einem Suizid gereicht?"

„Vielleicht", gab Wolf zurück und zwinkerte Nadja zu, „ich dachte, du freust dich."

Peter wurde rot. „Äh, klar, das natürlich. Ich meinte jetzt von der Sache her."

Wolf rief alle zusammen. „Hallo Kollegen, schön, dass ihr schon da seid. So, jetzt noch mal etwas ausführlicher. Ich bin heute Morgen schon hier spazieren gegangen und habe sechstausend Euro gefunden. Die muss ein Mann verloren haben, der kurz zuvor in ziemlicher Eile vom Parkplatz weggefahren ist. Das Geld ist beschlagnahmt. Heute Mittag ist dann meine Nachbarin Frau Kahlert mit meiner Hündin spazieren gegangen. Hier auf dem Parkplatz hat sie sie abgeleint wie immer. Lady Gaga gehorcht sonst gut. Heute bellte sie und ist vorausgelaufen. Querfeldein. Etwas weiter bergauf muss sich jemand in einem Baum erhängt haben. Wir sollten ihn schnellstmöglich finden. Ich lasse die Hündin jetzt los und hoffe, dass sie uns den Weg zeigt."

„Wäre es nicht besser gewesen, du hättest Holger Pinell und seinen Leichenspürhund angefordert? Sie ist doch nicht ausgebildet. Das vorhin kann Zufall gewesen sein", gab Peter zu bedenken, der die Lady misstrauisch beäugte, weil sie einen Stock im Maul trug. „Das sieht mir hier mehr nach Spielen aus."

„Wir versuchen es erst. Immerhin hat sie ihn aufgespürt. Außerdem habe ich sie damals einem Hundeführer abgekauft. Ganz ohne Ausbildung ist sie nicht", sagte Wolf und nahm seiner Hündin den Stock ab. Lady Gaga setzte sich erwartungsvoll in der Hoffnung, er würde ihn werfen. „Nein, Aus", befahl er, leinte sie ab und ging mit ihr an die Stelle, an der dic Geldtüte gelegen hatte. Sie begann zu schnüffeln, setzte sich dann aber wieder.

Peter verkniff es sich zu fragen, warum denn der Hundeführer nicht mit ihr weitergearbeitet, sondern sie abgegeben hatte. Er blies seinen Atem in die Luft und beobachtete, wie der Dampf nach oben stieg. Es war kalt. Mimi sah in ihrer Daunenjacke und dem weißen Anzug darüber wieder wie ein Michelin-Männchen aus. Doch das schien Detlef nicht zu stören, der sie immer wieder ansah. Mittlerweile wussten alle längst, dass die beiden Gefallen aneinander gefunden hatten, obwohl sie es geheim hielten. Nadja fror. Das konnte er sehen. Ihre Jacke war zu dünn, doch als er ihr zuflüsterte, dass sie seine haben könnte, winkte sie mit einem Lächeln ab und zog eine Mütze aus der Jackentasche. Wenigstens etwas. Er sah, wie Wolf mit seiner Hündin sprach und dann seinen Mantel auszog. Wozu, zum Henker, sollte das gut sein? Hetzer stülpte das Futter nach außen und ließ den Hund an der Innentasche riechen. Plötzlich bellte sie einmal und lief voraus.

„Auf geht's", rief Wolf, „mir nach!"

Mimi hatte große Mühe, mit ihren kurzen Beinen mitzuhalten. Maria Josepha Lopez von der SpuSi, so lautete ihr richtiger Name, war nur 1,55 m groß und auch durch ihre Bekleidung nicht unbedingt im Vorteil. Sie alle versuchten, der Hündin oder wenigstens ihrem Vordermann so schnell wie möglich zu folgen. Die Strecke war steil und führte über unebenen Boden, der mit Stolperfallen aus Baumstümpfen oder Ästen übersät war. Peter verfluchte alsbald die Frikadellen, die er sich zu Mittag einverleibt hatte und wünschte sich einmal mehr, er hätte auf Nadja gehört, die seinen Speiseplan gerne mit allerlei gesunden Dingen anreichern wollte. Niklas, der Jungspund im Team, war der Einzige, der Lady Gaga wirklich folgen konnte. Doch gelegentlich hielt sie an, witterte in die Luft, um dann ihren Weg fortzusetzen. Wolf war fast gleichauf mit Niklas, dicht gefolgt von Nadja. Er wollte unbedingt verhindern, dass der Junge zuerst auf den Erhängten stieß. So ein Anblick war schwer zu ertragen. Es war besser, wenn man in diesem Moment nicht allein war. Von Moni wusste er keine Details. Er hatte auch nicht fragen wollen.

Nur die Augen hatte sie erwähnt, die stechenden Augen.

Und mit einem Mal erkannte er, was sie gemeint hatte. Die Schäferhündin stoppte und bellte, doch da hatten sie ihn schon gesehen. Seine vorgewölbten Augenbälle starrten sie direkt an. Namenloses Entsetzen stand in ihnen geschrieben. Direkt darüber in den Brauen hatte der Frost begonnen, Kristalle zu bilden. Und als ob der Himmel ein Einsehen hatte und die Szene kaschieren wollte, begann es zu schneien. Niklas sog die Luft ein und hielt sie an. Jeder, der keuchend an dieser Stelle ankam, musste schlucken und sich sammeln, denn das Leichengesicht mit den glotzenden Augen und der violett-schwarzen Zunge raubte auch denjenigen den Atem, die schon viel gesehen hatten. Peter fand als Erster seine Fassung wieder. Er sah sich um, zuckte dann mit den Achseln und streckte sich, aber auch er war nicht groß genug, um dem Toten die Augen zu schließen.

„Wie ist der denn da raufgekommen?", fragte er mit einem Blick auf den glatten Stamm der Buche und den Bauch des Mannes, der in einem schmalen Streifen zwischen dem weißen Hemd und dem Hosenbund zu sehen war.

„Ohne Hilfsmittel auf keinen Fall", mutmaßte Wolf und sah sich ebenfalls um. „Ich sehe aber weder eine Leiter noch einen Stuhl oder etwas Ähnliches."

„Flügel hat er auch keine", sagte Peter und fügte sarkastisch hinzu, „er wird wohl jetzt auch keine mehr bekommen."

„Unmöglich ist es sicher nicht, dort hochzuklettern, am Ast entlang zu krabbeln und sich fallen zu lassen", gab Seppi zu bedenken. „Dazu sollte man allerdings fit sein. Ich schätze ihn auf ungefähr Ende vierzig, einssiebzig Körpergröße mit einem Körpergewicht von rund achtzig, fünfundachtzig Kilogramm und halte es eher für unwahrscheinlich, dass er das geschafft hat. Aber wer weiß." Dabei holte er die Teleskopsprossenleiter aus seinem Koffer. „Bevor wir ihn abnehmen, würde ich den Boden gerne auf Abdrücke untersuchen", bat er. „Ihr könnt gerne ein Tuch über seinen Kopf werfen, wenn ihr mögt. Es dauert ein bisschen."

Nadja nickte, öffnete ihren Arztkoffer, nahm ein grünes Dreieckstuch heraus und bat Peter, das Gesicht des Leichnams zu bedecken. Mithilfe eines gegabelten Astes legte er den Stoff vorsichtig über den fast haarlosen Schädel. Flocken stoben davon. Inzwischen hatte sich Schnee auf Nase und Zunge gesammelt. Eine Ecke des Tuches fegte ihn weg. Es reichte bis knapp unter das Kinn und verbarg gnädig das Antlitz des Toten. Sie fühlten sich alle wohler. Seppi und Mimi untersuchten den Boden, fanden aber außer diversen Fußabdrücken keine Vertiefungen im Boden, die von einem Stuhl oder einer Leiter stammen konnten. Seppi zog Wolf beiseite und berichtete ihm davon.

„Sind denn einige Fußabdrücke tiefer als andere? Ich meine, könnte ihn jemand dort hochgehievt haben in die Schlinge?", fragte Wolf.

„Eher nicht", antwortete Seppi mit einem Schmunzeln, „die von Peter sind am tiefsten. Interessant ist vielleicht, dass im Bereich hinter dem Toten gar keine Bodenveränderungen zu finden sind und dass einige Sohlen gar kein Profil haben, oder nur ein angedeutetes."

„Was sagt uns das?", wollte Wolf wissen.

„Nun", erklärte Seppi, „Letzteres könnte bedeuten, dass sich jemand etwas über die Schuhe gestülpt hat. Warum wir nur im vorderen Halbkreis Spuren gefunden haben, erschließt sich mir noch nicht. Ich habe noch zwei undefinierbare Abdrücke. Zu groß für Hilfsmittel, die sich zum Hochsteigen eignen, zu klein für einen Fuß. Das muss ich mir später genauer anschauen. Wir haben alles in Gips gegossen. Ihr könnt ihn jetzt abnehmen. Ich klettere die Leiter hoch. Wenn ihr ihn zu dritt halten könntet, schneide ich das Seil durch."

Wolf rief Peter und Detlef und bat sie, den Toten von unten mit zu stützen.

„Lasst ihr mich eben noch mal kurz fühlen?", bat Nadja. „Ich will sehen, wie ausgeprägt die Totenstarre schon ist. Wenn ihr ihn erst bewegt habt, zeigt sich ein anderes Bild, denn dann löst ihr unfreiwillig einige der erstarrten Muskeln wieder."

„Ach, das geht?", fragte Niklas, der auch näher gekommen war.

„Ja, es erhärten nicht alle Muskelanteile gleichzeitig. Werden sie wieder bewegt, verschwindet die Starre in diesen Fasern und bildet sich später in den anderen des Muskels wieder aus. Allerdings nur, wenn der Mensch noch nicht zu lange tot ist. Der rigor mortis darf sich noch nicht komplett ausgebildet haben", erklärte Nadja und fügte hinzu: „Die Bestatter nutzen das, um die Toten ‚in Form' zu bringen. Man nennt es das Brechen der Starre. Gelenke werden gedehnt und gebeugt, um die Verstorbenen leichter anziehen zu können oder ihnen die Finger zu falten. Knochen werden entgegen so mancher Befürchtung nicht gebrochen. In der Rechtsmedizin hilft uns das, den Todeszeitpunkt einzugrenzen."

„Aha, und wie?“, wollte Niklas wissen und ließ sie nicht aus den Augen.

Nadja, die sich über die Finger des Erhängten auf der Leiter stehend bis zur Schulter vorgearbeitet hatte, freute sich über sein Interesse und dozierte weiter: „Nun, wie willst du wissen, ob die Starre gerade beginnt oder ob sie sich schon wieder löst? Ganz einfach. Brichst du sie und sie setzt danach wieder ein, ist sie noch nicht vollständig erfolgt. Bleibt der Muskel dann schlaff, ist der Mensch vierzehn oder mehr Stunden tot, je nach Außentemperatur. Wenn du gerne mehr wissen möchtest, was die Verstorbenen mir so alles verraten, dann kannst du gerne an der einen oder anderen Sektion teilnehmen.“

„Danke“, sagte Niklas und war sich noch nicht sicher, ob er freiwillig dazu bereit war, sich so etwas anzusehen. Er sprach lieber über die Dinge.

Nachdem Nadja die Körperkerntemperatur rektal gemessen hatte, wurde der Mann auf eine Plane gelegt. Sie schloss ihm die Augen. Mimi sicherte die Hände mit Tüten aus Papier, während Nadja ihm die Schuhe auszog und diese an Seppi weiterreichte.

„Na, was sehen wir, wenn ich ihm die Socken ausziehe?“, fragte sie Niklas. Der zuckte nur mit den Achseln. „Totenflecke! Das Blut und andere Sekrete haben sich in den Extremitäten gesammelt, weil er im Baum hing. An den Händen konntest du das auch sehen. Hätte er gelegen, so würden wir die Flecken an der Körperseite sehen, mit der er den Boden berührt hat, außer an den Auflageflächen. Bei Druck bilden sie sich nicht aus. Wenn ich ihn nachher in der Rechtsmedizin genauer untersuche, wirst du feststellen, dass sie zum Rücken ‚gewandert‘ sind. Aber nur, falls er noch nicht länger als sechs Stunden tot ist. Ursache ist die Lageveränderung. In der ersten Zeit nach dem Sterben ist das noch möglich. Wenn wir an beiden Stellen Flecken finden, spricht das dafür, dass der Moment des Erstickens schon etwas länger her ist."

Seppi, der inzwischen nach Hinweisen auf die Identität des Mannes gesucht hatte, war fündig geworden. In der Innentasche seiner Winterjacke fand er dessen Geldbörse und in ihr auch seinen Personalausweis. Günther Rinne, achtundvierzig Jahre alt, wohnhaft im Libellenweg in Porta Westfalica. Er reichte Wolf die Dokumente.

„Das ist in Eisbergen", sagte Wolf, „nicht allzu weit weg von hier. Ich schätze, Luftlinie drei Kilometer."

„Nordrhein-Westfalen!", brummte Peter.

„Ist doch egal, passiert ist es hier."

„Ich hab' noch was gefunden", sagte Seppi und zog ein gefaltetes Blatt Papier aus der Brusttasche des Toten.

„Mach mal auf und lies vor", bat Wolf.

Seppi nickte. „Viel steht da nicht. Es ist wohl ein Abschiedsbrief an seine Frau oder Freundin: Liebe Heike, es tut mir leid! Ohne dich macht das Leben für mich keinen Sinn. In Liebe, Günther."

„Kein Mann der großen Worte", sagte Peter.

„Dann können wir doch Mord zumindest ausschließen", wandte Niklas ein.

„Und wenn er den Brief nicht selbst geschrieben hat?", warf Detlef ein.

„Höchst unwahrscheinlich, oder?", antwortete Peter. „Diese Heike wird seine Schrift doch wohl erkennen. Dann wissen wir mehr."

„Ja, aber selbst wenn er das geschrieben hat, wer sagt uns denn, dass er das aus freien Stücken tat?", insistierte Wolf.

Nadja lachte und schüttelte den Kopf. „Du vermutest hinter allem immer gleich eine Mordgeschichte. Es soll auch Menschen geben, die freiwillig aus dem Leben scheiden."

„Wie du aber selbst am besten weißt, sind es weniger als man denkt. Wie ist die Dunkelziffer bei Mord?", neckte er sie.

„Fünfzig Prozent hin oder her", gab sie zurück, „das hier ist doch wohl eindeutig. Es sei denn, ich finde noch etwas, falls du überhaupt darauf bestehst, dass wir diesen Suizid rechtsmedizinisch untersuchen. Du weißt, dass die Kukla gesagt hat, wir sollen die Kosten immer im Auge behalten."

„Fragen wir die Staatsanwältin doch einfach", schlug Peter mit einem Augenzwinkern vor.

„Frau Dr. Kukla fragen? Nie im Leben", sagte Wolf vehement. „Das entscheiden wir schön selbst."

„Gut, dann sagst du uns vielleicht freundlicherweise, was dich misstrauisch macht", bohrte Nadja weiter.

„Einiges", gab Wolf zurück. „Kannst du mal gucken, ob die Starre an den Fingern wieder eingesetzt hat?"

„Klar", sagte Nadja und zog dem Toten vorsichtig die Papiertüte von der linken Hand. „Ja, eindeutig! Der kleine Finger ist wieder ganz steif."

„Also sind noch keine sechs Stunden vergangen."

Nadja nickte.

„Ich habe heute Morgen einen Mann aus dem Wald kommen sehen, wie ich schon sagte. Lassen wir die Sache mit dem Geld mal im Moment außer Acht. Was mich noch stutzig macht, ist diese völlig spurenfreie Stelle im Bereich hinter dem Toten. Könnten die Abdrücke, die du aufgrund ihrer komischen Form noch nicht zuordnen kannst, auch daher stammen, dass es nur ein halber Schuh war, der sie hinterlassen hat?"

„Möglich", sagte Seppi, „genauer kann ich dir das nachher sagen, aber das ist eine interessante Idee. Auf jeden Fall hatte dieser Schuh dann auch kein Profil oder die Sohle war mit irgendetwas bedeckt worden. Was könnte das aber bedeuten?", überlegte er.

„Ist doch logisch", warf Mimi ein, „ihr müsst ein bisschen um die Ecke denken. Wenn ein Schuh nur einen halben Abdruck hinterlässt, dann doch deswegen, weil er zum Teil auf etwas getreten ist. Beispielsweise auf einen Stein oder ein Brett."

Für einen Moment war alles still. Wolf war der Erste, der wieder etwas sagte.

„Ein Brett, sagst du", dachte er laut, „warum sollte er ein Brett dorthin legen, wenn er sich umbringen will?"

„Vielleicht, damit seine Leiter nicht im Waldboden versinkt und umkippt", schlug Niklas vor, „aber dann müsste beides ja noch da sein."

„Mensch, er hat recht", rief Wolf, „und ich habe mich nicht geirrt und du auch nicht, Seppi. Günther war nicht allein. Er musste gar nicht am Stamm hochklettern. Jemand hat ihm geholfen. Und dieser Jemand hat später die Utensilien mitgenommen."

„Wie krank ist das denn?", fragte Peter. „Das glaubst du doch wohl selbst nicht."

„Ist auch wurscht", meldete sich Detlef zu Wort, „das kannst du eh nicht beweisen und selbst wenn, was sollte es dann sein? Sterbebegleitung, Beihilfe zum Selbstmord oder Mord? Die Bandbreite ist riesig."

„Deswegen möchte ich ja auch gerne den Mann finden, der hier heute früh so in Eile weggefahren ist. Vielleicht hat er das Geld verloren", sagte Wolf.

„Meinst du, der Kerl hat Geld für seine Hilfsdienste genommen?", fragte Nadja und schüttelte sich. „Sechstausend Euro …"

„Wenn ich's selbst nicht hinkriege, mich umzubringen, dann bin ich doch möglicherweise bereit, tief in die Tasche zu greifen. Ich brauch' dann eh nix mehr … hinterher." Peter zuckte mit den Achseln.

„Schon klar", antwortete Wolf, „es sei denn, du hast Angehörige, die dir etwas bedeuten."

„Nein", mischte sich Nadja ein, „da muss ich dir widersprechen. Zu so einem Zeitpunkt ist dir alles egal. Es zählt nur noch der Wunsch, den Selbstmord in die Tat umzusetzen. Totale Ich-Zentrierung. Der Fokus liegt auf dem Auslöschen der quälenden Gedanken und Gefühle."

„Mal angenommen, da ist was dran an dieser komischen Geschichte", sagte Peter, „dann ist doch auch vorstellbar, dass sich das jemand gut bezahlen lässt, wenn er einem ins Jenseits verhilft."

„So viel anders läuft das bei den Vereinen rund um die Sterbehilfe auch nicht", warf Mimi ein. „Eine Tante von mir ist dort seinerzeit Mitglied geworden. Sie hatte Krebs im Endstadium und wollte nicht länger dahinsiechen. Das hat ein irres Geld gekostet. Dreitausend musste sie erst mal hinblättern, damit die Ethikprüfung durch einen Gutachter möglichst schnell bestätigte, dass es bei ihr wirklich aussichtslos war. Sie hatte grässliche Schmerzen. Doch ohne das Gutachten geht gar nichts. Dafür, dass dann jemand kam, ihr eine Tablette brachte und so lange blieb, bis es vorüber war, hat sie noch zusätzlich über zwanzigtausend Euro bezahlt. Als Spende getarnt natürlich."

„Da hat es unser Günther ja richtig günstig bekommen, falls ihr mit euren Vermutungen richtig liegt." Der Sarkasmus stand Peter ins Gesicht geschrieben.

„Eine Organisation hätte ihm sowieso nicht geholfen", bemerkte Mimi, „es sei denn, er war krank."

„Gut, das wird Nadja herausfinden. Es tut auch nichts zur Sache", sagte Wolf, dem der Schnee in den Kragen gefallen war und unangenehme Nässe verursachte. „Ich schlage vor, wir packen hier ein und warten die weiteren Untersuchungen der Rechtsmedizin und Spurensicherung ab. Seppi, du könntest noch mal da unten am Parkplatz schauen, ob du fündig wirst. Ich kann dir die Stelle genau zeigen, an der ich das Geld gefunden habe."

„Ist jetzt ein bisschen schwieriger", wandte Seppi ein, „der Schnee verdeckt möglicherweise etwas. Ich habe zwar den Laubbläser dabei, aber der ist zu stark. Wir pinseln ein bisschen."

„Danke", sagte Wolf und sah gerade noch den Transportsarg durch die Bäume verschwinden. Nadja folgte den Bestattern. Lady Gaga freute sich, dass sie endlich losgebunden wurde und wieder laufen konnte. Mimi hatte ihren Koffer gepackt und war startbereit. Jeder war froh, diesen schaurigen Ort endlich verlassen zu können, und kalt war es obendrein. Hetzer wandte sich an seine Kollegen: „Peter, du fährst mit Detlef und Niklas schon ins Büro. Ich gehe eben mit Seppi noch zum Parkplatz, bringe dann den Hund weg und komme nach."

Peter nickte und dachte über ein Stück Kuchen nach, besser zwei. Sie konnten auf dem Rückweg eben an der Parkpalette halten und zur Bäckerei Achter gehen. So eine Kälte fraß sich schließlich durch den Körper und verbrannte eine Unmenge an Kalorien, die dringend wieder aufgefüllt werden mussten, fand er.

Vielleicht hatte es nichts zu sagen, dieses winzige Detail, überlegte Thorsten Büthe und starrte in den Flockenwirbel vor seinem Fenster. Auf dem Parkplatz des LKA Hannover trugen die Dächer der Fahrzeuge bereits eine Mütze aus Schnee. Er kannte dieses Foto nicht. Wie konnte das sein?, überlegte er, als er auf das ausgedruckte JPEG in der Mappe sah. Wo war es plötzlich hergekommen? Thorsten war sicher, dass er es noch nie gesehen hatte. Es zeigte das Zelt, in dem sich die drei Mädchen mit der Holzkohlenpfanne umgebracht hatten, noch bevor es geöffnet worden war. Wer hatte ein Bild davon gemacht, ohne zu wissen, was sich darin befand und warum? Im Bericht stand, dass ein Spaziergänger abseits des Weges darauf aufmerksam geworden war und nachgesehen hatte, was sich darin verbarg. Es musste schrecklich gewesen sein, denn die Jugendlichen waren zu diesem Zeitpunkt schon über dreißig Stunden tot. Der schockierte Mann hatte sofort einen Notruf abgesetzt. Seine Sätze waren unzusammenhängend gewesen, die Worte teilweise gestottert. Büthe hatte sich den aufgezeichneten Anruf mehrfach angehört und keinen Zweifel an der Echtheit seiner Reaktion gehabt. Auch sonst hatten sie keine Verbindung zwischen einem der Mädchen und dem Spaziergänger feststellen können. Die Kripo hatte das Zelt bereits geöffnet vorgefunden. Da war aus ermittlungstechnischer Sicht keine Möglichkeit mehr gegeben gewesen, ein Bild zu schießen, wie er es hier vor sich liegen sah. Denn die Plane, die über dem Igluzelt befestigt worden war, schien noch niemand berührt zu haben. Olivgrün, in Tarnfarben bedeckte sie alles. Darum war es niemandem in der Eilenriede aufgefallen. Gut, in der kühleren Jahreszeit waren ohnehin weniger Menschen unterwegs. Man hätte auch jenseits der Wanderwege im Dickicht herumstreichen müssen.

Doch wer hatte das Foto gemacht? Der Spaziergänger? Das glaubte Thorsten nicht. Aber wieso war der Mann überhaupt dorthin gelangt? Was hatte er wirklich vorgehabt an dieser einsamen Stelle? Thorsten würde ihn noch einmal befragen. Warum sollte er das versteckte Zelt fotografiert haben? Er nahm eine Lupe aus seinem Schreibtisch und sah sich das fragwürdige Detail nochmals an, das seinen Blick vorhin gestört hatte. Die Plane schien über dem Frontreißverschluss glattgezogen und unter den Eingang gesteckt worden, fixiert mit zwei Sicherheitsnadeln rechts und links. Thorsten hatte lange auf das Bild gestarrt, bis ihm einfiel, was unstimmig war. Beide Nadeln waren von außen befestigt worden. War das überhaupt möglich, wenn man schon im Inneren war? Er würde das überprüfen lassen und auch mit dem Mann noch einmal sprechen, der die Mädchen gefunden hatte. Er konnte die Sicherheitsnadeln entfernt haben. Die Herkunft dieses Bildes musste dringend geklärt werden. Hatte es jemand aus dem Ermittlerteam schon zuvor gesehen? Falls nein, wer hatte Zugang zu den Akten?

Es begann langsam zu dämmern. Die Flocken fielen jetzt dichter. Hätte es damals schon geschneit, wären die Mädchen vielleicht noch viel später gefunden worden. Dann hätte es das Surren der Fliegen, die nicht hineingelangen konnten, kaum gegeben. Es war auch so schon schlimm genug gewesen. Die Totenstarre war längst gelöst. Thorsten hatte immer noch das Bild vor Augen, wie die drei im Zelt gelegen hatten. Gerade so, als würden sie schlafen. Friedvoll fast, denn das gnädige Dämmerlicht verbarg die bleichen Gesichter, die sie als das entlarvt hätten, was sie waren: Körper am Beginn der Verwesung. Erst als die Bestatter sie aus dem Inneren trugen, fielen die blauroten Flecken auf und die vollkommene Schlaffheit der Glieder, die sie zu bizarren Schlenkerpuppen werden ließ.

Büthe seufzte und rief seine Frau an, dass er auf dem Nachhauseweg noch eine Befragung vornehmen würde. Sie solle nicht mit dem Essen auf ihn warten, bat er und wusste, dass sie es trotzdem tun würde.

Als Toni über einen Nutzernamen nachdachte, mit dem sie sich in dem neuen Forum anmelden könnte, fiel ihr zunächst nichts ein. In einem wahnwitzigen Moment war sie sogar auf die Idee gekommen, den ihr so verhassten Namen zu verwenden, den ihr ihre Eltern gegeben hatten: Antonia. So hieß da bestimmt keiner. Wie konnte man ein kleines Mädchen auch nur so nennen? Ihr Leben lang war sie damit gehänselt worden. Mittlerweile ließ sie sich nur noch mit ihrem Spitznamen ansprechen, aber ihre Eltern weigerten sich und folterten sie darüber hinaus mit einer Betonung auf dem „I". Anton i a. Kein Wunder. Sie hatten sowieso kein Verständnis für sie. Das Namensdebakel war nur ein weiterer Tropfen, der ihr Innerstes aushöhlte. Denen ging es immer nur um eins: Leistung, Leistung und nochmals Leistung! Und weil sie nicht so tickte wie ihre Alten, warfen sie ihr fehlenden Ehrgeiz und mangelnde Disziplin vor. Wenn die wüssten, dachte sie bei sich. Sie hatte nie gelernt und sich bis jetzt einfach so mittels Zuhören im Unterricht durch die Schule laviert. Damit hatte sie es immerhin mit nur einer Ehrenrunde bis in die neunte Klasse des Gymnasiums geschafft. Aber jetzt drohte ihr Kartenhaus einzustürzen. Sie hatte nie gelernt zu lernen und wusste auch nicht, wie man es machen sollte. Fragen konnte sie schlecht jemanden, ohne sich zu entlarven. Darüber hinaus fehlte ihr gänzlich die Lust dazu. Der Mist interessierte sie einfach nicht. Die ganzen Versuche der Eltern, ihr über Ballett und Klavierspielen etwas Kultur und Haltung einzuhauchen, waren ebenfalls fehlgeschlagen. Sie übte nie und war froh, wenn sie das Tütü wieder ausziehen konnte. Alles für die Katz. Selber schuld, überlegte Toni. Sie war ja nicht gefragt worden. Warum hatten sie sie nicht einfach in Ruhe gelassen? Und jetzt gönnten sie ihr nichts. Nichts, was ihr Spaß machte auf jeden Fall. Und alles wegen der bescheuerten Noten. Neuerdings durfte sie nicht mehr zum Schulchor gehen, obwohl sie gerade etwas so Tolles einstudierten. Auch das Insistieren der Musiklehrerin hatte nichts genützt. Sie sollte lieber lernen. Allein aus Protest verstärkte sie ihre innere Verweigerungshaltung und ließ sich kaum noch außerhalb ihres Zimmers sehen. Dabei tat sie so, als ob sie lernte. Doch sie schrieb nur in ihr Tagebuch, das sie unter den Schulbüchern versteckte, falls jemand hereinkam. Dort hinein schrieb sie ihren ganzen Kummer, ihr Gefühl unverstanden zu sein, den Schmerz und die Schwierigkeit, ein geheimes Leben neben dem eigentlichen zu führen und dabei ihre wahre Identität zu schützen. Mittlerweile war es nicht mehr lange hin bis zum Halbjahreszeugnis, auf dem unweigerlich stehen würde, dass ihre Versetzung gefährdet sei. Und sie tat seit Wochen so, als würde sie nichts anderes mehr tun, als zu lernen. Nackte Angst kroch in ihr hoch. Sie kämen bestimmt dahinter, dass sie nur hier herumsaß. Dann würden sie ihr auch noch das Letzte nehmen, das Voltigieren. Sie wusste es genau.

Ihre Freundin hatte ihr geraten, doch mit ihren Eltern zu sprechen. Ja, wenn sie welche gehabt hätte wie die von Luisa, dann hätte das vielleicht einen Sinn gemacht. Die waren lieb und verständnisvoll. Doch ihre Mutter und noch viel mehr ihr Vater hatten einfach kein Herz. Der Mensch Toni mit seinen Sorgen und Gefühlen interessierte sie überhaupt nicht, nur die Heranwachsende, die dringend einen guten Beruf ergreifen und am besten studieren sollte. Sie hatte das alles so satt. Wofür war sie denn hier? Zum Knechten und Funktionieren? Sie wollte mehr. Sie brauchte Sonne und Licht. Sie sehnte sich nach einer Familie, so wie Luisa sie hatte, mit Geborgenheit und Harmonie. Die Zukunft interessierte sie nicht, nur das Hier und Jetzt und Fabella, auf der sie voltigierte. Wenn sie ihr das auch noch verbieten würden, hätte das Leben keinen Sinn mehr für sie.

Zum Glück hatte sie außer Luisa auch noch Helma, die mit einem ebenfalls so beschissenen Namen gesegnet war wie sie. Deren Eltern waren womöglich noch schlimmer. Seit vier Wochen hatte Helma jetzt Hausarrest und durfte ihr Zimmer nur zu den Mahlzeiten und zur Schulzeit verlassen. Ihre Eltern hatten eine Apotheke und nahmen sich abwechselnd ein, zwei Stunden pro Tag frei, um ihre Hausaufgaben zu überwachen. Sie hatte lediglich Trost in ihrem Labradoodle Merlin gefunden, und gelegentlich war es ihr gelungen, den Stubenarrest durch eine Gassirunde zu unterbrechen, wenn die Eltern wenig Zeit hatten. Doch auch so war Merlin immer der Einzige gewesen, der Helma verstanden hatte. Sein Trost, wenn sie weinte und seine warmfeuchte Nähe, wenn sie einsam war, konnte nichts anderes ersetzen. Nun war das alles vorbei. Toni lief selbst eine Träne über das Gesicht, als sie daran dachte, dass der Hund in der letzten Woche eingeschläfert werden musste, weil er Gift gefressen hatte. Helma war seitdem nur noch ein Schatten ihrer selbst. Sie war sowieso schräg drauf und hatte sich auch schon geritzt. Toni hatte die Narben an ihren Armen gesehen. Seit Merlins Tod war es mit ihren negativen Gedanken noch schlimmer geworden. Zum Glück gab es das Internet. Sie schrieben sich heimlich und versuchten, einander zu trösten, aber den eigenen Schmerz konnte das nicht betäuben, wenn die Nacht kam. Von Helma hatte sie auch den Tipp mit dem Forum. Da trafen sich Jugendliche mit ähnlichen Problemen, also quasi Leidensgenossen, um sich auszutauschen. Helma hieß dort „Merlin" und sie selbst wusste es jetzt endlich. Sie würde sich „Fabella" nennen.

Die stechenden Augen konnten Nadja nicht aus der Fassung bringen. Sie kannte diese Vorwölbung der Augäpfel beim Erstickungstod und hatte sie schon zu oft gesehen, um sich noch davon beeindrucken zu lassen. Zwischenzeitlich hatte sie sie herausgenommen, um den Bereich dahinter zu untersuchen. Jetzt waren sie wieder an Ort und Stelle, die Lider geschlossen und nur die punktförmigen Einblutungen darum herum deuteten noch darauf hin, dass sich hier jemand gewaltsam um sein Leben gebracht hatte. Nadja nähte den Ypsilon-Schnitt selbst wieder zu. Ihr Assistent hatte schon Feierabend. Nichts Auffälliges hatte ihr die Leiche verraten, das eine Mordtheorie unterstützen würde. Er war auch nicht unheilbar krank gewesen. Der Erstickungstod war infolge der Strangulation durch den Strick eingetreten. Das Muster am Hals passte zu dem Seil, das er noch trug, als sie ihn abgenommen hatten. Es gab keine Abwehrspuren oder sonstige Zeichen von Fremdeinwirkung. Sie selbst konnte zwar nicht verstehen, weswegen er nicht einen Ort gewählt hatte, an dem ein Sprung mit der Schlinge um den Hals möglich gewesen wäre. Einzig und allein deswegen, weil sie es vorgezogen hätte, an einem Genickbruch zu sterben, anstatt . . . Aber das tat nichts zur Sache. Selbstmörder waren in den seltensten Fällen rational.

Ihr war der Wert des Lebens nur allzu bewusst. Nicht nur wegen ihrer Tätigkeit, sondern auch wegen des kleinen Lebens, das sie nicht hatte austragen können, weil es sich in ihrem Eileiter eingenistet hatte. Das war schmerzlich gewesen – körperlich und seelisch. Sie selbst hatte ein komisches Gefühl gehabt, seitdem sie ein seitliches Stechen gespürt hatte, das immer intensiver geworden war. Darum fuhr sie damals nach Feierabend unter einem Vorwand in die Rechtsmedizin. Als Dr. Enno Liebermann endlich nach Hause gegangen war, legte sie sich im Institut auf die Liege und begann mit der Sonografie ihres Unterleibs. Sofort hatte sie entdeckt, dass keine Fruchtblase in der Gebärmutter lag und ahnte, was geschehen war, denn der Schwangerschaftstest war eindeutig positiv gewesen. Mit dem Schallkopf des hochauflösenden Gerätes der Rechtsmedizin suchte sie den Eileiter ab, auf dessen Seite sie die Stiche verspürt hatte, und fand ihre Vermutung bestätigt. Der Schock, die Erkenntnis der aussichtslosen Situation, nahm ihr für einen Moment den Atem und doch war sie froh, Gewissheit zu haben, denn nicht jeder Ultraschall war in der Lage, so präzise Bilder zu liefern. Sie hätte sonst wertvolle Zeit vergeudet. Das Kind hatte keine Chance, denn es konnte sich dort nicht weiterentwickeln. Sie musste ihr eigenes Leben retten. Nun galt es schnell zu handeln. Die dünne Haut des Eileiters konnte jeden Moment platzen. Zuerst hatte sie darüber nachgedacht, allein auf die gynäkologische Abteilung im selben Gebäude zu gehen. Das wäre der nächste Weg gewesen. Aber der Kollege, zu dem sie Vertrauen gehabt hätte, war im Urlaub. Außerdem war es ihr lieber, wenn nicht jeder wusste, was ihr widerfahren war. Sie wollte einfach später nicht darauf angesprochen werden und rief Peter an.

Der hatte, wie immer in Extremsituationen, schnell und besonnen gehandelt und Nadja nach Minden ins Klinikum gebracht. Als er später an ihrem Bett saß, war er froh, als sie aus der Narkose erwachte und ihn anblinzelte. Das hatte sie gespürt. Sie erinnerte sich noch an jedes einzelne Wort, das er dann geflüstert hatte.

„Kannst du mich schon hören?", hatte er sie sanft gefragt.

Sie nickte und krächzte ein rauchiges „Ja".

„Ich habe nämlich etwas Wichtiges zu sagen."

„Na, dann raus damit", sagte sie heiser.

„Wann willst du mich heiraten?", fragte er leise.

Sie lächelte matt. Das war so typisch für ihn. Er fragte nicht ob, sondern nur wann.

„Morgen", raunte sie mit letzter Kraft, „heute bin ich zu müde." Dann war sie damals eingeschlafen.

Das alles war jetzt ein paar Monate her. Sie hatten es beide ganz gut verkraftet. Da der Eileiter noch nicht perforiert war, bestand immerhin eine kleine Chance, dass sie wieder schwanger werden könnte. Die Vernarbung erhöhte aber die Wahrscheinlichkeit, dass dasselbe wieder geschehen konnte. Darum hatten Peter und Nadja beschlossen, es nicht darauf ankommen zu lassen. Wenn das Schicksal ihnen dieses Kind geschenkt hätte, wäre es willkommen gewesen, aber sie hatten aufgrund der körperlichen Voraussetzungen niemals damit gerechnet, dass sie überhaupt schwanger werden würde. Übrig geblieben waren bei ihr ein kleines bisschen Wehmut und die Erleichterung darüber, dass sie ihren Beruf nun weiter ausüben konnte.

Nadja schüttelte die Gedanken ab und freute sich auf zu Hause. Peter war sicherlich schon dort. Sie sah ihn im Geiste in seinem Ohrensessel sitzen und schmunzelte. Nachdem sie im Frühjahr heimlich geheiratet hatten, war sie zum ihm gezogen und hatte es nie bereut. Er war einfach der Richtige für sie. Wenn er auch nach außen hin etwas grobschlächtig wirkte und dies mit seinen Äußerungen oft noch unterstrich, so war er doch im Grunde seines Herzens ein sensibler und hochintelligenter Mann, auf den man sich in jeder Situation verlassen konnte. Er versteckte sich hinter seinem Rübezahl-Auftreten. Dabei konnte er richtig niedlich und kuschelig sein. Aber das wusste eben nur sie, und es ging auch niemanden etwas an. Bei ihnen beiden stimmte einfach alles. Lediglich im Hinblick auf den Fleischkonsum waren sie sich uneins. Während Peter darauf pochte, mehr Neandertaler-Gene in sich zu tragen als ein gewöhnlicher Europäer, tippte sie bei sich selbst auf eine normale Genzusammensetzung und nordische Vorfahren. Ihr Peter benutzte seine Theorie auch nur, um seine unbändige Lust auf Fleisch zu begründen. Doch damit kam er bei ihr nicht durch. Eines Tages würde sie ihm schwarz auf weiß beweisen, dass seine Gene ebenfalls nur zu anderthalb bis zwei Prozent Neandertaler-Erbgut aufwiesen, wie bei jedem anderen Menschen in Europa.

Schmunzelnd setzte sie sich ans Steuer ihres Wagens und wählte Wolfs Mobilfunknummer. Er war bestimmt nicht mehr im Büro. Als sich die Mailbox meldete, hinterließ sie ihm die Nachricht, dass sie bei der Sektion nichts Außergewöhnliches gefunden hatte und wünschte ihm eine gute Nacht.

Wolf war sofort zu Moni gegangen, als er an diesem Abend nach Hause kam und hatte trotzdem ein schlechtes Gewissen. Zum einen, weil er sie stundenlang mit ihren Gedanken hatte allein lassen müssen, zum anderen, weil er Susanna noch nicht angerufen hatte, obwohl es verabredet worden war. Das lag ihm auf der Seele.

Die Lady bellte kurz, als er klingelte und Wolf war froh, dass sie sie mitgenommen hatte. Ein Hund vermittelte einem Schutz und man war nicht so ganz einsam. Moni öffnete ihm. Sie war immer noch blass und fahl und ging ohne ein weiteres Wort ins Wohnzimmer. Das war sonst gar nicht ihre Art.

„Möchtest du mit mir darüber sprechen?", fragte er sie behutsam, als er sich auf dem Sofa neben sie gesetzt hatte.

Sie schüttelte den Kopf und schmiegte sich an seine Schulter. „Ich versuche, die Bilder aus dem Kopf zu kriegen."

„Das dauert bestimmt einige Zeit", sagte er bekümmert. „Ich hätte dir das gerne erspart."

„Ich mir auch! Ich bezweifele, dass ich das jemals vergessen kann." Sie erschrak, weil ihr plötzlich wieder etwas einfiel. „Oh je, vergessen habe ich etwas ganz anderes. In der Burghofklinik wollte ich anrufen und mit Isabella sprechen." Sie wirkte verzweifelt.

„Mir geht es ähnlich", antwortete Wolf und streichelte Monis Haar. „Niklas' Mutter hatte mich gebeten, heute Abend mit ihr Kontakt aufzunehmen. Es ist doch noch nicht so spät. Was hältst du davon, wenn wir jetzt beide unserer Pflicht nachkommen und dann den Abend in Ruhe genießen?"

„Ich weiß nicht, ob ich dazu in der Lage bin, jetzt mit ihr zu sprechen", wandte Moni ein.

„Glaub' mir, es geht dir dann besser", versicherte Wolf. „Ich nehme schon mal die Lady mit und mache uns etwas Schönes zu essen. Schwierige Gespräche kann ich beim Werkeln in der Küche am besten führen. Du kommst dann einfach nach, wenn du so weit bist. Einverstanden?"

„Ja, ist gut", sagte sie und seufzte leise. Was war dieser scheußliche Anblick schon gegen das, was Isabella hatte durchmachen müssen? Mit einem Mal kam sie sich egoistisch vor.

Wolf stand auf, als er sah, dass Moni in Gedanken versunken war. Er lächelte ihr noch einmal zu, winkte an der Haustür und rief „Bis gleich!". Dann war sie ganz allein.

Die Einsamkeit erfasste sie mit einer solchen Heftigkeit, dass sie tief Luftholen musste. Sie vermisste Wolf mit einem Mal so sehr. Es tat beinahe weh. Ja, sie war im Moment nicht die Nervenstärkste. Die Sorge um die Menschen, die sie liebte, fraß sie innerlich auf. Es war schlimm zu sehen, wie Bruni nach ihrer Kopf-OP das Gehen schwerfiel. In Kürze würde sie durch die Chemotherapie ihre Haare verlieren. Was sagt man einer Freundin nur, die man begleitet, wenn sie sich eine Perücke kauft? Alles klang gespielt und falsch. Es war nicht wie bei einem Kleidungsstück oder einer Brille. Dinge, die man sich kaufte, um sich zu gefallen, egal, ob sie notwendig waren oder nicht. Eine Perücke bei Krebs war wie ein Pflaster auf einer imaginären Wunde. Schön oder nicht schön war absolut zweitrangig. Es ging mehr darum, einen Makel unauffällig zu verdecken. Moni hatte selbst einmal in der Angst gelebt, an Brustkrebs erkrankt zu sein. Das hatte sich glücklicherweise nicht bestätigt. Sie erahnte die Heftigkeit der inneren Stürme, die in Bruni tobten, aber sie hatte keine Erfahrung darin, die Freundin einer Todgeweihten zu sein. Der Abschied war nur eine Frage der Zeit, denn der bösartige Tumor hatte nicht komplett entfernt werden können. An Isabella nagten andere Geschwüre, die sich in ihrer Seele festgefressen hatten. Hier konnte die Zeit vielleicht Linderung bringen, wenn sie auch vermutete, dass man Gewalt in der Form, wie man sie ihr angetan hatte, kaum jemals verarbeiten konnte. Vom Vergessen ganz zu schweigen. Aber sie musste wissen, dass sie einen Rückhalt in der Familie hatte, auch wenn diese Familie nur noch aus ihnen beiden bestand. Moni schämte sich jetzt, dass sie ihr Telefonversprechen um fünfzehn Uhr nicht eingehalten hatte und wählte die Nummer der Burghofklinik. Sie hatte Glück. Eine Betreuerin holte Isabella an den Apparat.

„Hallo Tante Moni, alles gut bei dir?", fragte sie. „Ich habe den ganzen Nachmittag in Reichweite des Telefons gewartet, aber ich hatte ja eh nichts anderes zu tun."

Moni versuchte herauszuhören, ob ein unterschwelliger Vorwurf in ihren Worten mitschwang und überlegte fieberhaft, was sie ihr erzählen sollte. Keinesfalls was sie erlebt hatte, aber was dann?

„Ein bisschen Magen-Darm", flunkerte sie und hoffte auf Vergebung für ihre Notlüge, „aber jetzt ist alles wieder im Lot. Entschuldige bitte."

„Ist doch kein Problem", beruhigte Isabella sie.

„Und dir? Wie geht es dir? Fühlst du dich besser?", wollte Moni wissen.

„Keine Ahnung. Hier läuft alles ganz gut, aber wenn ich erst wieder allein klarkommen muss …“, sagte Isabella nachdenklich.

„Musst du doch gar nicht! Du kannst gerne noch bei mir wohnen bleiben“, schlug Moni vor. „Das Haus ist wirklich groß genug.“

„Danke“, gab sie zurück, „das ist total lieb von dir und ich weiß es auch zu schätzen, aber ich war immer ziemlich selbstständig. Ich möchte wieder leben. Verstehst du? Selbstbestimmt und frei.“

„Ja klar. Ich dachte auch nur. Wenigstens für den Übergang könntest du vielleicht noch etwas Unterstützung brauchen. Weißt du denn schon, was du in Zukunft machen möchtest?“

„Auf keinen Fall will ich in mein altes Leben zurück. Zu viel Blut, zu viel Leid, zu viel Erinnerung“, sagte Isabella mit Nachdruck. „Also geht es auch nicht nach Esens zurück. Eine andere wird sich bestimmt freuen, wenn sie meine Praxis übernehmen kann. Ich habe aber eine Idee, die ich gerne mit dir besprechen würde.“

„Hier am Telefon, oder möchtest du damit lieber warten?“, fragte Moni.

„Ist doch kein Geheimnis“, schmunzelte Isabella insgeheim. „Es geht um das Erbe meiner Mutter. Ich glaube, ich gehe nach Teneriffa und führe ihre esoterische Einrichtung weiter. Ein radikaler Schnitt, ich weiß. Aber ich denke, ich sollte woanders ganz neu anfangen.“

Moni hatte es ein bisschen die Sprache verschlagen. Darauf wäre sie im Traum nicht gekommen. Nicht nach der nahen Vergangenheit.

„Denk mal drüber nach, Tante Moni“, sagte Isabella in ihre Gedanken hinein.

„Könntest du deine Freundin Vicky nicht auch dafür gewinnen?“ Moni fand ihren spontanen Einfall klasse und ihre Nichte wäre nicht allein. „Sie hat doch einen Hang zur Esoterik.“

Isabella stutzte. „Äh, nein. Das ist keine gute Idee. Sie will nichts mehr mit mir zu tun haben, seit ich aus Esens weg bin.“

„Schade“, sagte Moni, „ich dachte, ihr hättet euch so gut verstanden, aber ich habe mich auch schon gewundert, dass sie sich nie gemeldet hat. Dafür hat Dr. Pettenkofer angerufen und sich nach dir erkundigt. Den hat das damals ganz schön mitgenommen.“

Isabella blieb still.

„Du“, nahm Moni den Faden wieder auf, „ich schlage dir vor, dass du nach der Entlassung erst mal zu mir kommst, dann planst du alles ganz in Ruhe. Weißt du schon, wann das sein wird?“

„In ein paar Wochen, schätze ich. Ich sage dir dann rechtzeitig Bescheid.“

„Gut, ich helfe dir am Anfang gerne, wo ich kann …“, sie machte eine Pause, „… wenn du möchtest. Soll ich dich denn vorher noch mal besuchen kommen?“

„Nein danke, du musst nicht extra nach Aerzen fahren. Ich komme hier gut klar. Aber dein Angebot, mich anfangs zu unterstützen, finde ich ganz toll. Wollen wir in einer Woche wieder telefonieren?“, fragte Isabella.

„Ja, das machen wir“, antwortete Moni, legte auf und nahm sich vor, in Isabellas Zimmer nach Vickys Briefen zu suchen. Vielleicht war ja doch noch nicht alles verloren. Die beiden waren wie Zwillingsschwestern gewesen, hatte ihr Isabella einmal gesagt.

Moni war froh, dass das Gespräch besser verlaufen war, als sie befürchtet hatte. In der Vergangenheit war das nicht immer so gewesen. Lange schweigsame Passagen hatten sich an das gereiht, was Moni zu ihrer Nichte gesagt hatte. Es schien wirklich bergauf zu gehen, vor allem, weil sie jetzt Pläne zu schmieden schien.

Während Moni eine Flasche *El Coto* aus dem Keller holte, telefonierte Wolf mit Susanna. Es war ein komisches Gespräch. Wie tauschte man sich mit jemandem aus, den man vor über zwanzig Jahren zuletzt gesehen hatte? Eine Frau, in die man verliebt gewesen war und die einen plötzlich ohne ein Wort verlassen hatte. Er hätte ihr gerne das eine und andere gesagt, damals schon. Heute hatte er noch mehr anzuführen. Ein gemeinsamer Sohn war ihm plötzlich mehr oder weniger zufällig präsentiert worden. Hinterrücks eingeschleust über die Staatsanwaltschaft, damit er sich um ihn kümmern sollte. Ob sie jemals vorgehabt hatte, es ihm auch direkt zu sagen, dass Niklas ihrer beider Sohn war? Was musste das für das Kind bedeutet haben, nie zu wissen, wer sein Vater ist? Wut stieg wieder in ihm auf. Was für eine egoistische, ignorante Ziege! Staatsanwältin war sie geworden. Klar, das war natürlich etwas anderes als nur Kriminalbeamter. Ob sie auch eine gute Mutter gewesen war, das mochte er bezweifeln. Als er sie anrief, hatte er sich richtig in seinen Groll hineingesteigert und war auch bereit, einiges an Dampf abzulassen.

Sie hatte es verdient, fand er, aber sie ließ ihm keine Chance.

„Spar' dir deine Beschimpfungen", sagte sie nach der Begrüßung, „ich kann mir meinen Teil denken."

Er holte tief Luft.

„Ich komme gleich zur Sache", sprach sie weiter, bevor er einen Ton sagen konnte. „Mir bleiben nur noch Wochen oder Tage. Ich habe Krebs im Endstadium. Bitte kein Mitleid. Ich habe Karin, also Dr. Kukla, meine Studienkollegin, gebeten, dass sie Niklas in deiner Abteilung unterbringt, wenigstens übergangsweise. Mir war es wichtig, dass ihr euch neutral kennenlernt. Jetzt weißt du zwar durch Dritte wegen des DNA-Abgleichs Bescheid, aber das konnte ich nicht voraussehen, und es erspart mir lange Erklärungen."

„Kann ich jetzt auch mal was sagen ...?", begann Wolf.

„Nein! Hör mir erst bis zu Ende zu. Es ist damals meine Entscheidung gewesen, dich in Unkenntnis zu lassen und später Niklas auch. Ich wollte uns ersparen, eine Ehe oder feste Beziehung nur wegen des Kindes einzugehen. Das wäre eh schiefgegangen. Es hat schon zu allen Zeiten Mütter gegeben, die ihren Nachwuchs selbst großgezogen haben. Ich tauge nicht als Partnerin. Wahrscheinlich war oder bin ich auch eine schlechte Mutter, aber meine Eltern, die sich meist um ihn gekümmert haben, haben sicherlich die Lücken füllen können."

Wolf war perplex, seine Wut war verraucht. Ihm fehlten die Worte.

„Du sagst ja gar nichts ...", bemerkte sie, „aber egal. Es ist jetzt wie es ist. Ich werde in Kürze sterben, und es wäre mir eine Beruhigung, wenn du ein Auge auf Niklas haben könntest. Er hat dann niemanden mehr – außer dir."

„Hast du schon mal darüber nachgedacht, dass es mit uns auch hätte gut gehen können?", fragte Wolf bedrückt.

„Nein", sagte sie, „wieso sollte es? Ich bin beziehungsunfähig. Ich kann mich kaum selbst ertragen. Falls du dich erinnerst, haben wir uns damals oft gestritten."

„Ja und?", wandte Wolf ein. „Das ist doch normal, wenn man sich zusammenrauft. Weißt du, wie schlimm das damals war, als du so plötzlich weg warst, ohne ein einziges Wort, mündlich oder auf Papier? Nix, einfach gar nichts. Ich hatte keine Chance."

„Solltest du auch nicht. Ich wollte es nicht, aber ich habe dich nicht vergessen und immer im Blick behalten."

„Was hast du?", fragte er entgeistert.

„Jetzt reg' dich mal nicht auf. Das mit deiner Verlobten hat mir übrigens leidgetan. Immerhin hast du dir andere Frauen gesucht. Ich bin solo geblieben. Auf meine Nachrichten hast du ja nie geantwortet."

„Welche Nachrichten?"

„Na, mein kleines E-Mail-Spiel. Du hast nie gefragt, wer damit gemeint ist. Ich habe nach einem Weg gesucht, dir eventuell mitzuteilen, dass du einen Nachkommen hast."

Wolf schluckte. „Die mysteriösen Mails waren von dir?"

„Ja, ich begann damit, nachdem meine Diagnose feststand."

„Ohne Namen, mit wechselnden IP-Adressen. Ich habe wer weiß was vermutet, aber darauf wäre ich ehrlich gesagt nie gekommen."

„Konntest du ja auch nicht, weil ich es nicht wollte. Wenn du geantwortet hättest, hätte ich es mir vielleicht irgendwann überlegt, dir reinen Wein einzuschenken. Ich dachte, mir bliebe noch viel Zeit. Jetzt ist sowieso alles egal. Du kannst denken, was du willst. Du kannst mich blöd finden, mich beschimpfen. Mich interessieren nur noch drei Dinge: Erstens, dass ich mir keine Sorgen um euch machen muss, zweitens, dass die Schmerzen erträglich bleiben und drittens einen sanften, schnellen Tod."

Ihre Stimme schwankte.

„Du machst dir Sorgen um *uns*? Tut mir leid, jetzt verstehe ich gar nichts mehr", entfuhr es Wolf, der sich an die letzte dieser Mails erinnerte: *Sie lebt noch immer weiter in Sorge um euch.*

„Nur, weil ich aus Angst vor Nähe lieber allein bleibe, heißt das nicht automatisch, dass ich keine Gefühle habe", bemerkte sie spitz. „Vielleicht erfreut es dein männliches Ego zu wissen, dass du der Einzige in meinem Leben warst."

„Du bist gegangen, obwohl du mich liebtest?" Wolf war fassungslos.

„Nein, ich bin gegangen, weil ich dich liebte."

„Das ist zu hoch für mich", sagte Wolf resigniert, „ich glaube, da werden wir verständnistechnisch nicht auf einen Nenner kommen. Aber ich kann dir versichern, dass ich mich um unseren Sohn kümmern werde. Auf deine anderen beiden Wünsche habe ich keinen Einfluss. Hast du denn jemanden, der ...?"

„Es ist alles geregelt", unterbrach sie ihn, „ich habe mir, als es mir schlechter ging, eine Wohnung in Jever genommen. Immer von Margens zu fahren, war mir zu anstrengend. Außerdem will ich nicht in dem schönen, alten Haus sterben, das Niklas gehören wird. Er soll nicht immer, wenn er dort ist, daran denken müssen. Wann es so weit ist, werde ich selbst entscheiden, aber der Tag wird nicht mehr fern sein. Niklas wird anschließend sofort davon erfahren."

Wolf schwieg.

„Wolf? Bist du noch da?"

„Ja, entschuldige bitte", sagte er. „Manches ist schwer zu verstehen, anderes schwer zu ertragen. Darum fehlen mir die Worte. Ich muss jetzt erst mal nachdenken."

„Gut, das verstehe ich. Falls wir uns nicht mehr hören sollten, leb' wohl und danke für dein Versprechen. Jetzt bin ich etwas ruhiger."

„Ich nicht", seufzte er.

„Tut mir leid", gab sie zurück und legte auf.

Moni hatte sich ins Wohnzimmer zurückgezogen, als sie hörte, dass Wolf noch telefonierte. Seiner Stimmlage nach, war es kein einfaches Gespräch. Gut, dass ihres mit Isabella besser verlaufen war. Ja, es war direkt hoffnungsvoll gewesen, dachte sie, während sie es sich vorsichtig neben den Katern auf der Chaiselongue bequem machte. Die beiden beanspruchten mal wieder fast den gesamten Platz. Moritz zwinkerte nur müde, streckte sich und nahm eine andere Position ein. Sie kraulte ihn und fand sein Schnurren beruhigend. Max bekam von allem überhaupt nichts mit. Dafür zuckten seine Schnurrhaare im Schlaf. Er träumte wohl. Solche unbeschwerten Träume hätte sie auch gerne, aber am liebsten wären ihr Nächte, in denen sie gar nicht aufwachte. Das wünschte sich Moni oft. Damals in der Jugendzeit war es so gewesen, dass man abends ins Bett ging, einschlief und am nächsten Morgen erst mit dem lästigen Weckerklingeln wieder aufwachte. Seinerzeit hatte sie sogar in der siebenminütigen Pause bis zum zweiten Wecken wieder einschlafen können. Heutzutage war sie dankbar, wenn die Nacht wenigstens bis halb vier ging. Anschließend lag sie meist wach und grübelte. Das war eine sehr lästige Alterserscheinung, fand sie. Es hing wohl mit den Wechseljahren zusammen. Wenigstens sagten das die Ärzte. Moni glaubte jedoch, dass es ohnehin der Fluch zu intensiv denkender Menschen war. Sobald sich das Gehirn einschaltete, startete bei ihr die ewige Spirale des Grübelns. Und nach diesem Anblick am Morgen war zu befürchten, dass sie das Gesicht des Toten vor sich sehen würde.

Als Wolf aus der Küche kam, setzte sie sich auf. Er sah grau und fahl aus, sagte aber nichts, als er neben ihr Platz nahm. Sie schwiegen eine ganze Weile und Wolf, in dessen Kopf die Realität mit dem Wahnsinn des Unabänderlichen kämpfte, war dankbar für diese Stille und Nähe. Reden konnte er mit vielen Menschen, schweigen nicht. Dass in dem Nichts keine Einsamkeit entstand, lag an Monis Wärme und dem Erspüren seines inneren Zustandes. Vor ihr war er nackt, ohne sich bloß zu fühlen. Und er wusste, es war immer gut so, wie er war.

Als sie nach einer Weile, von der er nicht wusste, wie lange sie gedauert hatte, ihre Hand auf seine legte, sah er auf und lächelte sie an. „Es tut mir leid, aber mir ist nicht nach Essen zumute."

„Ich weiß", sagte sie, stand auf und zog ihn sanft von der Chaiselongue. „Komm!", flüsterte sie. Dann folgte sie ihm nach oben ins Schlafzimmer. Der gemütliche Raum mit den Dachschrägen und den kleinen Fenstern an der Traufseite war angenehm kühl. Es dauerte nicht lange, bis sie sich aneinander gewärmt hatten und Haut an Haut in Richtung Fenster einschliefen. Ein schmaler Mond sah ihnen dabei zu.

Norbert war auf dem Heimweg im „Minchen“ vorbeigegangen. Gut, es war nicht der direkte Weg, aber die Neugier trieb ihn hin. Er freute sich, dass es die Kneipe immer noch in nahezu unverändertem Zustand gab. Dort hatte er sogar einen Kumpel von früher getroffen. Das war ganz amüsant gewesen, aber er wollte nicht allzu lange über die Feierabendbierzeit hinaus bleiben, weil er noch mit Julias Mutter sprechen musste. Jedenfalls hatte er sich das vorgenommen.

Der Bauernhof, auf dem er vorübergehend eine Bleibe in einem Ein-Zimmer-Appartement gefunden hatte, lag in der Kornmasch. Wann immer er die Bahnunterführung hinter sich ließ, kam er sich fast vor, als ob er in eine andere Welt übertrat. Die Stadt endete hier. Plötzlich war es so wie rund um Esens auf dem Land. Hinter der Bahnbrücke gab es nur noch Höfe. Für ihn war es auch ein bisschen wie zu Hause zu sein, denn Birte und er wohnten auf dem Hof ihres Vaters. Gut, dass er den alten, senilen Bock derzeit nicht sehen musste, dachte er. Das Bauernhaus hingegen war schön und ihre Wohnung darin liebevoll von Birte eingerichtet worden. Im Moment aber fühlte er sich in Gittas Appartement ganz wohl. Ein bisschen Heimatgefühl ohne Verpflichtungen. Einfach befreiend!

Er fuhr auf den Hof, sprang aus dem Wagen und klingelte bei Gitta, damit er auch diese Verantwortung loswurde. Dummerweise hatte er von sich aus angeboten, bei der Kripo anzufragen, weil ihm sein alter Freund Hetzer wieder eingefallen war. Der einsame Wolf. Dem konnte er nun getrost die Kugel zuschieben. Er war schließlich vom Fach. Trotzdem würde er zu seinem Wort stehen, bei Julias Studentenbude vorbeizufahren. Ehrenhalber, er war ja kein Schwein. Das konnte er erledigen, wenn er in Hemmingen bei der Sterbehilfeorganisation vorbeifuhr. Wie hieß sie noch gleich? Es fiel ihm nicht ein.

Als er bei Gitta klingelte, hörte er, wie sie zur Tür humpelte. Sie hatte so einen komischen Schuh aus Kunststoff an und sollte den Knöchel noch nicht zu sehr belasten.

„Ach, du bist es, Norbert. Komm ruhig rein", bat sie. „Das Laufen und Stehen fällt mir noch schwer. Lass uns in die Küche gehen. Willst du einen Kaffee?"

Berti, der sonst leidenschaftlich gerne Kaffee trank, aber sein Bier im Bauch nicht mit einem begießen wollte, schüttelte den Kopf. „Ich bin wegen Julia hier", erklärte er. „Ich hatte dir doch versprochen, bei meinem Freund, dem Kommissar, nachzufragen."

„Ja, und? Hat er eine Idee?", fragte Gitta mit leuchtenden Augen.

„Nicht wirklich", sagte Berti bedauernd. „Ich hatte auch den Eindruck, dass er das gar nicht so wichtig nahm. Es verschwinden wohl öfter mal Jugendliche, die später einfach so mir nichts, dir nichts wieder auftauchen. Er meinte, du solltest erst mal selbst alle Register ziehen. Freunde und Freundinnen anrufen, Kommilitonen fragen, Professoren vielleicht oder wissenschaftliche Mitarbeiter der Uni. Wenn das nichts ergibt, musst du eine Vermisstenanzeige aufgeben. Dann würden sie tätig, meinte er. Hier und in Hannover."

Gitta seufzte. „Wenn ich nur derzeit mit diesem blöden Fuß nicht so gehandicapt wäre …"

„Das lässt sich nun mal nicht ändern. Telefonieren kannst du aber doch. Ich fahre gerne für dich in Hannover vorbei und werfe mal einen Blick in ihre Studentenbutze. Hast du einen Zweitschlüssel?"

„Ja, habe ich", bestätigte Gitta. „Das ist total lieb von dir, dass du das für mich tun willst."

„Ich bin sowieso in der Nähe von Hannover. Kann ich mir in der Stadt gleich 'ne neue Jeans kaufen. Die zwei Jahre sind um." Er grinste.

„Wann fährst du denn?", wollte Gitta wissen.

Berti stöhnte innerlich. Das Grinsen war ihm vergangen. Jetzt würde sie keine Ruhe geben, bis er endlich fuhr. „Wahrscheinlich übermorgen, mal sehen, so ganz genau kann ich es dir noch nicht sagen. Am besten, du gibst mir den Schlüssel gleich mit. Dann bin ich unabhängig. Ich rufe dich direkt aus ihrer Wohnung an. Du weißt genau, was da sein müsste und was nicht. Am besten wär's, wenn sie gleich selber die Tür aufmacht." Er rechnete jedoch nicht damit.

„Danke", sagte Gitta und reichte ihm die Keksdose.

Berti, dem eine Pizza aus dem Ofen vor seinem geistigen Auge schwebte, schüttelte wieder den Kopf. „Nee, lass mal, ich werde zu dick", benutzte er als Ausrede und hatte den Duft von überbackenem Käse schon in der Nase. „So, ich will dann mal", sagte er und fügte ein „Bleib du bloß sitzen!" an.

Endlich Feierabend, dachte er und zog die Tür leise hinter sich zu. Hier draußen war es dunkel. Die Mondsichel, die ohnehin schon schmal war, wurde auch noch von Wolken verdeckt. Er war froh, als er sich in seinen Sessel fallen lassen konnte. Und während er auf seine Pizza wartete, die gerade im Ofen knusprig wurde, bediente sich anderenorts das Schwarzwild an Julias Fleisch.

Als Herbert Insinger öffnete, dachte Thorsten Büthe in einem kühnen Moment, dass dies eher nicht der Täter war. Warum, wusste er auch nicht. Er, der normalerweise gar nichts ausschloss, was nur im Entferntesten möglich war, war von dem Erscheinungsbild des Mittsechzigers immer wieder angenehm überrascht. Ein freundlicher, älterer Herr mit aufgeschlossenem Wesen stand da vor ihm und winkte ihn herein.

„Nein, Sie stören doch nicht, Herr Kommissar", sagte er verbindlich. „Bitte setzen Sie sich doch. Darf ich Ihnen etwas anbieten?"

„Vielen Dank", gab Büthe zurück, „ich möchte nur ein, zwei Dinge fragen, die mir noch durch den Kopf gingen. Sie haben hierauf schon damals geantwortet. Ich versuche, noch mehr Details zu sammeln. Manchmal fällt einem hinterher noch etwas ein. Sagen Sie mir bitte noch einmal, wieso Sie vom Weg abgegangen sind. Bitte beschreiben Sie alles. Gerüche, Gefühle, Geräusche. Lassen Sie nichts aus. Vielleicht schließen Sie die Augen und versuchen, sich erneut in die Situation hineinzudenken."

Insinger ließ sich in seinen Sessel zurücksinken und schloss die Lider. „Es war kühl, aber nicht regnerisch, obwohl es trüb war, fast dämmerig. Meine Blase meldete sich. Sie wissen schon, Altherrenbeschwerden. Bis zu Hause oder zu einer öffentlichen Toilette hätte ich es nicht mehr geschafft. Also bin ich querfeldein, um möglichst weit vom Weg entfernt zu sein, damit mich niemand sieht. Sonst hätte es noch geheißen, ich sei ein Spanner, der in der Eilenriede sein Unwesen treibt.

Dann habe ich dieses Surren gehört. Weiter hinten im Gebüsch. Das war ganz merkwürdig. Es gab doch nicht mehr viele Fliegen zu der Jahreszeit, aber es hörte sich fast wie ein Schwarm an. Gerochen habe ich weiter nichts, nur den Wald. Das Geräusch hat mich irritiert. Es passte nicht. Ich wollte mir schon eine andere Stelle zum Urinieren suchen, aber ich konnte einfach nicht mehr. Als ich mich erleichterte, sah ich erst, dass da etwas durch die Zweige schimmerte. Ein nasser Holzstapel, dachte ich, aber es war zu rund. Von dort schien auch das Summen zu kommen. Dann bin ich näher hingegangen ..."

„Was sahen Sie in diesem Moment genau? Bitte beschreiben Sie jede Einzelheit!", bat Thorsten Büthe.

„Ich dachte, dass da vielleicht jemand seinen Müll entsorgt hatte. Wegen der Fliegen. Die habe ich versucht zu verscheuchen. Sie kamen aber immer wieder. Ich fand das widerlich und dachte, dass da irgendetwas Verdorbenes unter der Plane liegen könnte. Nahrungsmittel vielleicht. Ich klopfte oben drauf und merkte, dass es darunter hohl war. Die Oberfläche gab beim Drücken leicht nach. Erst da dachte ich, dass es sich um ein Zelt handeln konnte. Ich versuchte, den grün-braunen Stoff wegzuziehen, aber das ging nicht. Er hing irgendwo am Boden fest. Dann bückte ich mich, weil ich nachsehen wollte, ob meine Vermutung stimmte. Erst da bemerkte ich, dass der Stoff mit Sicherheitsnadeln festgesteckt worden war."

„Wissen Sie noch, wie weit rechts und links des Reißverschlusses, durch den man ins Zelt kam?", wollte Büthe wissen.

Insinger stutzte. „Weit. Die Nadeln steckten auf der anderen Seite. Ich musste sie hinten losmachen und das tarnfarbene Gewebe unter dem Zelt herausziehen und dann anheben, um den Reißverschluss vorne öffnen zu können."

„So detailliert haben Sie das damals aber nicht zu Protokoll gegeben", wunderte sich Büthe.

„Ist es denn wichtig?", wollte Insinger wissen. „Sie wussten doch, dass ich die Plane entfernt und den Reißverschluss geöffnet hatte."

Thorsten Büthe lächelte. „Alles ist wichtig. Manchmal auch Dinge, denen man zunächst keine Bedeutung schenkt, aber erzählen Sie bitte weiter."

„Ja", sagte Insinger immer noch etwas irritiert, „als ich dann sah, dass sich darunter tatsächlich ein Zelt befand, habe ich wie gesagt den Reißverschluss geöffnet, und da sah ich sie im Halbdunkel liegen. Ich dachte erst, sie schlafen, aber es war so still, bis auf die Fliegen, die jetzt auch im Zelt summten. Irgendwie wusste ich sofort, dass sie tot waren." Ein Seufzer entfuhr ihm. „So junge Mädchen! Das ganze Leben hatten sie noch vor sich."

Büthe nickte im Geiste, ließ sich aber nichts anmerken. Wenn man in die Jahre kam, wurde Zeit ein kostbarer Faktor. Je weniger einem davon blieb, desto mehr hoffte man noch zu haben. Ein Paradoxon, vor allem im Hinblick darauf, dass man in jungen Jahren so unbeschwert damit umging. Wenigstens meistens. Die drei Mädchen hatten ihre Zeit sehenden Auges weggeworfen, weil sie nicht mehr daran geglaubt hatten, dass sie Schönes für sie bereithalten konnte. Sie waren in einem der ersten ihrer Lebenstäler gestrandet. Hier war der ältere Mensch im Vorteil. Da er schon etliche durchwandert hatte, wusste er, dass es irgendwann unweigerlich wieder bergauf gehen würde. „Gut", sagte Thorsten Büthe und schreckte damit Herbert Insinger auf, der auch seinen Gedanken nachzuhängen schien, „ich danke Ihnen erst einmal recht herzlich für Ihre Hilfe. Eine Frage hätte ich noch. Sie hatten doch ein Handy dabei, mit dem Sie den Notruf tätigten. Was war das für ein Modell? Haben Sie es hier?"

Insinger holte das Gerät aus seiner Hosentasche. „Ein altes Gerät, ich weiß", gab er mit einem Augenzwinkern zu. „Aber es erfüllt seinen Zweck. Ich habe es nur bei mir, falls mir mal etwas passieren sollte. Den ganzen Schnickschnack brauche ich nicht. Und es hat schöne große Tasten."

Thorsten Büthe nickte und strich Insinger endgültig von der Verdächtigenliste. Mit diesem Telefon der Steinzeitgeneration konnte man keine Fotos machen. Erleichtert verabschiedete er sich von dem älteren Herrn und fuhr nach Hause. Das Gespräch hatte ihn immerhin weitergebracht. Er war jetzt felsenfest davon überzeugt, dass die Mädchen das Zelt nicht selbst verschlossen haben konnten. Aber wer hatte das Foto gemacht? Auf diese brennende Frage musste er dringend eine Antwort finden.

Ohne Tageslicht fühlte sich Birte nicht wohl. Die einsamen Abende in der Dunkelheit machten ihr zu schaffen. Sie mochte die kalte Jahreszeit nicht. Manchmal setzte sie sich zu ihrem Vater, doch der wollte früh ins Bett gebracht werden, und dann brachen die endlos langen Stunden der Stille und Düsternis an. Wenn das Fernsehen keine Ablenkung bot, nahm sie ihr Laptop auf die Knie und hoffte auf eine Nachricht von Berti, während sie quer durch das Internet surfte und manchmal auf die merkwürdigsten Seiten stieß. In der Hoffnung, dass es doch Menschen geben musste, die sich ebenfalls so allein und verlassen fühlten, gab sie unterschiedliche Begriffe wie „Depression", „Einsamkeit" und „Ängste" in ihre Suchmaschine ein. Es musste doch Leidensgenossen geben. Davon war sie überzeugt. Fortan verbrachte sie ihre Zeit damit, von den Sorgen und Nöten anderer Menschen zu lesen, aber ihr selbst ging es trotz allem nicht besser. Es war zwar beruhigend zu wissen, dass nicht nur sie allein Probleme hatte, aber das war auch schon alles. Ein Beitrag allerdings ließ sie nicht mehr los. Da schrieb eine Frau von schrecklichen Dingen, die ihr widerfahren waren. Jemand hatte ihr Gewalt angetan. Was genau passiert war, wusste Birte nicht, konnte sich aber einiges aus den Kommentaren zusammenreimen. Wenn sie sich selbst beschrieb, wie sie sich fühlte, dann hatte Birte einen Kloß im Hals und Stiche in der Magengegend. Sie hatte denselben Tunnelblick, dasselbe Wattegefühl und litt unter genau so einer lähmenden Ohnmacht wie sie. Als sie einmal im Nebensatz erwähnte, dass sie nicht wüsste, wie lange sie das noch aushalten könnte, schrieb ihr jemand, dass sie auch mit diesen Gedanken nicht allein sei. Und dass es Möglichkeiten gäbe, der Aussichtslosigkeit zu entfliehen. Er empfahl ihr das Forum *Wege ins Lichtmeer* und Birte war neugierig. Meer und Licht waren genau die beiden Dinge, die ihr guttaten. Sie würde sich das Forum auch einmal ansehen, aber zuerst wollte sie Berti anrufen. Sie sehnte sich so danach, seine Stimme zu hören und wählte seine Nummer. Doch mit jedem Tuten wurde sie trauriger. Als sich seine Mailbox meldete, legte sie auf.

Zum Glück sah sie nicht, dass er sehr wohl das Gespräch hätte entgegennehmen können, als er mit einem Bauch voller Pizza in seinem Sessel lag. Aber er schaute nur einmal kurz aufs Display, stöhnte dann leicht und hoffte, dass das Klingeln bald aufhören würde. Es schrillte direkt in seinem Gehirn. Wieder fühlte er sich in die Enge getrieben. Er wusste genau, was sie von ihm wollte. Ja, er würde demnächst mal wieder nach Esens fahren, ganz bestimmt, aber wann vermochte er noch nicht zu sagen und wollte es auch nicht. Noch trieb ihn nichts hin. Im Gegenteil, der Gedanke daran verschaffte ihm sofort ein unangenehmes Gefühl, als ob ihm jemand den Hals zuschnürte. Was war das nur? Wieso hatte er diese Aversion entwickelt? Geklammert hatte sie immer. Anfangs war das süß gewesen. Es schmeichelte ihm, dass sie so an ihm hing. Mittlerweile empfand er es nur noch als lästig. Ein bisschen schämte er sich dafür, weil er sich diese Veränderung nicht erklären konnte. Ihm tat der Abstand gut. Er fühlte, wie er in dem neu entstandenen Freiraum in sich förmlich aufblühte. Sie aber vermisste ihn. Das wusste er. Trotzdem konnte er sich nicht überwinden, sie zurückzurufen.

Da saß sie nun und empfand ihre Einsamkeit mit einem Mal so stark, dass es ihr wehtat. Alles in ihr zog sich zusammen. Den Schmerz konnte sie nicht genau lokalisieren. Er lag irgendwo zwischen Magen und Hals, bohrend und mächtig. In ihre Gedanken sickerte die Furcht, dass er absichtlich nicht abgehoben haben könnte und mit ihr auch die Dunkelheit. Verlustängste hatten sie seit Mutters frühem Tod immer gequält. Doch sie glaubte, sie überwunden zu haben. Jetzt erkannte sie, dass das nicht der Fall war.

Draußen hatte es zu schneien begonnen. Dicke, flauschige Flocken schwebten vor ihrem Fenster der Erde zu. Berti war wie eine Schneedecke gewesen. Jetzt, da er schmolz und ihr seine wohlige Kühle immer mehr entzog, kam sie wieder zum Vorschein. Sie war unverändert und schrie lauter als je zuvor, ihre wunde, brennende Seele.

Toni war am Boden zerstört. Jetzt hatten ihr die Alten - wie sie ihre Eltern insgeheim respektlos nannte - auch noch das Voltigieren verboten. Sie hatte es kommen sehen und doch nicht verhindern können. Der Mathestoff lag ihr einfach nicht. Sie fand keinen Zugang und begriff überhaupt nichts. Selbst die Nachhilfestunden, zu denen sie gezwungen wurde, brachten sie nicht weiter. Naturwissenschaften erschlossen sich ihr nicht von allein, und da sie niemals lernte, war alles von vornherein vergebens. Mit den Sprachen war das anders. Hier hatte sie ein natürliches Talent und begriff das meiste schon während der Schulstunde, falls sie zuhörte. Auch die Vokabeln gingen ihr leicht ins Ohr und setzten sich fest. Manche brauchte sie auch gar nicht, denn sie verstand die Zusammenhänge in englischen oder französischen Texten spielend. Dass sie auch in diesen Fächern kein Überflieger war, lag daran, dass sie nur gelegentlich zuhörte und an der Tafel mitlas, aber niemals in Büchern. So schlichen sich manche Fehler ein und begleiteten sie hartnäckig. Toni selbst war das egal. Wenn ihre Eltern wüssten, wie sie ohne zu arbeiten durchkam, hätten sie direkt stolz auf sie sein können, fand Toni. Also konnte sie nicht ganz blöd sein. Aber dafür hielten sie sie wohl. Blöd und faul. Blöd war eine Beleidigung und faul mit Sicherheit zutreffend, doch sie konnten nichts an der Situation ändern, weder mit Lob noch mit Strafe. Schule interessierte Toni einfach nicht. Sie hielt sie für reine Zeitverschwendung und darüber hinaus für eine Zumutung. Ein paar Lehrer waren ganz okay, die meisten aber waren echte Stinkstiefel. Man konnte sie mit den Alten in einen Sack stecken. Nein, sie wollte nicht an ihre Zukunft denken. Sie lebte heute. Was später war, war ihr doch egal. Und heute wollte sie voltigieren, nicht erst dann, wenn ihre Noten wieder besser waren. Herrgott, begriff das denn keiner?

Enttäuscht und wütend rief sie die Seite des Forums *Wege ins Lichtmeer* auf und meldete sich mit ihrem Usernamen „Fabella" an. Dann startete sie den Chat und legte zur Tarnung das Physikbuch auf den Schreibtisch. Sie sollte schließlich lernen, lachte sie in sich hinein. Morgen schrieben sie irgendetwas über Schaltkreise oder so. Sie wusste es nicht genau. Vielleicht kam auch etwas anderes dran. Auf jeden Fall hatte sie keinen Bock gehabt, mit ihren Eltern im Wohnzimmer zu sitzen. Da war „Lernen" eine gute Ausrede, die immer zog.

Während sie noch ihren Gedanken nachhing, sah sie aus dem Fenster. Erst glaubte sie, ihren Augen nicht zu trauen, aber es schneite tatsächlich. Cool. Sie wünschte sich viel Schnee, denn dann könnte die Schule ausfallen und sie selbst ausschlafen. In einem weiteren Tab öffnete sie eine Seite über angewandte Physik, die sie mit einem Klick aufrufen konnte, wenn sie Schritte auf der Treppe hörte. Als sie wieder zum Forum zurückgelangte, sah sie, dass ihr jemand im Chat eine Privatnachricht geschrieben hatte, der sich „Lichtbringer" nannte. Das klang geheimnisvoll. Fast schämte sie sich, dass sie hier mit dem Namen eines Pferdes unterwegs war, aber ihr war einfach nichts Besseres eingefallen.

„Suchst du das Licht?", stand da.

„Kommt drauf an, was du damit meinst", tippte sie.

„Die, die hier sind, leben im Dunklen. Sie suchen neue Wege."

„Ich suche vor allem neue Eltern!"

„Leidest du unter ihnen?"

„Ja, total. Sie sind zum Kotzen. Sobald ich kann, haue ich hier ab."

„Weißt du schon, wo du hin willst?"

„Möglichst weit weg."

„Vielleicht suchst du einen Ort, wo du deine Ruhe vor ihnen hast?"

„Ja, ganz bestimmt."

„Ich kenne so einen Ort."

„Wo soll denn der sein? Wenn ich abhaue, lassen sie mich suchen."

„Dort kann dich niemand finden …"

„Wieso?"

„Das ist ein Geheimnis."

„Na, toll, und wieso quatschst du mich dann voll, wenn du nichts verraten willst?"

„Noch nicht …"

„Und wann dann?"

„Bald, wenn du das Licht wirklich suchst!"

Toni wurde etwas mulmig. Irgendwie schräg dieser Typ. So kam er ihr wenigstens vor. Sie loggte sich lieber aus. Lichtbringer … Was sollte das sein? Brachte er das Licht der Erkenntnis? Das hatte sie schon mal im Religionsunterricht gehört. Bestimmt ein Pfaffe, der die Leute bekehren wollte. Darauf hatte sie erst recht keine Lust.

Auf Physik allerdings auch nicht. Wenn wenigstens Helma „on" gewesen wäre.

Draußen schneite es stärker. Am liebsten würde sie jetzt so im Schlafanzug in den Schnee springen und darin barfuß herumhüpfen. Das konnte sie allerdings gleich vergessen, denn ihre Mutter würde ausrasten. So war das mit den Alten. Alles, was Spaß machte, verboten sie einem. Erlaubt waren nur diese beschissenen Pflichten. Sie hörte Schritte.

„Antonia, mach' jetzt bitte das Licht aus und geh' ins Bett. Das Lernen nützt um diese Uhrzeit auch nichts mehr, man muss schon kontinuierlich dabeibleiben. Es ist halb elf. Mach' jetzt Schluss!" Toni, die längst die Physikseite aufgerufen hatte und so tat, als sei sie mit Formeln beschäftigt, fühlte die Blicke ihrer Mutter im Rücken. Sie schnitt heimlich eine Grimasse und sagte gelangweilt: „Ich geh' ja gleich."

Der „Lichtbringer" hatte sofort erkannt, das „Fabella" nicht wirklich litt, sondern nur eine verwöhnte Rotznase war. Wachsam las er den öffentlichen Chat mit und notierte sich, wer für ihn als lohnender Gesprächspartner infrage kam.

Als Wolf am nächsten Morgen die Augen aufmachte, war er allein. Er stoppte den nervtötenden Wecker und nahm sich wieder einmal vor, einen anzuschaffen, der ihn sanfter aus dem Schlaf zurückholte. Auch ein Punkt auf seiner To-do-Liste. Er lauschte in die Stille. Einen Moment lang überlegte er, ob er nur geträumt hatte, dass Moni bei ihm gewesen war, aber ihr Duft hing noch ganz leicht in der Luft, und der Hund war nicht da. Zwei Indizien für ihre nächtliche Anwesenheit. Genüsslich räkelte er sich, dann fiel ihm das Telefonat des letzten Abends wieder ein. Er seufzte. Einerseits war er froh, dass sich das mit den merkwürdigen Mails aufgeklärt hatte, andererseits konnte er die Gedanken und Handlungen von Susanna nicht im Entferntesten nachvollziehen. Das war einfach kein normales Verhalten, wenigstens in seiner Vorstellung. Beruflich hatte er es mit dem einen oder anderen Menschen zu tun, der außerhalb begreifbarer Normen lebte. In seinem engsten Kreis war für so jemanden aber kein Platz, fand er. Hier stimmte er Susanna zu. Vielleicht war es tatsächlich das Beste gewesen, dass sie ihn allein gelassen und ihm damit ein selbstbestimmtes Leben ermöglicht hatte, ohne sich mit ihr arrangieren zu müssen. Doch Niklas machte den Unterschied aus. Seine Existenz änderte alles. Wolf war die Möglichkeit genommen worden, sein Kind heranwachsen zu sehen. Das einzige, das er jemals haben würde, vermutete er. Sie hätte ihn wenigstens davon in Kenntnis setzen müssen. So hatte Susanna beiden, Vater und Sohn, über zwanzig Jahre keine Gelegenheit gegeben, sich kennenzulernen. Sie waren beide um diese Spanne des Zusammenwachsens betrogen worden. Viel zu spät hatte er davon erfahren. Und auch nur weil sie meinte, dass sie nun ihr Gewissen erleichtern wollte. Die Zeit war nicht nachzuholen. Man traf auf einen Erwachsenen, der einem völlig fremd war.

Wolf setzte sich im Bett auf und war froh, dass sie sich immerhin ganz gut verstanden. Mehr konnte man für den Anfang nicht erwarten, alles andere würde die Zukunft zeigen. Er sah, dass Moni einen Zettel auf den anderen Nachttisch gelegt hatte. Beim Strecken – er wollte an das Papier kommen, ohne aufzustehen – knackte es verdächtig in seinem Rücken. Bitte nicht, dachte er, nicht schon wieder. In seinem Alter und vor allem, weil er sportlich wenig aktiv war, sollte er solche Verrenkungen nicht machen. Der Schmerz in der Schulter mahnte ihn, doch etwas achtsamer mit seinem Körper umzugehen und ihm mehr Bewegung zu verschaffen. Wieder etwas für die Liste, dachte er und wusste, dass er jetzt erst mal eine Schmerztablette brauchen würde.

Während er Monis Zettel las, schmunzelte er dennoch, wenn er auch die Zähne zusammenbiss. Sie war einfach unvergleichlich.

Guten Morgen, Wolf, du hast noch so schön geschlafen, aber ich lag schon seit fünf Uhr wach. Da bin ich leise aus dem Zimmer geschlichen. Die Lady habe ich mitgenommen und gehe gleich mit ihr (allerdings nicht in den Wald). Alle Tiere sind gefüttert, das Katzenklo ist sauber, auch für den Wolf ist gesorgt ;-) Sein Frühstück steht in der Küche. Liebe Grüße von Moni

Er war dankbar, dass es sie gab. Wie unterschiedlich Menschen sein konnten, hatte er im Vergleich mit Susanna krass vor Augen. Wie vorher die Bettdecke, schob er jetzt die Gedanken beiseite und nahm sein iPhone vom Nachtschrank. Es war noch auf lautlos gestellt und er sah, dass Nadja versucht hatte, ihn am gestrigen Abend zu erreichen. Als er den Anrufbeantworter abhörte und erfuhr, dass die Rechtsmedizinerin keine Anzeichen von Fremdeinwirkung bei dem Toten aus dem Wald gefunden hatte, meldete sich sein Bauchgefühl. Er war gespannt, ob Seppi von der Spurensicherung noch etwas Interessantes herausgefunden hatte. Er würde ihn nachher anrufen, wenn er im Büro war. Auch wenn der Körper des Erhängten nichts verriet, so hieß das noch lange nicht, dass seine Intuition falsch war.

Erst nach fünf Uhr morgens war Helma eingeschlafen. Das lag nicht an dem neuen Schnitt, der sich zwischen den alten Narben hindurchzog und sie teilte. Sie hatte die ganze Nacht heimlich mit ihrem Laptop unter der Decke gesessen und gechattet. Als ihre Mutter hereinkam, um sie zu wecken, schrak sie zurück.

„Wie siehst du denn aus, Helma?", rief sie entsetzt. Ihre Tochter hatte Augenringe wie Wagenräder.

„Ich habe ganz schreckliches Kopfweh", stöhnte Helma und witterte in diesem Moment ihre Chance, zu Hause bleiben zu können.

„Dann gebe ich dir jetzt mal eine Tablette", bestimmte ihre Mutter, „und dann schauen wir mal, ob es besser wird. Schreibst du nicht heute Physik?"

Helma nickte, machte ein unglückliches Gesicht und schluckte anschließend die bittere, aufgelöste Medizin. Sie hätte alles eingenommen, um zu Hause ein paar Stunden Ruhe zu haben. Als die Mutter später wieder nach ihr sah, gab sie an, dass sich kaum etwas an ihrem Zustand verändert habe. Notgedrungen durfte sie im Bett bleiben und frohlockte innerlich, aber so richtig konnte keine Freude aufkommen. Merlin fehlte ihr noch immer. Wie sehr, das merkte sie erst, als es im Haus vollkommen still war. Auch das Ritzen hatte diesen Schmerz nicht auslöschen können. Die Eltern waren längst in ihre Apotheke gegangen. Das war sonst der Moment gewesen, in dem Merlin in ihr Bett gesprungen wäre. Er wusste genau, wann die Luft rein war. Manchmal leckte er ihre frischen Wunden. Jetzt war da niemand mehr. Die Wucht der Einsamkeit schnürte ihre Kehle zu. Eigentlich hatte sie wieder einschlafen wollen, aber das hatte nun keinen Sinn mehr. Sie war zu aufgewühlt. Der Schnitt war kaum noch zu spüren. Das lag mit Sicherheit auch an der Schmerztablette, die sie von ihrer Mutter bekommen hatte. Shit, dachte sie und überlegte, ob es wohl etwas brachte, wenn sie es auf der anderen Seite mit der größeren Klinge ihres Schweizer Taschenmessers versuchen würde. Viele ritzten sich und machten noch Schlimmeres. Es gruselte sie ein bisschen, wenn sie an die letzte Nacht dachte. Kein Wunder, dass sich so viele Menschen in diesem Forum tummelten. Es gab schreckliche Schicksale, der seelische Schmerz schien dort allgegenwärtig zu sein. Man konnte ihn direkt spüren.

Es hatte gutgetan, mit anderen im Chat zu schreiben, die ein ähnliches Los trugen wie sie. Die Trauer wurde zwar nicht leichter, wenn man sie teilte, aber für den Moment war sie erträglicher. Allerdings nur, bis man wieder allein war. Dann schlug sie mit noch größerer Wucht zu und lähmte.

Das Ritzen half ein bisschen, wenn es schön wehtat. Dabei hatte ihr in der letzten Nacht jemand Mut gemacht. Sie hatte zuerst mit ihm im offiziellen Chat geschrieben. „Quelle des Glanzes" nannte er sich. Später hatten sie sich im privaten Chatroom weiter ausgetauscht. Es musste ja schließlich nicht jeder mitlesen, worüber sie sprachen. Weil sie dort „Merlin" hieß, hatte er sie immer mit „kleiner Zauberer" angesprochen. Das war schön gewesen und hallte immer noch mystisch in ihren Gedanken nach, aber es tat auch weh. Vielleicht hätte sie sich doch einen anderen Namen geben sollen. Auf diese Weise war ihre Trauer um das geliebte Wollknäuel mit der feuchten Nase immer präsent. Manchmal dachte sie, dass sie auch tot sein wollte, aber der Mut fehlte ihr. Wie sollte sie es auch anstellen?

Sie legte das Messer für einen Moment zur Seite. Es war noch ausgeklappt, aber sie zögerte. An Schlaf war jetzt nicht mehr zu denken, obwohl sie noch ziemlich müde war. Ob es ihrem nächtlichen Chatfreund ebenso ging? Das ließ sich nur herausfinden, indem sie ihr Laptop aufklappte und nachsah. Ja, er war online, sah sie und hoffte, das nächtliche Gespräch fortführen zu können.

„Hi", schrieb sie in das private Chatfenster, „bist du auch schon wach?"

„Richtig wach nicht, aber ich kann auch nicht mehr schlafen", gab er zurück.

„Ich kann mit dem Schmerz nicht klarkommen. Vielleicht muss ich doch wieder ... Vermisst du deine Katze auch so?", fragte sie. Sie hatten in der Nacht über seine Estrella gesprochen, die vor Kurzem von einem Auto überfahren worden war. „Mir tut es richtig in der Brust weh, dass Merlin tot ist. Es hört nur auf, wenn ich mich selbst verletze."

„Das kenne ich. Ich ritze mich manchmal täglich. Ja, Estrella fehlt mir sehr. Sie war mein Ein und Alles, aber bald werde ich wieder mit ihr verbunden sein."

„Wie meinst du das?", wollte Helma wissen.

„Es gibt Mittel und Wege, sich mit den Liebsten zu verbinden, auch wenn sie schon von uns gegangen sind. Glaubst du an ein Leben nach dem Tod?"

„Ehrlich gesagt nicht. Mit diesem ganzen Kirchenkram habe ich sowieso nichts am Hut. Heiliger Geist, Auferstehung und so. Meinst du das?"

„Nein, mit der Kirche hat das überhaupt nichts zu tun." Er fügte einen zwinkernden Smiley an.

„Dann bin ich ja beruhigt. Und wie willst du dich mit deiner Katze verbinden?“ Sie nahm ihn nicht wirklich ernst.

„Im Licht natürlich. Dort ist sie und wartet auf mich. Da ist auch dein Merlin. Wir alle werden ins Licht gehen, der eine früher, der andere später. Man geht, wenn man bereit dafür ist.“

„Und wo ist dieses Licht?“ Helma ließ nicht locker. „Woraus besteht es und wie kommt man dahin?“

„So viele Fragen, kleiner Zauberer ... Du hast mir deinen richtigen Namen immer noch nicht verraten. Das wäre ein Anfang. Dann erzähle ich dir mehr.“

„Ach, ich weiß nicht, er ist so schrecklich. Mein ganzes Leben lang leide ich schon unter ihm.“

„Sag' ihn ruhig, kleiner Zauberer, im Licht kannst du dir einen anderen geben. Oder gar keinen haben. Da kann jeder das sein, was er möchte.“

„Na gut, mein Name ist Helma. Gruselig, nicht?“

„Keineswegs - drei lachende Smileys - du bist ja auch ein kleiner Stern. Wusstest du das nicht? Hast du nie nach deinem Namen geforscht? Helma ist ein Asteroid. Du bist geboren für das Licht.“

„Nee, das wusste ich nicht“, schrieb sie verblüfft. „Ich habe ihn immer gehasst, diesen blöden Namen, den sich meine Eltern ausgedacht haben.“

„Estrella, meine Katze, hieß auch Stern. Auf Spanisch heißt er so. Vielleicht bist du mir gesandt worden, kleiner Stern, um mich ins Licht zu begleiten. Dort enden alle Schmerzen, alle Probleme. Es gibt nur Liebe und Wärme in diesem Glanz. Du kannst dich freuen, wahrscheinlich bist du auserwählt.“

„Meinste? Und wo ist nun dieses Licht? Du willst doch nicht auswandern oder so. Du sprichst vom Jenseits. Vom Tod. Woher willst du wissen, dass dort alles besser ist? Ich habe auch schon oft daran gedacht, dass es schön wäre, einfach weg zu sein, aber ich habe Angst."

„Brauchst du nicht! Es ist wundervoll. Sie, die dort sind, haben es mir gesagt. Man kann es spüren und du kannst es auch, wenn du willst. Das Licht leuchtet am Ende des Schmerzes. Man kann es trainieren, das Leiden anzunehmen und zu überwinden. Wenn du möchtest, können wir uns treffen. Ich zeige dir, wie du es schaffen kannst, es selbst zu sehen und zu fühlen."

„Tut das weh?"

„Nicht mehr als das Messer, aber du wirst den Schmerz als Freude empfinden, wie einen warmen Strahl. Es ist auch nicht das Jenseits, wohin wir gehen, denn es ist viel mehr als das. Wir werden rein sein, denn wir lösen uns von unseren Körpern. Die Seele kann wirklich fliegen, weißt du. Wenn man sie lässt. Sie wird nur von unserem Fleisch festgehalten. Sie ist eine Gefangene, solange wir in dieser menschlichen Form existieren und leidet an der Unzulänglichkeit unserer Leiber. Ich lade dich ein, das Licht einmal kurz zu erblicken. Du sollst dich jetzt noch nicht mit ihm verbinden, es nur anschauen und begreifen. Erst, wenn du bereit bist, gehst du dort endgültig hin, aber du sollst es schon vorher sehen dürfen, weil ich glaube, dass du auserwählt bist. Dann entscheidest du selbst."

„Ich überleg' es mir", schrieb Helma und war hin- und hergerissen zwischen Angst und Neugier. Auch die Beachtung und Wertschätzung, die er ihr entgegenbrachte, war Balsam für ihre Seele.

„Gut, kleiner Stern, du weißt ja, wo du mich finden kannst, aber warte nicht zu lange, sonst bin ich dir vorausgegangen."

Helma klappte ihr Laptop zu und war verwirrt. Gab es das wirklich, ein Leben im Licht? Ohne ihren hässlichen Körper mit den Pickeln und dem dicken Hintern? Ohne Eltern, die sie drangsalierten? Wie würde sich das anfühlen, ganz frei zu sein? Sie sah auf die Uhr. Im Moment merkte sie nur, wie um sie herum alles dunkler wurde. Es dämmerte schon. Bald würde Mutter nach Hause kommen und sie aus dem Bett jagen. Dann hieß es wieder: lernen oder im Haushalt helfen. Sie sah auf das Messer. Die Schneide glänzte verlockend im schwindenden Tageslicht. Es war die größere von beiden. Merlin, dachte sie, bist du wirklich irgendwo da draußen? Der Griff lag schwer und rot in ihrer Hand. Sie streckte den linken Arm aus, setzte die Klinge an und schloss die Augen. Wie ein greller Blitz schoss der Schmerz in ihr Gehirn, während das Blut gleichzeitig über die Haut zu den Fingern rann. Wärme und Licht. Genau das hatte ihr Chatpartner gesagt. Sie vermutete, dass beides zunahm, je näher man dem Tod kam, bis man letztendlich darin aufging.

Peter war schrecklicher Laune gewesen, als er die Dienststelle betrat. Das hieß für Detlef erst einmal, ihn in Ruhe zu lassen. Als er ihm später einen Kaffee kochte, brummte Peter nur beifällig und Detlef zog sich erneut zurück. Niklas lachte und sagte mit gesenkter Stimme, dass der geschätzte Kollege wohl doch eher vom Bären als vom Neandertaler abstammte, im Gegensatz zu dem, was er immer behauptete. „Halt' die Klappe, Kleiner", wollte Peter ihm am liebsten zuzischen, winkte dann aber missmutig ab.

„Was ist dem denn für 'ne Laus über die Leber gelaufen?", fragte Niklas leise, sodass es Peter nicht hören konnte, doch Detlef zuckte nur mit den Schultern. Die beiden konnten ja nicht ahnen, dass der Segen im Hause Kruse/Serafin an diesem Morgen schief hing. Nadja war wieder einmal lange in der Rechtsmedizin geblieben, wie so oft. Sie hatte Wolf möglichst schnell ihre Untersuchungsergebnisse bezüglich der Waldleiche mitteilen wollen. Das war im Grunde nichts Außergewöhnliches, wenn da nicht ein kleiner Störfaktor gewesen wäre. Seit Kurzem hospitierte Dr. Andreas Berner auf der Station der Rechtsmedizin. Ein groß gewachsener, grau-blonder Hüne mit dem stolzen Maß von 201 cm, darüber hinaus war er schlank (Peter vermutete, dass er meistens Salat aß) und außerordentlich attraktiv. So eine Art George Clooney in groß. Peter fand, dass er ein arrogantes Arschloch war. Wann immer sie aufeinander getroffen waren, hatte er ihn wie Luft behandelt.

Anfangs war das lustig gewesen, fand Nadja. Direkt reizend mit anzusehen, wie eifersüchtig Peter war, aber er beruhigte sich nicht und vermutete hinter allem, was sie in Stadthagen tat, ein trautes Stelldichein unter Medizinern. „Gelegenheit macht Liebe", hatte er am Morgen nach einer durchwachten Nacht gewettert und bei sich „Wo ein Wille ist, ist auch ein Gebüsch" gedacht. Die Vorstellung, Nadja in den Armen eines anderen zu sehen, marterte ihn. Mittlerweile schüttelte sie nur noch den Kopf und fand es lästig, aber dies hier am Frühstückstisch war eine Spur zu viel gewesen. Sie hatte mit der Faust auf das Holz gehauen und ihm vorgeworfen, dass er zu wenig Vertrauen in sie setzen würde. Wenn er es jetzt noch nicht kapiert hätte, dass sie ihn liebte, dann könnte sie auch ihre Taschen packen und wieder ins Höppenfeld ziehen. Die beiden Zimmer stünden jederzeit für sie bereit. Dann war sie aufgestanden, hatte ihren Rucksack an sich gerissen und war Hals über Kopf aus dem Haus geflohen.

Noch bevor sie fort war, kam sich Peter wie ein Riesenidiot vor, aber er konnte sich nicht überwinden, etwas zu sagen oder ihr gar hinterherzurufen. Hirnrissiger Dickschädel, fluchte er in sich hinein, du machst noch alles kaputt. Er durfte sich seine Gefühle nicht mehr so anmerken lassen und sollte lieber die Zähne zusammenbeißen, wenn es um diesen „Schamanen" ging.

„Mit Peter ist heute nicht gut Kirschen essen", raunte Detlef Wolf zu, als er ihn im Flur traf. „Dem solltest du lieber aus dem Weg gehen."

„Was hat er denn?", wollte Wolf wissen, aber Detlef zuckte mit den Schultern und ging weiter in Richtung Toilette. Er hatte auch keine Zeit, in diesem Moment weiter darüber nachzudenken, denn sein Smartphone klingelte und zeigte an, dass es Seppi war.

„Hallo Seppi, grüß' dich. Und, hast du etwas Interessantes für uns?" Wolf schob seine Bürotür mit dem Fuß zu, hangelte sich irgendwie aus seinem Mantel und ließ sich anschließend auf seinen Schreibtischstuhl fallen.

„Morgen, Wolf", sagte Seppi von der Spurensicherung, „ja, ein paar spannende Details habe ich für dich. Aber ich fange erst mal mit den Dingen an, die uns nicht weitergebracht haben. Das Seil zum Beispiel. Es ist nichts Besonderes, eine eher einfache Ausführung, Zubehör für Bergsteiger und nahezu überall erhältlich, wo es Outdoor- und Trekkingartikel gibt. Der Henkerknoten ist auch nichts Außergewöhnliches. Du kannst im Internet überall nachlesen, wie der richtig geknüpft wird, damit sich die Schlinge auch unweigerlich und vor allem unwiderruflich zuzieht. Jetzt zu den aufschlussreicheren Dingen. Wir haben weder am Stamm noch am baumnahen Teil des Astes irgendwelche Spuren oder DNA des Toten gefunden. Fakt ist also, dass er da nicht hochgeklettert sein kann, um sich abzuseilen."

„Ah ja, das ist tatsächlich interessant. Schon eine Ahnung, wie er da raufgekommen ist?", fragte Wolf.

„Fantasievolle Varianten, wie sie Peter mit den Flügeln eingefallen sind, können wir ausschließen", schmunzelte Seppi am anderen Ende, „denn ich habe da noch was im Köcher. Du erinnerst dich an die undefinierbare Vertiefung im Boden, kaum zu erkennen?"

„Ja, das sagtest du."

„Wir haben sie vermessen. Es sind insgesamt zwei rechteckige Flächen, die in den Boden eingedrückt sind. Eher länglich, wie von einem Brett. Das hatte ja

Mimi schon vermutet. Aber jetzt kommt das Spannende. In jedem der beiden Abdrücke sind noch mal zwei eher punktförmige Vertiefungen, und damit kommen wir der Sache schon näher, zumal die Vermessung ergeben hat, dass die Verbindung dieser insgesamt vier Punkte ein Quadrat ergibt."

„Heißt, da stand also etwas. Ein Stuhl oder eine Leiter ..."

„Ziemlich genau erfasst, Wolf! Niklas hatte vor Ort schon die Idee, doch jetzt können wir es beweisen."

„Aber durch ein Brett hätte sich doch nichts durchgedrückt", wandte Wolf ein.

„Es wird wohl auch keins gewesen sein. Ich tippe eher auf Automatten aus Gummi oder PVC oder Linoleum", stimmte Seppi zu.

„Ist das nicht ein bisschen dämlich? Ich meine, wenn doch jemand etwas vertuschen will, stellt er sich dann nicht geschickter an? Ein Holzbrett hätte uns beispielsweise nichts weiter verraten."

„Darum ging es wahrscheinlich gar nicht. Sonst hätte derjenige seine Fußspuren auch verwischt und unkenntlich gemacht. Er hat sich aber über seine Profilschuhe lediglich etwas übergezogen. Eine Plastiktüte zum Beispiel oder OP-Schutzfolien. Wir haben vage Abdrücke, manchmal halbe, weil er wohl auf dem Laminat gestanden hat. Die Größe schätzen wir so auf zweiundvierzig, plus/minus ein bis zwei Nummern."

„Okay, du meinst also, es sollte gar kein Selbstmord vorgetäuscht werden, denn so sah es für mich jetzt zunächst aus?", fragte Wolf. „Erinnere dich an den Abschiedsbrief."

„Ja, den verstehe ich in diesem Zusammenhang auch nicht. Es sei denn, man ging davon aus, dass sich niemand weiter mit diesem Fall beschäftigen würde."

„Wie wahrscheinlich ist das?“ Wolf lehnte sich in seinem Stuhl zurück.

„Keine Ahnung, aber wie wäre es denn gewesen? Ohne deinen Geldfund – dazu komme ich übrigens gleich noch – hätte man sich vielleicht keine weiteren Gedanken gemacht. Ein normaler Mediziner wäre gerufen worden. Der würde vor Ort schon sagen können, dass eher kein Fremdverschulden vorliegt und gar keine Sektion anordnen. Du siehst, dass selbst die rechtsmedizinische Untersuchung niemanden weitergebracht hat. Aber wir haben den Abschiedsbrief. Wenn du uns nicht gerufen hättest, wäre der Fall womöglich als ganz normaler Suizid ad acta gelegt worden. Und wenn das Geld nicht gewesen wäre, auf dem wir Fingerabdrücke des Toten und zweier anderer Personen sichergestellt haben, hätten wir diese Querverbindung gar nicht knüpfen können.“

Wolf nickte, ohne dass Seppi es sehen konnte. „Wahrscheinlich hast du recht. Ich hatte einfach ein komisches Bauchgefühl. Und ich hatte recht, allen Unkenrufen zum Trotz. Aber jetzt lass uns mal weiterspinnen. Denkst du, dass einer Hilfe braucht, wenn er sich erhängen will?“

„Na ja, eigentlich nicht. Man würde auch meinen, dass derjenige dabei lieber allein sein wollte, oder?“, grübelte Seppi.

„Und wieso hat der Helfer die Utensilien wieder mitgenommen? Es wäre doch viel unverdächtiger gewesen, alles so zu lassen, wie es ist“, wandte Wolf ein.

„Oder er wollte auf diese Weise suggerieren, dass wir es gar nicht mit einem Selbstmord zu tun haben, sondern mit Mord ...“, dachte Seppi laut ins Unreine.

„Was ist denn das für eine abgefahrene Idee?“, lachte Wolf in den Hörer. „Wozu soll das gut sein?“

„Bei Selbstmord zahlt die Lebensversicherung manchmal nicht, je nach Vertrag!", gab Seppi zu bedenken.

„Du meinst, er hat die sechstausend dafür bezahlt, dass jemand alles mitnahm, damit der Suizid angezweifelt wird?" Wolf rang mit seiner Fassung.

„Das tun wir doch vor allem deswegen, oder?"

„Ich halte das trotzdem für etwas sehr weit hergeholt", sagte Wolf, „aber ich werde das hier mal diskutieren. Hat die Untersuchung der fremden Fingerabdrücke irgendwas ergeben?"

„Leider nein, die sind erkennungsdienstlich unbekannt", bedauerte Seppi.

„Wäre auch zu schön gewesen", fand Wolf.

„Ach, eins noch", sagte Seppi, „es mag nichts zu bedeuten haben, aber wir konnten aus dem Bodenmaterial unter dem Toten auch kleinste Weidenzweige isolieren."

„Im Wald sollte das vorkommen können", lachte Wolf.

„Schon", antwortete Seppi etwas beleidigt, „aber im weiten Umkreis rund um die Fundstelle gibt es keine Weiden und darum wollte ich es erwähnt haben."

„Hm ... vielleicht mit den Schuhen oder an der Kleidung mitgeschleppt", überlegte Wolf. „Auf jeden Fall danke, dass du so gründlich bist", sagte er, weil er das Gefühl hatte, seinen Fauxpas von eben wieder ausbügeln zu müssen. Nach Seppis Abschiedsgruß legte er auf. In dem Moment kam Peter nach einem kurzen Klopfen ins Zimmer gestürmt.

„Hast du es nicht mehr nötig, guten Morgen zu sagen, Herr Hauptkommissar?", herrschte er ihn an.

Wolf holte kaum hörbar Luft und zählte bis zehn. Dann flüsterte er: „Du verlässt jetzt bitte augenblicklich mein Büro und kommst erst dann wieder, wenn du weißt, wie man sich seinen Mitmenschen gegenüber zu benehmen hat."

Peter lief feuerrot an. Ob aus lauter Peinlichkeit oder vor Wut, oder aus beiden Gründen, wusste Wolf nicht. Dann stürmte er aus dem Büro, wie er hineingekommen war und schlug mit lautem Krachen die Tür zu. Das war starker Tobak. Wolf seufzte. Vielleicht hatte er etwas zu heftig reagiert, aber das konnte er sich auf der anderen Seite auch nicht bieten lassen. So ging man weder mit seinen Kollegen und schon gar nicht mit seinem Freund um. Und als solcher verstand er sich. Instinktiv fühlte er, dass bei Peter etwas gehörig aus dem Lot gekommen sein musste, aber sein Freund konnte sich nicht benehmen wie die Axt im Walde. Auch wenn es ihm schwerfiel, sich mitzuteilen oder gar um Hilfe zu bitten: Entweder lernte er es oder er begriff, dass er anderen nicht mit seinen Launen auf den Geist gehen konnte. Er beschloss, jetzt erst einmal so zu tun, als sei nichts geschehen. Nach Feierabend würde er sich Peter zur Brust nehmen und herauskitzeln, wo das eigentliche Problem lag. Vorher musste er den anderen Seppis Neuigkeiten mitteilen. Dazu wählte er Detlefs Apparat, an dem Niklas abhob, und beraumte eine Dienstbesprechung für fünfzehn Uhr an.

Von einer inneren Unruhe getrieben, beschloss Moni an diesem Tag, noch einmal nach den Briefen zu sehen, die sie im Nachlass ihrer Schwester Gisela gefunden hatte. Sie wusste, dass dort Schreiben einer gewissen Viktoria lagen, mit der ihre Schwester Kontakt gehabt hatte. Und diese Viktoria hatte Gisela viel von Isabella berichtet. Man konnte sie fast als Informantin bezeichnen. In der letzten Nacht, als sie über Wolfs Schlaf wachte und über die mysteriöse Vicky nachdachte, mit der Isabella befreundet gewesen war, hatte sie der Gedanke gequält, dass diese beiden Frauen vielleicht ein und dieselbe Person waren. Es kostete Moni etwas Überwindung, Vickys Briefe aus Isabellas Nachtschrank zu nehmen, aber sie wollte Gewissheit haben, ob sich dort grafologische Ähnlichkeiten finden ließen. Tatsächlich war die Schrift fast identisch, nur dass die von Viktoria etwas nach links geneigt war. Was für eine falsche Schlange, dachte Moni bei sich. Tat so, als ob sie Isabellas beste Freundin war und hielt deren Mutter auf dem Laufenden. Pfui! Das war mehr als beschämend. Moni beschloss, nicht länger nach dieser Vicky zu suchen, denn auf so eine Vertraute konnte ihre Nichte getrost verzichten. Mit einer Mischung aus Wut und Traurigkeit ging Moni in Isabellas Zimmer und legte die Briefe zurück in die Nachttischschublade. Als ihr Blick auf den Schreibtisch fiel, stutzte sie. Dann sah sie genauer hin. Mit einem Mal war ihr alles klar. Dort lag die Liste der Dinge, die Moni seinerzeit für Isabellas Aufenthalt in Aerzen zusammenpacken sollte. Ihre Nichte hatte sie selbst geschrieben …

Bruni hatte sich gegen eine Perücke entschieden. Das erfuhr Moni, als sie nachmittags zur verabredeten Zeit bei ihrer Freundin klingelte.

„Komm doch rein", bat Bruni.

„Wollen wir nicht erst los?", fragte Moni erstaunt.

„Nein, ich habe mich anders entschieden. Bleibst du trotzdem auf einen Kaffee?"

„Natürlich", sagte sie und zog ihren Mantel aus, „aber ich dachte ..."

„Ist doch alles Quatsch", erklärte Bruni, „was soll ich mir so ein Ding überstülpen. Das reibt nur auf der Narbe. Mir ist eine andere Idee gekommen. Mit ein paar schönen Seidentüchern oder fetzigen Mützen lässt sich auch eine Menge erreichen."

Moni dachte sich ihren Teil. „Wir können ja mal im Internet gucken. Die Krankenkasse beteiligt sich, soweit ich mich erinnern kann. Was denkst du?"

„Ach, ich weiß nicht. Das sieht so gekünstelt aus. Vielleicht gibt es welche secondhand? Manch einer trägt die Dinger ja nicht lange. Ist doch eigentlich Verschwendung."

Sie lächelte, als Moni sie vorwurfsvoll ansah. „Ist doch wahr! Wer so eine Kopfbedeckung aus medizinischen Gründen braucht, dessen Tage sind meist gezählt. Da brauchen wir nicht um den heißen Brei drum rumzureden."

Moni schluckte. Ihre Freundin war schon immer sehr direkt gewesen, aber dass sie der Realität so offen ins Auge sah und dies auch noch aussprach, überforderte sie doch ein bisschen.

„Nun setz' dich erst mal", bat Bruni und ging in die Küche, um den Kaffee zu holen. Damit gab sie ihrer Freundin die Gelegenheit, sich wieder zu fangen. Als sie zurückkehrte und sich neben Moni setzte, legte sie ihr die Hand auf den Arm. „Hör mal, ich weiß, das ist schwer für dich, aber mir geht es besser, wenn wir nicht so tun, als ob nichts wäre. Ich halte nichts von der Verdrängungstaktik, ich setze lieber auf Angriff."

Mit einem Lächeln streichelte Moni die Hand ihrer Freundin. „Vielleicht will ich es ja auch aus meinen Gedanken verbannen, weil ich Angst davor habe, dich zu verlieren?"

„Das verstehe ich ja", sagte Bruni, „aber hilf mir lieber beim Kämpfen. Du kennst dich doch mit dieser Vollwerternährung aus. Ich habe gehört, dass man damit den Krebs in Schach halten kann. Das will ich versuchen, und von mir aus gucken wir auch später noch nach Perücken, aber ich kann dir nicht versprechen, dass ich mir eine kaufe."

Moni nickte. „Sicher, das musst du entscheiden. Deine Idee mit der Vollwertkost finde ich sehr gut. Allerdings weiß ich nicht, ob man noch viel ausrichten kann, wenn schon ein bösartiger Tumor vorhanden ist. Schaden kann es aber auf keinen Fall. Vielleicht gewinnst du wenigstens etwas Zeit."

„Das ist doch schon mal was. Komm, dann lass uns ein bisschen im Internet surfen, was ich so alles brauche und auch mal gucken, was Betroffene schreiben. Parallel berätst du mich, einverstanden?"

Brunis Frohsinn hatte inzwischen auch Moni angesteckt. Wahrscheinlich war die Freundin genau auf dem richtigen Weg. Anstatt zu resignieren, hatte sie beschlossen, dem inneren Feind den Kampf anzusagen.

Während die beiden Frauen auf verschiedenen Internetseiten nach Informationen über Krankenkassenzuschüsse nach Chemotherapie, Echthaarperücken, Vollwertkost bei Krebs oder Plasmozytomen suchten, wurden sie von einem Programm erfasst, dessen Auftraggeber sich die Daten unheilbar Kranker zunutze machen wollte.

Isabella hatte sich gut in Aerzen eingelebt, wenn sie auch den Kontakt mit anderen Patienten außerhalb der Gruppenzeiten vermied. Äußerlich wirkte sie zufrieden und aufgeräumt, aber in ihr tobten Taifune. Vor der Dunkelheit hatte sie Angst. In den Nächten sah sie das Bild ihres Peinigers wie eine höhnische Fratze vor sich. Er schlug, fesselte und missbrauchte sie auf jede erdenkliche Art, die sich ihr Gehirn ausmalen konnte. Tagsüber erklärte man ihr, wie sie mit dem Trauma würde leben können, aber das war eine wohlgemeinte Theorie. Was wussten die Therapeuten schon von der Hölle gequälter Menschen? Wer konnte garantieren, dass man nie wieder Opfer wurde? Sie traute dem Leben außerhalb dieser Mauern nicht mehr. Hier war sie leidlich sicher, aber was war da draußen? Welche Schrecken lauerten auf sie? Am liebsten wollte sie sich einschließen, aber sie wusste, dass das keine Lösung war, mit der man leben konnte. Wollte sie denn überhaupt leben? Sie wusste gar nicht mehr, wie das ging. Jemand hatte das Band ihrer Lebensfähigkeit zerschnitten. Die losen Enden flatterten im Wind und hatten keinen Halt mehr. Zu Moni hatte sie gesagt, es ginge ihr gut. Von ihren vermeintlichen Plänen hatte sie ihr erzählt. Sie mochte ihre Tante und wusste, dass sie sich sonst Sorgen machte. Wie sollte sie ihr auch erklären, was in ihr vorging und dass sich manche Dinge einfach niemals reparieren ließen. Die Seele war vielleicht wie der Körper, überlegte sie. Wenn die Wunden zu groß waren, konnte sie nicht überleben, auch wenn alles andere wieder funktionstüchtig war. Sie war ein Zombie, eine lebendige Untote, in sich zerrissen und voller Angst, weil sie nicht wusste, wie sie noch ein Teil der Gesellschaft sein konnte. Darum täuschte sie alle und spielte die Rolle der genesenden Isabella. Niemand konnte hineinblicken in das Wrack, das sie war, und das war gut so. Sie wollte es so, aber sie hatte keine Ahnung, wie es weitergehen sollte, wenn sie entlassen wurde.

Seit Kurzem war jemand in der Einrichtung, dem es vielleicht so ging wie ihr. Ein düsteres, zerstörtes Individuum, das sich nicht einmal mehr Mühe gab, mittels einer Maske die Normalität aufrechtzuerhalten. Sie fühlte sich ihm auf seltsame Art verbunden. Das Destruktive, das diese Person ausstrahlte, hatte sich wie ein Virus bei ihr eingenistet und verrichtete dort sein vernichtendes Werk. Gleichzeitig war dieser Mensch von einer faszinierenden Anziehungskraft für Isabella. Sie konnte es selbst nicht erklären. Wie ein Magnet, dem sie nicht entkommen konnte, der sie in ebenso großer Intensität abstieß wie anzog, aber nie dicht an sich heranließ und sie trotzdem manipulierte. Wie sehr, ahnte sie nicht im Entferntesten. Er pflanzte in sie den dringenden Wunsch, ihm helfen zu wollen.

Ob es die üppige Pizza gewesen war, Birtes Anrufe, die er nicht angenommen hatte, oder sein Versprechen, in Hannover nach Julia zu fragen, wusste er nicht. Berti hatte eine schlaflose Nacht verbracht und dabei dem leisen Schnattern von Gittas Gänsen gelauscht. Er fühlte sich dementsprechend zerschlagen, als der Wecker klingelte. Gerade als er endlich eingeschlafen war natürlich. Wie konnte es anders sein. Er streckte sich und spürte die Müdigkeit in seinen Knochen. Mit dem Altern konnte es doch hoffentlich noch nichts zu tun haben, dachte er und grübelte im selben Moment, ob das nicht doch sein könnte, weil ihm einfiel, dass er bald fünfzig wurde. Fingen die Zipperlein schon so früh an? Morgensteifigkeit, schlaflose Nächte und senile Bettflucht? Hoffentlich nicht. Auf jedem Fall lag ihm dieses blöde Versprechen, an der Uni und im Studentenwohnheim nach Gittas Tochter zu fragen, schwer im Magen. Er wusste auch nicht, wieso er sich dazu hatte hinreißen lassen, nach dem verwöhnten Gör Ausschau zu halten, das vielleicht einfach keine Lust hatte, sich bei „Mami" zu melden. Wahrscheinlich war sie frisch verknallt und lag bei irgendwem im Bett. Darum postete sie wohl nichts mehr. Wie auch immer, er kam nicht drum herum. Dann lieber heute als später, damit er es vom Hals hatte, dachte er sich und sah aus dem Fenster. Der Schnee war zwar liegengeblieben, aber die Straßen sahen ganz gut aus, und so früh würde er ja auch nicht losfahren. Zuerst musste er allerdings abklären, ob sie heute bei der Sterbehilfeorganisation *Schlafes sanfter Bruder* Zeit für ein Interview hatten.

Nach einer üppigen Dusche fühlte er sich schon viel wohler und stellte die Kaffeemaschine an. Eine köstlich heiße Tasse würde den Rest der Müdigkeit aus ihm vertreiben. Dazu aß er ein paar Haferflocken mit Milch und las die Zeitung. Es stand nichts Weltbewegendes darin. In Zukunft wollte er den Lesern im Weserbergland ein paar spannende und ebenso ergreifende Reportagen über aktuelle Themen bieten. Da es in der nahen Vergangenheit brisante Diskussionen im Bezug auf die Sterbehilfe gegeben hatte, fand er es passend, damit zu beginnen und das Für oder Wider aus verschiedenen Perspektiven zu beleuchten. Er wollte Betroffene befragen, Ärzte, Hospizvereine und auch Vertreter der Kirchen zu Wort kommen lassen. Mit der Sterbehilfeorganisation in Hemmingen würde er beginnen. Am besten also gleich heute, dachte er bei seinem letzten Löffel Haferbrei. Dabei fiel ihm die unschöne Redewendung „den Löffel abgeben" ein. Er verbannte allen Sarkasmus rund um das ernste Thema und wählte die Nummer von *Schlafes sanfter Bruder*.

„*Schlafes sanfter Bruder*, Sie sprechen mit Frau Wilkening."

„Kunz, mein Name, Norbert Kunz. Ich bin Journalist und arbeite an einer Reportage über Sterbehilfe. Können Sie mir einen Ansprechpartner nennen?"

„Sie können direkt mit mir sprechen, Herr Kunz. So groß ist unsere Organisation nicht, dass wir ein eigenes Sekretariat haben", erklärte Frau Wilkening freundlich.

„Darf ich fragen, in welcher Funktion Sie bei *Schlafes sanfter Bruder* tätig sind?", fragte Berti.

„Wir sind ein Verein. Ich bin die Vorsitzende", sagte Gabriele Wilkening mit immer noch demselben, behutsam warmen Tonfall.

„Verzeihen Sie ...“, lachte Berti verlegen.

„Kein Problem, Herr Kunz, wie kann ich Ihnen weiterhelfen?“

„Ich möchte mir gerne ein genaues Bild von Ihrer Organisation machen. Wie Sie arbeiten, wie weit Ihre Hilfe reicht. Was für Voraussetzungen vorliegen müssen, damit Sie tätig werden und so weiter. Ich habe einen ganzen Fragenkatalog“, erklärte Berti.

„Verstehe“, gab Frau Wilkening zurück, „am Telefon beantworten wir grundsätzlich keine Fragen. Wir möchten schon sicher sein, mit wem wir es zu tun haben. Üblicherweise kommen wir ins Haus, um Mitglieder oder solche, die es werden wollen, zu besuchen, aber ich darf doch davon ausgehen, dass es Ihnen nichts ausmachen würde, zu uns zu kommen?“

„Selbstverständlich komme ich zu Ihnen nach Hemmingen. Zufällig bin ich heute in Hannover“, flunkerte Berti, „es wäre nicht eventuell schon am Nachmittag möglich?“

„Moment mal“, sagte Gabriele Wilkening und blätterte in ihrem Kalender, „das ist zwar etwas kurzfristig, aber gegen vierzehn Uhr hätte ich eine Stunde Zeit. Wenn Sie es so einrichten können?“

„Wunderbar“, freute sich Berti, „das passt sogar sehr gut. Ich danke Ihnen.“

„Wir sind immer daran interessiert, dass die Öffentlichkeit etwas über unsere Arbeit erfährt. Es gibt noch so viele Berührungsängste, aber davon später mehr. Ich freue mich auf Sie“, sagte die Vorsitzende.

„Ja, also dann bis nachher.“ Berti legte zufrieden auf. Es lief zum Glück alles so, wie er es sich vorgestellt hatte. Er sah auf die Uhr. Kurz vor neun. Wenn er sich beeilte, dann konnte er schon vor dem Gespräch mit Frau Wilkening an der Uni nachfragen und in Julias

Wohnung nachsehen. Länger als halb zwei würde er doch wohl nicht brauchen, dann könnte er anschließend nach Hemmingen fahren und käme fast noch im Hellen wieder nach Hause. Das war ein guter Plan.

Nachdem er seinen Kaffee ausgetrunken hatte, klingelte er bei Gitta und ließ sich Schlüssel, Adresse sowie ein Foto von Julia geben. Dann machte er sich auf den Weg. Da er sich von früher her noch gut auskannte, fuhr er nicht in Bad Eilsen auf die Autobahn, sondern nahm die B 65 über Stadthagen bis zur Auffahrt Bad Nenndorf.

Die A 2 war wie immer voll. Egal, welche Richtung man nahm. Dabei war es Werktag und kein Berufs- oder Feierabendverkehr. Nachdem er Unmengen von Lkws überholt hatte, verließ er die Autobahn und nahm die Vahrenwalder Straße in Richtung Innenstadt. Er überquerte den Mittellandkanal, bog vor dem Bahnhof in die Arndtstraße ab und erreichte die Leibniz Universität um kurz vor elf. Im Sekretariat konnte man ihm bei der Suche nach Julia nicht weiterhelfen, erklärte ihm aber den Weg zum Wohnheim, wo er etwas genervt eintraf, weil er dreimal wenden musste. Es lag genau auf der anderen Seite der Herrenhäuser Gärten. Julias Zimmer befand sich im Studierendenwohnheim an der Dorotheenstraße im siebten Stock. Nachdem er mehrmals angeklopft hatte, schloss er die Tür auf und betrat den kleinen Raum, der wirkte, als sei er schon seit Längerem verlassen. Eine Grünlilie kämpfte auf der Fensterbank ums Überleben und hatte wegen des Wassermangels eine blasse Farbe angenommen. Er erlöste sie mit einem Schluck aus seiner Sprudelflasche, die er im Rucksack bei sich trug. Gittas Tochter hatte einen traumhaften Blick über die fürstlichen Parkanlagen der Herrenhäuser Gärten hinweg bis zum neuen Rathaus. Sie konnte sich glücklich schätzen. Es gab mit Sicherheit weitaus schlechtere Studentenbuden. Für einen Moment hielt er inne und ließ den Raum auf sich wirken. Er roch und sah unbewohnt aus, wie schon seit einiger Zeit nicht gelüftet. Das Bett war gemacht, der Schreibtisch wirkte fast zu ordentlich. Das Laptop schien zu fehlen. In keinem Winkel des Zimmers entdeckte er ein Handy. Im Kleiderschrank waren ein paar Bügel leer, aber nirgendwo fand er eine Tasche oder einen Rucksack, mit dem sie ihre Sachen hätte transportieren können, wenn sie nach Hause zu ihrer Mutter gewollt hätte. Er ging also davon aus, dass sie nach ihrem Besuch in Bückeburg überhaupt nicht wieder in Hannover gewesen war. Weiter umsehen wollte er sich nicht. Was in ihren Schubladen war, ging ihn nichts an. Er verließ das Zimmer wieder und klopfte nach und nach an den anderen Türen desselben Flurs. Nur zwei der sieben Mitbewohner, die sich eine Küche und ein Bad teilten, öffneten, beide hatten aber Julia schon länger nicht mehr gesehen. Eine junge Studentin gab ihm die Telefonnummer von Emilia Niedermeier, einer südtiroler Austauschstudentin, die mit Gittas Tochter locker befreundet gewesen sein sollte. So kamen sie vielleicht weiter. Er sah auf die Uhr. Es war inzwischen fast halb eins. Noch im Auto rief er die Handynummer von dieser Emilia an, erreichte aber nur die Mailbox, und bat sie, ihn zurückzurufen. Dann überlegte er, ob er noch in der Stadt etwas essen, oder gleich nach Hemmingen fahren sollte. Über seine App von „Das Örtliche" suchte er nach Restaurants in dem Vorort von Hannover und sah, dass es einen gut bewerteten Griechen namens „Bacchus" gab. Das war doch die beste Lösung, fand er, denn er liebte Oktopussalat und Gyros oder

Suflaki. Schon bei dem Gedanken daran lief ihm das Wasser im Mund zusammen. Er startete seinen Wagen und freute sich, dass sich der Innenstadtverkehr in Grenzen hielt. So kam er schnell durch in Richtung Süden. Um Viertel vor eins ließ er sich an einem Zweiertisch im „Bacchus" nieder und bestellte ein kühles Bier, einen Salat vom Oktopus und einen Zentaurenteller, allerdings mit einer Ofenkartoffel anstatt Reis. Es war schon lange her, dass er griechisch essen gegangen war. Umso mehr genoss er den eingelegten Tintenfisch, das scharf gewürzte Fleisch und den Zaziki, der so viel Knoblauch enthielt, dass man mindestens zehn Vampire hätte abschrecken können. Hoffentlich nicht auch Frau Wilkening, dachte er schuldbewusst, als ihm beim Mocca wieder bewusst wurde, dass er ihr gleich gegenübersitzen würde.

Kurz vor zwei Uhr brach er auf. Es war nur ein kurzes Stück bis in den Köllnbrinkweg. Er überlegte, ob er den Wagen beim Restaurant stehen lassen sollte, entschied sich dann aber anders und parkte direkt in der Nähe der Adresse, die ihm Frau Wilkening gegeben hatte. Ihm blieben noch fünf Minuten für eine Verdauungszigarette, die er am besten in der Kälte rauchte, weil ihn die Fressnarkose zu einem wohligen Mittagsschlaf verleiten wollte. So ein üppiges Essen sollte am besten auf einem Sofa verdaut werden, dachte er bei sich und trat die Glut mit der Spitze seines schon etwas in die Jahre gekommenen Westernstiefels aus. Dann ging er den Weg zu den Reihenhäusern hinein und klingelte bei Nummer dreiunddreißig. Eine elegante Dame in den Vierzigern – mit dem Schätzen tat er sich immer schwer – öffnete ihm und schenkte ihm ein warmes Lächeln. Sie war schlank, trug die Haare streng zurückgekämmt mit einem Dutt im Nacken. Er fragte sich, ob sie deswegen so wenig Falten hatte und gab ihr die Hand.

„Guten Tag, Herr Kunz, ich heiße Sie herzlich willkommen hier bei uns. Treten Sie ein."

„Vielen Dank", sagte Berti, der sich wunderte, dass sich die Organisation *Schlafes sanfter Bruder* in einem Reihenhaus ganz ohne Hinweisschild befand. Über den Flur gelangten sie in ein großes, helles Büro, vor dessen Terrassentür ein Schreibtisch aus massiver Eiche stand. Frau Wilkening führte ihn daran vorbei, und er hätte gerne einen etwas längeren Blick darauf geworfen. Der zweite Teil des Raumes bestand aus einer englischen Sitzgarnitur in grünem Leder samt Stilmöbeln. Berti kannte sich da nicht so gut aus mit diesem antiquarischen Schnickschnack. Auf jeden Fall sah das alles sehr teuer aus. Zwei weitere Räume schienen von diesem Büro noch abzugehen. Sie waren verschlossen, aber irgendwie fühlte er sich beobachtet, obwohl er wusste, dass das Blödsinn war.

„Bitte nehmen Sie doch Platz, Herr Kunz! Etwas Tee, Kaffee oder Gebäck?", fragte sie.

„Wenn es keine Umstände macht", bemühte sich Berti um eine gepflegte Ausdrucksweise, „dann hätte ich gerne eine Tasse Kaffee."

„Sehr gern", sagte sie und ging durch die Tür hinter dem Schreibtisch. Die Küche befand sich hier also, dachte er. Von Ferne hörte er den Kaffeeautomaten und sah sich im Raum um. Alles wirkte geschmackvoll eingerichtet. Landschaftsbilder unterstützten die ruhige Atmosphäre, der Blick auf die verschneiten Gräser im Garten war wunderschön. Es war schwer, sich dem Ambiente zu entziehen und sich wieder bewusst zu machen, worum es hier eigentlich ging: ums Sterben! Denn im Hintergrund spielte klassische

Musik in einer Lautstärke und Auswahl, die weder als störend noch als unangenehm empfunden werden konnte und lullte einen ein. Es war wohl ein Sampler, den die Organisation zusammengestellt hatte, denn auf der Anlage steckte ein hochmodernes iPhone 6 und spielte die Lieder ab. Es fiel ihm schwer, sich hier nicht so wohl zu fühlen, dass er zur Seite sank, um das versäumte Mittagsschläfchen nachzuholen. Glücklicherweise kam Gabriele Wilkening mit zwei Tassen Kaffee und einem Teller voller Plätzchen zurück.

„Selbst gebacken", sagte sie und setzte sich ihm gegenüber, „kosten Sie ruhig."

Kunz hatte für einen Moment die Vision von Schneewittchens Stiefmutter und hasste sich dafür, dass er in den unpassendsten Momenten die verrücktesten Dinge dachte. Obwohl er wusste, dass das Quatsch war, aß er die Kekse mit einem gewissen Widerwillen, obwohl sie lecker waren. Und auch der Kaffee schmeckte vorzüglich, aber durch seine Bitterkeit vermochte er manchen Geruch zu überdecken, falls man darauf aus war, etwas Tödliches darin unterzubringen. Berti verfluchte seine Gedanken. „Vielen Dank", sagte er und nickte ihr zu.

Sie lächelte eine Spur zu süß. „Wir sind sehr daran interessiert, dass einmal eine positive Berichterstattung über uns in der Zeitung zu lesen sein wird."

„Verstehe", antwortete Berti. „Hat es denn in der Vergangenheit eine schlechte Presse gegeben?"

„Nicht direkt über unsere Organisation, aber dem Thema Sterbehilfe stehen viele sehr kontrovers gegenüber, obwohl wir nur helfen wollen", erklärte sie milde. „Sobald Geld im Spiel ist, vermuten die Leute Profitgier und keine Nächstenliebe. Dabei entstehen uns schon im Vorfeld immense Kosten."

„Welche zum Beispiel?“, wollte Berti wissen.

„Wir arbeiten mit medizinischen Gutachtern und Rechtsanwälten, Notaren und Bestattern zusammen. Es müssen Verträge ausgearbeitet werden. Wir beschäftigen Mitarbeiter, die als Sterbebegleiter zu den Kranken gehen. Dort beraten sie sie, stehen anschließend weiterhin bei Fragen zur Verfügung und übergeben dem Kunden später das Medikament, das ihn sanft sterben lassen wird. Er ist dabei auch nicht allein. Der Begleiter bleibt während des Dahinscheidens bei ihm, hält auf Wunsch seine Hand und unternimmt nach dem Ableben die ersten Schritte auf dem Weg zu einer würdevollen Bestattung. Alternativ kann auch ein Angehöriger diesen Part übernehmen. Das hat den Vorteil, dass der Moment des Sterbens nicht terminiert werden muss.“

Ein All-inclusive-Sterbepaket, schoss es durch Bertis Gedanken. „Wie geht denn das Ganze nun vor sich? Nehmen wir mal an, ich bin ein sterbenskranker Patient und sitze hier vor Ihnen. Was sagen Sie mir?“

„Das kommt darauf an, wie viel Zeit Sie noch haben“, erklärte Gabriele Wilkening.

Berti machte ein fragendes Gesicht. „Wieso?“

„Wenn man früh Mitglied wird in unserer Organisation, hat man einen gewissen Vorteil. Jeder Sterbehilfe geht erst einmal die Aufnahme in unseren Verein voraus. Grundsätzlich gelten für Suizidbegleitungen festgelegte Wartezeiten gemäß unserer Satzung. Wer die Diagnose einer unheilbaren Krankheit erhält und die Möglichkeit selbstbestimmten Sterbens in Erwägung zieht, sollte daher frühzeitig Mitglied werden, denn Krankheitsverläufe sind nicht vorhersagbar. Die Prüfung der Voraussetzungen der ethischen Grundsätze dauert meist zwei bis fünf Monate, in Einzelfällen auch kürzer. Es kommt aber auch auf die Art der Mitgliedschaft an. Wir haben vier verschiedene Modelle. Eine Suizidbegleitung ist nur bei dreien möglich."

„Wenn ich das recht verstehe", hakte Berti nach, „geht unter zwei Monaten kaum etwas?"

„In besonders dringenden Fällen können wir natürlich auch einen unserer medizinischen Gutachter einsetzen", erklärte Frau Wilkening mit einem gewinnenden Lächeln.

„Und das kostet dann extra?", fragte Berti.

„Diese Zusatzleistung müssen wir speziell anfordern. Sie geht zu Lasten des betroffenen Mitgliedes und wird nur auf seinen Wunsch hin in Anspruch genommen."

„Die Mitgliedschaften kommen zu unterschiedlichen Bedingungen zustande oder wie muss ich mir das vorstellen, wenn es vier Möglichkeiten gibt?", wollte Berti wissen.

„So ungefähr könnte man das sagen. Bei Modell A wird ein Jahresbeitrag von fünfundvierzig Euro erhoben. Eine Sterbebegleitung ist hierbei ausgeschlossen. Modell B mit einem jährlichen Beitrag von einhundertneunzig Euro schließt eine Suizidbegleitung in den ersten drei Jahren der Mitgliedschaft aus. Einen einmaligen Betrag von zweitausendzweihundert Euro zahlen Mitglieder, die Modell C mit einer Wartezeit von einem Jahr wählen. Bei Modell D ist eine Suizidbegleitung sofort möglich." Gabriele Wilkening trank einen Schluck ihres Kaffees und stellte die Tasse wieder ab.

„Verraten Sie mir denn auch, was Modell D kostet, Frau Wilkening? Und nehmen wir mal an, ich wäre wirklich todkrank und hätte fürchterliche Schmerzen.

Was müsste ich dann noch für den Gutachter ausgeben, damit ich möglichst schnell sterben darf?"

„Nun, Mitgliedschaft D beinhaltet neben der sofortigen Hilfe auch noch weitere Sonderkonditionen. Da müssten Sie einmalig achttausend Euro Beitrag zahlen. Bei dem medizinischen Gutachten kommt es darauf an, ob zur Beurteilung alles vorliegt oder ob noch weitere Expertisen angefordert oder Untersuchungen gemacht werden müssen. Ich schätze, es differiert zwischen drei- und zehntausend Euro … in Einzelfällen auch mehr."

Berti schluckte unmerklich. „Dann kann ich davon ausgehen, dass mich ein schneller Tod rund zwanzigtausend Euro kostet?"

„Sie haben bei Ihren finanziellen Berechnungen das Mittel noch nicht bedacht, das zur Anwendung kommt. Wir lassen es in der Schweiz herstellen. Jahrelange Forschungsarbeit garantiert unseren Mitgliedern ein wirklich sanftes und schmerzloses Sterben. Bitte haben Sie Verständnis dafür, dass ich keine Auskunft zur chemischen Zusammensetzung oder dem Preis des Medikamentes machen kann."

„Also dreißigtausend Euro", warf Berti in den Raum.

Frau Wilkening lächelte freundlich, sagte aber kein Wort.

„Was mache ich aber, wenn ich die Pille nicht mehr selber schlucken kann?" Berti legte die Stirn in Falten. „So etwas gibt es doch auch."

„Für diese Fälle haben wir vorgesorgt, in denen eine orale Aufnahme nicht mehr möglich ist, oder das Mittel beispielsweise erbrochen werden würde. Wir verwenden dann einen Injektionsapparat, der von dem Sterbewilligen mit einem Fingerklick selbst ausgelöst werden kann."

„Die Bundesregierung plant ja, die organisierte Sterbehilfe ab Herbst 2015 unter Strafe zu stellen. Ich denke, das wäre das Aus für Ihren Verein, oder?" Berti setzte sich auf und nahm dann lieber doch keinen Keks mehr.

„Wir halten dieses Gesetz für verfassungswidrig und werden dagegen angehen. Sie müssen aber wissen, dass wir auch hier nicht unvorbereitet sind. *Schlafes sanfter Bruder* hat eine Schwesterorganisation in der Schweiz. So bleiben wir in jedem Fall handlungsfähig." Sie lächelte vielsagend.

Mit allen Wassern gewaschen, dachte Berti und bohrte weiter nach. „Was mache ich aber, wenn ich gar nicht körperlich, sondern seelisch krank bin und nicht mehr leben will, aber keinen Mut habe, mich von der Brücke zu stürzen oder vor einen Zug zu werfen?"

„Unheilbar psychisch Kranke werden von der Sterbehilfe nicht ausgeschlossen. Wir haben keinen Katalog, in dem alle Krankheiten verzeichnet sind. Wenn die Ethikprüfung grünes Licht gibt, assistieren wir auch in diesen Fällen. Wir sind oft die Einzigen, mit denen der Patient über seinen Wunsch offen sprechen kann." Sie sah unauffällig auf die Uhr. „Konnte ich all Ihre Fragen beantworten?"

„Die meisten, Frau Wilkening. Ich nehme doch an, dass auch Ihre Organisation mit dem Beruhigungsmittel Pentobarbital arbeitet, das sie in einer Überdosis verabreicht. Sie wissen, dass der Tod durch Ersticken in Form einer Atemlähmung eintritt?"

Sie sah ihn gütig, fast nachsichtig an. „Herr Kunz, über unser Mittel kann ich Ihnen keine Auskunft geben, das erwähnte ich bereits, aber ich versichere Ihnen, dass das Ende vollkommen schmerzlos und schnell erfolgt, innerhalb von zwei Minuten. Man fällt in einen tiefen Schlaf, aus dem man nicht mehr erwacht. Das ist würdig und gnädig, denken Sie nicht?"

Berti zuckte mit den Schultern. „Und teuer ... was macht jemand, dem das nötige Kleingeld fehlt?"

„Es ist noch niemand, der mit einem begründeten Sterbewunsch an diese Tür geklopft hat, aus monetären Gründen abgewiesen worden. Das können Sie mir glauben." Das Telefon klingelte. „Einen Moment bitte", bat sie, ging zum Schreibtisch und sagte dem Anrufer, dass sie sich gleich melden würde. Dann kam sie zurück und reichte Berti ihre Hand. Er stand auf. „Es tut mir leid, ich muss gleich telefonieren, aber ich sagte Ihnen ja, dass ich nur ungefähr eine Stunde Zeit hätte ..."

„Kein Problem, Frau Wilkening, ich danke Ihnen für Ihre Offenheit", sagte er und ließ sich Richtung Tür begleiten. „Gibt es in diesem Reihenhaus eigentlich gar keine Treppe nach oben?"

Sie lachte. „Sie sind ganz schön aufmerksam. Das bemerkt sonst fast niemand. Das angrenzende Reihenhaus hat sein Dachgeschoss erweitert und die Wand durchbrochen. Die gesamte Fläche geht jetzt oben über beide Häuser hinweg. Das Büro hat dadurch einen separaten Eingang und nutzt nur die Räume im Erdgeschoss."

„Und nicht mal die brauchen Sie alle", lachte Berti.

Sie stutzte.

„Ich meine, da war doch noch ein Zimmer unten", erklärte er.

„Ach so", sagte sie, „natürlich", und öffnete die Haustür, ohne etwas Weiteres preiszugeben. „Einen schönen Tag wünsche ich Ihnen."

„Falls noch Fragen aufkommen, wenn ich die Reportage schreibe, darf ich Sie doch anrufen, Frau Wilkening?"

„Selbstverständlich", antwortete sie und bedachte ihn mit einem letzten wohlwollenden Blick, der ihm das Blut in den Adern gefrieren ließ, weil er sich in etwas Unbeschreibliches verwandelte, kurz bevor die Tür ins Schloss fiel. Und noch während er versuchte, sich wieder zu sammeln, sah er, wie sich die Gardine in dem einen Raum fast unmerklich bewegte, dessen Verwendung und Bestimmung er nicht hatte ergründen können.

Nicht ein einziges Wort sagte Peter bei der Besprechung, die Wolf für fünfzehn Uhr anberaumt hatte. Er saß etwas abseits in der Ecke und grummelte vor sich hin. Wolf beobachtete ihn aus den Augenwinkeln und ignorierte sein Verhalten. Er war sicher, dass Peter trotzdem alles mitbekam und berichtete zunächst von Nadjas Untersuchungen.

Das entsprach den Erwartungen, doch das Team war überrascht, was Seppi von der Spurensicherung herausgefunden hatte. Eine Diskussion über den Sinn und Unsinn der Umstände des Suizids von Günther Rinne entbrannte unter den Kommissaren.

„Das ist doch alles völlig unlogisch", ereiferte sich Detlef. „Wenn er aus versicherungstechnischen Gründen einen Suizid verschleiern wollte, hätte er anders vorgehen müssen. Gegen einen Baum fahren oder in den Bergen abstürzen. Irgendwas in der Art. So, dass niemand vermuten könnte, dass es kein Unfall war."

„An so etwas glaube ich nicht", wandte Niklas ein. „So blöd kann doch keiner sein und seinen Selbstmord beim Erhängen als Mord tarnen wollen, indem er dafür sorgt, dass einer seine Utensilien wegschafft. Mal davon abgesehen, dass, wenn keine genauere Untersuchung erfolgt wäre, jeder geglaubt hätte, er sei den Baum hochgeklettert. Dann wäre auch der Abschiedsbrief außerordentlich kontraproduktiv."

„Was denkst du denn, wie es war?", wollte Wolf wissen.

„Für mich ist glasklar, dass der Typ keinen Mumm hatte, es selbst zu tun und jemanden gebeten hat, ihm dabei zu assistieren oder wenigstens anwesend zu sein und die Hilfsmittel zu stellen. Die sechstausend, die du gefunden hast, waren mit Sicherheit sein Entgelt für irgendwelche Dienste", behauptete Niklas.

„Das wäre dann beides aber nicht strafbar und wir können die Akte zuklappen", schlug Wolf vor.

„Und wenn es doch Mord war?", kam es dunkel aus der Ecke. „Ihr habt doch bestimmt schon die Frau befragt, ob ihr Mann den Abschiedsbrief wirklich selbst geschrieben hat."

„Ja", antwortete Niklas, „sie meinte, dass die Zeilen wahrscheinlich von ihm seien, war sich aber nicht ganz sicher, weil die Schrift etwas krakelig war. Wir haben den Brief und zum Vergleich andere handschriftliche Dokumente von Günther Rinne an den Experten für forensische Schriftuntersuchung in Peine übergeben und warten noch auf Antwort."

Wolf freute sich. „Gute Arbeit, mein Junge", entfuhr es ihm und Peter brummte wohlwollend aus seiner Ecke.

Auch Detlef schlug Niklas anerkennend auf die Schulter. „Dann können wir die Sache wenigstens beruhigt ad acta legen."

Niemand glaubte mehr an Mord.

Die Stunde bis zum Dienstschluss schleppte sich dahin. Man war wieder mit uninteressanteren Aufgaben beschäftigt und froh, als der Feierabend endlich eingeläutet werden konnte. Wolf wartete, bis Detlef und Niklas den Raum verlassen hatten und ging zu Peter ins Büro, der es nicht eilig zu haben schien. Er starrte in seine Akten und tat so, als ob er Wolf nicht hatte kommen hören. Wolf hatte Zeit. Er wartete und spielte Kruses Spiel mit, setzte sich auf den Schreibtisch gegenüber und fixierte Peter mit seinen Augen.

„Was?“, fragte Peter irgendwann genervt.

„Das sagst du mir jetzt“, forderte Wolf. „Ich kenne dich. Wenn du so unausstehlich bist, hast du entweder Hunger oder dir ist eine Lausarmee über die Leber gelaufen.“

„Kannst du mich nicht in Ruhe lassen?“, grollte Peter.

„Nein! Schon vergessen, ich bin dein Freund?“

„Davon hab' ich vorhin aber nix gemerkt“, schmollte er weiter.

„Da hast du dich auch ehrlich gesagt wie ein hirnloser Vollidiot benommen.“

Wider Willen musste Peter lachen, ja, er prustete direkt und kriegte sich nicht mehr ein. Wolf starrte ihn weiter an und verstand überhaupt nicht, was seinen Freund so erheitert hatte. „Gibt es denn überhaupt welche mit Hirn?“, fragte er, als er sich halbwegs beruhigt hatte.

Ein Fragezeichen stand in Wolfs Gesicht.

„Mensch, du hast hirnloser Idiot zu mir gesagt“, schniefte Peter, dem vor Lachen noch eine Träne übers Gesicht lief.

„Ach so, ich hab' hirnrissiger Idiot gemeint“, sagte Wolf, der nun auch schmunzeln musste, denn so witzig war das gar nicht gewesen, aber Peter hatte wohl ein Ventil gebraucht. Seine Anspannung hatte sich wenigstens gelöst. „Komm, wir gehen ein Feierabendbier trinken und dann erzählst du mir, was los ist.“

Peter brummte, aber es klang schon viel weniger missmutig. „Ins Minchen?“, fragte er und Wolf, der ihm die Aussicht auf einen Chicken-Teller nicht verderben wollte, nickte.

Sie fuhren getrennt, da jeder seinen Wagen am nächsten Morgen brauchen würde und parkten auf dem Lidl-Parkplatz. Im „Minchen" war es voll, aber sie erwischten zufällig einen Tisch am Fenster, weil gerade jemand gegangen war. Genüsslich lehnte sich Peter zurück. Seine Fettzellen würden nicht mehr lange unter Entzug leiden. Er hatte mit Extra-Mayo bestellt. Die Wedges und Hähnchenteile brutzelten bereits in der Fritteuse. Ihr Duft bahnte sich einen Weg in seine Nase. Als sie endlich ein frisches Bier vor sich stehen hatten, begann Wolf zu bohren.

„Nun sag' schon, warum du so schlecht drauf bist."

„Ist wahrscheinlich unbegründet", gab Peter zu und schlürfte den Schaum ab, „aber da ist dieser Lackaffe in Nadjas Team ... Sie kommt immer so spät nach Hause, und ich habe neulich gesehen, wie der sie anstiert."

„Glaubst du ernsthaft, dass da was läuft?", wollte Wolf wissen.

„Eigentlich nicht."

„Ist sie denn anders zu dir als sonst?"

„Mittlerweile ist sie genervt, aber da bin ich wahrscheinlich nicht ganz unschuldig, weil ich immer wieder davon anfange. Andreas Berner, äh Verzeihung, Dr. Andreas Berner, ist ein elitärer Schmachthaken. Dürr wie nach einer Hungersnot, aber vielleicht gefällt ihr das besser."

„Und warum hat sie dann dich geheiratet?"

„Möglicherweise hat sie gedacht, es kommt nix Besseres mehr ..."

„Du, wenn dein Selbstwertgefühl angekratzt ist, solltest du bei dir gucken und für dich selbst eine Lösung finden."

Peter runzelte die Stirn. In seinen Augen stand ein Fragezeichen.

„Ich meine, wenn du dich zu dick oder unattraktiv findest, dann iss weniger, treib' Sport und lass dir eine neue Frisur verpassen, andere Klamotten, irgendetwas", schlug Wolf vor, während die Bedienung seinen Salat und Peters Chicken-Teller mit Extra-Mayo brachte.

„Du glaubst also auch, dass ich was ändern muss?", fragte er und starrte unglücklich auf seine Wedges.

„Nein, denke ich nicht", sagte Wolf, „aber du bist unzufrieden. Du vermutest, dass an dir etwas nicht in Ordnung ist, weswegen Nadja einen anderen Mann vorziehen könnte. Also überleg' mal, was du anders an dir haben willst."

„Ein bisschen weniger Gewicht wäre schon schön", gab Peter kauend zu. „Aber wenn ich abnehme, werde ich unausstehlich."

„Das bist du doch so auch", sagte Wolf und schmunzelte dabei. „Es gäbe eine Alternative zum Hungern …"

Peter verschluckte sich und musste husten. „Du meinst doch nicht etwa Sport?"

Wolf nickte.

„Hab' ich schon versucht, weißt du noch? Aber das Joggen gefällt mir nicht. Im Sommer geht es ja, wenn man ganz früh los kommt, aber in der kalten Jahreszeit renne ich meist keuchend durch nassen Dreck. Darauf hab' ich keine Lust."

Wolf konnte sich ein Grinsen kaum verkneifen. „Auch hier habe ich eine Alternative für dich, mein Sportsfreund! Moni hat mich drauf gebracht."

„Nein, bitte kein Yoga", stöhnte Peter und schob sich ein paniertes Stückchen Huhn mit scharfer Soße in den Mund.

„Versprochen", sagte Wolf, „oder ganz wie du willst. Dort ist fast alles möglich. Es gibt viele verschiedene Kurse. Wir zwei melden uns im Sportstudio an. Keine Widerrede! Zusammen ist es leichter, den inneren Schweinehund zu besiegen. Und wenn wir schön fleißig waren, können wir anschließend in die Sauna gehen."

Peter fühlte sich, als ob eine Falle über ihm zugeschnappt war und versuchte, sich mit einem „Mal sehen ..." zu retten, aber Wolf ließ ihn nicht entwischen.

„Hand drauf", sagte er und streckte seine aus, „dann kommst du auch nicht mehr auf so dämliche Gedanken, weil du abends beschäftigt bist."

Zögernd schlug Peter ein. „Aber nix zu Nadja sagen. Ich will sie überraschen. Wo wollen wir uns denn anmelden?"

„Im Relax, denn da haben wir mehrere Saunen und auch noch ein Schwimmbad dabei. Die Geräte sind auf dem neuesten Stand und wenn du willst, kannst du sogar Yoga machen. Es gibt wie gesagt diverse Kurse." Wolf zwinkerte ihm zu.

„Diesem Berner werde ich es schon zeigen", flüsterte Peter über seinen leeren Teller hinweg.

„Zeig' Nadja einfach, wie wichtig sie dir ist", gab Wolf leise zurück, „immer und in jeder Sekunde."

„Mach' ich doch", maulte er und leerte sein Bierglas, „manchmal esse ich ihretwegen sogar Salat."

Wolf verdrehte die Augen. Er hatte da wirklich Defizite. „Das tust du für dich, du Hornochse! Der landet doch in deinem fettverwöhnten Magen und nicht in ihrem. Wenn du was für sie tun willst, dann überrasch' sie doch mit einem Menü, wie sie es würde essen wollen."

Peter verzog das Gesicht und sagte: „Ach, ich lade sie lieber zum Essen ein. Da kann sie sich aussuchen, was sie möchte."

„Du kapierst es nicht", stöhnte Wolf. „Essen gehen ist sicher auch eine gute Idee. Mir ging es aber jetzt darum, dass du Himmel und Hölle in Bewegung setzt, um für sie - ganz speziell für sie - eigenhändig etwas Schönes zuzubereiten. Sie wird es zu schätzen wissen, dass du dir Gedanken darüber gemacht hast, womit du sie verwöhnen könntest und wenn du das auch noch selbst zubereitest, wird sie begeistert sein."

„Wolf, der Frauenversteher", unkte Peter. „Hast ja mächtig viel Ahnung, aber kriegst selbst nix hin. Glaubst du, wir wissen nicht, dass da zwischen dir und Moni was läuft? Aber immer nur heimlich, ne? Im stillen Kämmerlein, weil du nicht den Arsch in der Hose hast. Bestimmt, weil sie älter ist als du. Dabei sieht sie jünger aus als du!" Er grinste. „Brauchst nichts dazu zu sagen. Geht mich ja auch nix an. Hauptsache, ihr seid glücklich damit. Wir können schweigen."

Wolf gedachte das jetzt nicht zu kommentieren und kam einfach zum ursprünglichen Thema zurück. „Also, soll ich uns jetzt einen Termin im Sportstudio machen? Dann lassen wir uns von einem Trainer alles zeigen, vor allem in die Geräte einweisen und schon kann's losgehen."

„Meinetwegen, wenn wir den Fall abgeschlossen haben", sagte Peter und schmunzelte, dass Wolf so über das hinweggegangen war, was er gesagt hatte. Also war etwas Wahres daran. „Wollen wir dann? Ich muss noch einen Salat machen."

Wolf grinste, legte Geld auf den Tisch und schlug seinem Freund auf die Schulter. „Du bist eingeladen, Kumpel."

Auf der Fahrt nach Hause hing jeder seinen Gedanken nach. Peter, der manchmal aus Jux und Tollerei etwas begriffsstutzig tat, wusste auch ohne Wolfs Zuspruch im Grunde Bescheid. Er war nur momentan etwas unsicher, weil er nicht ahnen konnte, welche Rolle dieser Berner spielte und ob er es darauf anlegte, Nadja für sich gewinnen zu wollen. Aber dazu gehörten ja immer zwei. Und er hatte auch keinen Anlass, an ihrer Liebe zu zweifeln. Wenn sie heute nach Hause kommen würde, konnte sie sich auf einen ganz neuen Peter freuen. Er war voller Tatendrang. Es war gut, etwas anzupacken und nach vorn zu schauen. Dieser Berner sollte einfach keine Rolle mehr in ihrer beider Leben spielen.

Während Peter den Kühlschrank öffnete, um den Feldsalat herauszunehmen, saß Wolf noch im Auto und grübelte über die Worte seines Freundes nach. Sie hatten mitten ins Schwarze getroffen. Er schämte sich dafür. Diese Gedanken hatte er nie zulassen wollen, wenn sie ihn überkamen. Auch jetzt war er versucht, sie einfach wegzuschieben, wie Wolken, die der Wind leichthin fortblies. Und wer war er denn, dass er die verlebten Jahre beider aneinander messen und in Waagschalen legen durfte? Was war Zeit? Was spielte sie vor allem in der Liebe für eine Rolle? Fehlte sie einem da nicht ohnehin? Schöne Stunden vergingen schneller, andere krochen dahin. Konnten Menschen gleich alt sein, auch wenn sie unterschiedliche Jahre zählten, weil sie ihr Dasein mit verschiedenen Spannen schnell oder langsam verlebter Zeit verbracht hatten? Oder glich sich in der Summe immer wieder alles aus? Das Grübeln führte zu nichts, dachte er und war froh, als er auf seinen Hof fuhr, denn bei ihm brannte Licht. Moni war da. Ein warmes Gefühl breitete sich in ihm aus. Er fühlte sich wohl. Es war ein anderes Nachhausekommen, wenn jemand auf einen wartete.

Warm floss es auch von Helmas Arm herab. Aber sie hatte vorgesorgt und ein bordeauxfarbenes Handtuch auf ihren Schoß gelegt. Der Schnitt war tiefer als sonst, pulsierte an einer kleinen Stelle leicht und tat richtig weh. Sie war froh, als der Schmerz langsam nachließ. Im Moment des Schneidens hatte sie wirklich ein grelles Licht gesehen. Es war ihr so vorgekommen, als ob ihr Gehirn auseinanderplatzte. Sie hatte plötzlich eine Ahnung, wie es sein musste, wenn man sich selbst tötete. Das Licht, die Explosion, alles müsste noch größer und heller sein, aber dieser irre Schmerz würde nicht mehr einsetzen, weil der Körper, der ihn empfinden konnte, nicht mehr existierte. Sie glaubte jetzt zu wissen, was ihr Chatpartner meinte.

Plötzlich hörte sie die Haustür. Mist, da kam jemand eher als erwartet. Jetzt musste sie schnell reagieren, um nicht aufzufallen. Sie schmiss das Messer unters Bett, wickelte das Handtuch um die Wunde, kroch unter die Decke und legte sich mit dem Bauch auf ihre Verletzung, um die Blutung zu stillen, aber das tat verdammt weh. Sie zuckte zusammen und biss die Zähne aufeinander. Dann schloss sie die Augen und tat so, als ob sie schlief, um Zeit zu gewinnen. Bisher hatte noch niemand mitbekommen, dass sie sich selbst verletzte. Als ihre Mutter die Tür leise öffnete, atmete Helma tief und langsam. Bevor sie sich zurückzog, schnupperte sie verwundert in die Luft. Ein ungewohnt intensiver Geruch lag im Raum, der ihr bekannt vorkam, den sie aber in diesem Moment nicht einordnen konnte. Sie beließ es dabei, denn sie wollte ihre Tochter nicht stören und schloss die Tür wieder hinter sich. Helma holte tief Luft. Das war knapp gewesen. Viel länger hätte sie es auch nicht ausgehalten, auf der frischen Wunde zu liegen. Immerhin schien die Blutung jetzt fast aufgehört zu haben, dachte sie erleichtert, denn sie durfte nur so tief schneiden, dass sie keine fremde Hilfe benötigte. Sonst flog sie auf. In ihrem Kleiderschrank hatte sie sich in einem Kosmetikkoffer Verbandsmaterial zurechtgelegt. Sie hatte es neulich in der Apotheke mitgehen lassen und in ihrem Rucksack nach Hause geschmuggelt. Zum Teil waren die sterilen Sachen abgelaufen gewesen, aber sie hatte auch ein paar neue, elastische Mullbinden und zwei Kompressionsverbände geklaut. Einen davon würde sie jetzt gut gebrauchen können. Als sie ihre Wunde versorgt hatte, stopfte sie das feuchte Handtuch in eine Plastiktüte und ließ es ebenfalls in ihrem Schrank verschwinden. Dann riss sie das Fenster auf. Kalte Abendluft drang herein. Sie atmete tief durch. Der körperliche Schmerz überdeckte jetzt den inneren und ließ die Gedanken an Merlins Tod oder ihre häusliche Situation nicht an die Oberfläche gelangen. Pulsierend bohrte er sich immer wieder in ihr Bewusstsein. Er schob sich und seine Existenz in den Vordergrund und ließ nichts anderem Raum. Nur eines dachte Helma in diesem Moment, weil es direkt damit zusammenhing. Sie blickte in die klare Nacht. Der Himmel war von Sternen übersät. Ja, sie wünschte sich ein Licht, das sie umhüllte und war auch bereit, ein einziges Mal noch viel größeres Leid zu ertragen, wenn das bedeutete, dass sie in der Geborgenheit und Wärme bleiben konnte, ohne jemals wieder den Schmerz des Denkens ertragen zu müssen.

Berti, der nach seinem Interview bei der Sterbehilfeorganisation immer noch in schweren Grübeleien steckte, musste seiner Vermieterin Gitta trotzdem Auskunft über seine Recherchen geben. Er hätte sich lieber zurückgezogen, aber er wusste, wie sehr sie sich um ihre Tochter sorgte. Gitta öffnete ihm freudestrahlend in der Hoffnung, dass er Entwarnung geben könnte und fiel in sich zusammen, als sie erkannte, dass das nicht der Fall war. Er berichtete, dass man ihm im Studierendensekretariat keine richtige Auskunft hatte geben können oder wollen, wohl, weil er kein Angehöriger war und erzählte von Julias Zimmer in der Dorotheenstaße. Dann gab er ihr die Telefonnummer der Studienkollegin und wollte sich zurückziehen. Doch Gitta klammerte sich an ihm fest. Sie hatte zu weinen begonnen.

„Nun, nun“, sagte er und tätschelte sie wie ein krankes Pferd, „sie wird schon wieder auftauchen.“

„Wird sie nicht. Ich weiß es“, beteuerte Gitta.

„Ich schlage vor, du rufst jetzt mal diese Freundin an und dann sehen wir weiter“, schlug Berti vor.

Sie schniefte, nahm sich ein Taschentuch aus der Küchenschublade und setzte sich wieder auf die Eckbank. Mit zitternden Fingern holte sie ihr Handy aus der Hosentasche und tippte die Nummer ein, die Berti ihr gegeben hatte.

„Pronto“, sagte Emilia Niedermeier und verbesserte sich sofort, „äh Niedermeier.“

„Schneider, guten Tag“, antwortete Gitta, „bitte entschuldigen Sie, dass ich Sie störe. Ich bin die Mutter von

Julia und kann sie schon seit über zwei Wochen nicht erreichen. Haben Sie sie gesehen? Können Sie mir weiterhelfen? Ich mache mir Gedanken, ob es ihr gut geht."

„Oh", entfuhr es Emilia. „Sie war doch nach Hause gefahren. Seitdem habe ich sie nicht mehr gesehen. Ich habe mich schon gewundert, warum niemand kommt, um ihr Zimmer zu räumen."

„Zu räumen?" Gitta war fassungslos. „Wieso sollte ihr Zimmer geräumt werden?"

„Sie war doch exmatrikuliert und wollte jetzt etwas anderes machen. Das Studium lag ihr nicht, hatte sie gesagt, aber ich glaube eher, sie war mit sich selbst überfordert. Seit einiger Zeit ging sie in eine Therapie. Ich dachte, Sie wüssten Bescheid", wunderte sich Emilia. „Sie hat die wichtigsten Sachen mitgenommen und gesagt, der Rest würde bald abgeholt."

„Davon wusste ich nichts." Gitta schluckte und versuchte sich zu beruhigen. „Ich danke Ihnen", sagte sie. „Bis wann ist das Zimmer noch gemietet?"

„Bis Ende Dezember, glaube ich, aber so ganz genau weiß ich das nicht. Da müssten Sie sich mit der Hausleitung oder direkt mit dem Studentenwerk in Verbindung setzen", erklärte Emilia mit ihrem warmen südtiroler Dialekt.

„Ja, nochmals danke. Darf ich Sie wieder anrufen, wenn ich noch eine Frage habe?" Gitta unterdrückte ein Schluchzen.

„Gerne", gab Emilia zurück, dann legten beide nach einer Pause ohne Worte auf. Es gab nicht mehr zu sagen.

Unter Tränen berichtete Gitta, was Emilia ihr gesagt hatte, und Berti bekam ein mulmiges Gefühl.

„War sie denn früher schon mal in Therapie?", wollte er wissen.

„Ja, sie hat den Tod ihres Vaters damals nicht verkraftet", erklärte Gitta, „aber ich dachte, sie sei jetzt darüber hinweg und auf einem guten Weg in ihr eigenes Leben."

„Vielleicht ist sie das ja auch, nur eben anders als du denkst ...", sagte Berti aufmunternd, obwohl er selbst nicht daran glaubte. „Nichtsdestotrotz solltest du die Polizei einschalten und sie suchen lassen."

Gitta nickte. „Morgen nehme ich mir ein Taxi. Du, Berti, kannst du nicht hierbleiben und auf dem Sofa schlafen? Ich möchte jetzt nicht so gerne allein bleiben."

„Warum willst du bis morgen warten?", wollte Berti wissen und umging damit ihre Frage. „Du, ich habe eine Idee. Ich bringe dich eben in die Ulmenallee und fahre dann weiter. Dann kannst du dir das Taxi sparen. Ich wollte sowieso noch jemanden besuchen. Du rufst mich an, wenn du bei der Polizei fertig bist. Dann hole ich dich wieder ab."

„Vielleicht hast du recht", überlegte Gitta, „aber können wir nicht lieber deinen Freund von der Kripo benachrichtigen?"

„Der wird schon Feierabend haben, und außerdem weiß ich nicht, ob er der richtige Ansprechpartner ist. Ich glaube, der ist mehr für Kapitalverbrechen zuständig. Die Dienststelle ist immer besetzt." Berti vermied es, ihr zu sagen, dass er sowieso vorgehabt hatte, bei Wolf vorbeizufahren. Es gab mehrere Gründe dafür. Einerseits wollte er Gitta entwischen. Er hatte nämlich ein ungutes Gefühl. Die Vertraulichkeit hielt er für gefährlich. Es sollte nicht der Eindruck entstehen, dass er ihr eine Stütze war oder so etwas. Er wollte keine starke Schulter sein, an die sie sich anlehnen konnte. So eine Frau hatte er selbst schon zu Hause. Das brauchte er nicht. Er war kein Held und wollte sich auch einmal fallen lassen dürfen. Doch bei wem? Niemals kümmerte sich jemand um ihn. Es interessierte einfach keinen, wie es ihm ging. Dabei beschäftigte ihn das Thema Sterbehilfe seit dem Gespräch mit Frau Wilkening auch auf eine persönliche Weise. Es hatte ihn betroffen gemacht. Darum wollte er mit jemandem darüber sprechen. Seit er wieder in Bückeburg war, hatte er jedoch kaum Zeit gehabt, irgendwelche alten Verbindungen oder Freundschaften wieder aufleben zu lassen. Wolf war der Einzige, der ihm jetzt einfiel. Ihn hatte er wenigstens schon mal kurz getroffen. Außerdem musste er dringend bei Birte anrufen und sich einen guten Grund ausdenken, warum er sich bisher noch nicht gemeldet hatte. Er stand auf. „Wollen wir?", fragte er Gitta, die ebenfalls in ihren Gedanken versunken zu sein schien.

Sie nickte erneut und stand etwas umständlich auf. Es wurde Zeit, dass sie endlich wieder normal gehen konnte. Ab morgen wollte sie den Plastikschuh in den Schrank verbannen, das schwor sie sich, und langsam anfangen, den Knöchel wieder zu bewegen. Nachdem sie sich ihren Wintermantel angezogen hatte und Berti kurz in seiner Wohnung gewesen war, stiegen sie in seinen Wagen. Sie schwieg bis zur Ulmenallee, und das war gut so, fand er. Bevor er weiterfuhr, winkte er ihr noch einmal zu. Sie tat ihm leid, und er wollte auch gerne helfen, aber er hatte einfach kein Interesse an ihr. Missmutig wählte er Birtes Nummer. Ja, er war wahrscheinlich eines jener Schweine, die Grönemeyer schon besungen hatte. Es tutete. Hoffentlich war sie nicht da. Es war nicht so, dass er nichts für sie empfand. Sie war eine schöne Frau. Er liebte das Nordische an ihr, das sie von ihren Vorfahren vererbt bekommen hatte. Die helle Haut, die blonden Haare und natürlich die Sommersprossen, die selbst im Winter nicht verschwanden. Anfangs war sie so fröhlich gewesen. Doch das war zunehmend in einen Zustand übergegangen, der ihn befremdete. Sie hatte Erwartungen an ihn, die er nicht erfüllen konnte. Er war frustriert, dass ihr seine Zuwendung nicht genügte und sie wiederum enttäuscht, dass er ihr nicht die Aufmerksamkeit schenkte, die sie sich ersehnte. Beide waren sie in dieser Endlosschleife gefangen gewesen, bis er die Reißleine gezogen und sich ins Weserbergland verabschiedet hatte. Vorübergehend zunächst, quasi als „Erste Hilfe" in einer ausweglosen Situation, von der er nicht wusste, ob sie überhaupt auf einen Nenner kommen konnten. Vielleicht war es auch seine Schuld. In der ersten Verliebtheit war er völlig fixiert auf sie gewesen. Sie hatte wohl gedacht, dass das so bliebe. Jungmädchenträume, fernab der Realität waren das, fand er, und lauschte weiter dem Tuten an seinem Ohr. Birte ging nicht ran oder sie war nicht da. Er atmete auf, wartete noch einen Moment, um auf ihren Anrufbeantworter zu sprechen, doch der schaltete sich nicht ein. Er gab auf. Sie würde sehen, dass er sich gemeldet hatte.

Doch Birte sah nichts. Sie saß am Bett ihres Vaters und wartete auf den Hausarzt. Der alte Mann war vor drei Tagen mit der Sense auf die Streuobstwiese gegangen, um zu mähen. Seine Jacke hatte er ebenso vergessen wie die Tatsache, dass Winter war. Als es massiv zu schneien begann, hatte Birte ihn durch Zufall draußen vor dem Fenster entdeckt und die Hände über dem Kopf zusammengeschlagen. Er sollte eigentlich einen Mittagsschlaf machen. Obwohl sie ihn sofort ins Haus geführt und ein warmes Bad eingelassen hatte, begann ihr Vater am Tag danach zu husten. Als sie gestern Abend gehört hatte, dass ein rasselndes Geräusch hinzugekommen war, war ein Besuch des Hausarztes unerlässlich geworden. Sie sprach ihm auf Band, da die Sprechstunde längst beendet war, dann rief sie Berti an. In ihrer Sorge sehnte sie sich nach seinem Beistand und erreichte nur den Anrufbeantworter. Enttäuscht legte sie auf und erschrak im selben Moment, weil ihr Telefon klingelte. Am Apparat war ein Dr. Lührsen, der erst kürzlich als Kompagnon und späterer Nachfolger in die Hausarztpraxis von Dr. Zimmermann mit eingezogen war. Er ließ sich den Zustand des Kranken beschreiben und versprach in der nächsten Stunde vorbeizukommen. Wenig später stellte sich heraus, dass jener Dr. Lührsen ihr früherer Klassenkamerad Thomas aus der Grundschule war. Sie guckte nicht schlecht, als er vor der Tür stand und musste grinsen. Puck, die Stubenfliege - so hatten sie ihn immer genannt - war inzwischen zu einem gut aussehenden Mittvierziger mutiert. Dunkle, gewellte Haare ohne die leiseste Spur von Grau umrahmten sein Gesicht, in dem endlich eine Brille sein Augenlicht verstärkte, die zu ihm passte. Er starrte sie irritiert an, kramte wohl in seiner Erinnerung und kam nicht darauf, woher er sie kannte. Wieso grinste die Frau so?

„Thomas, bist du das?“, fragte sie und öffnete einladend die Tür. „Erkennst du mich nicht? Ich bin's, die Birte aus der Grundschule. Wickie habt ihr immer zu mir gesagt.“

„Ach, echt? Du bist die Wickie? Ist ja auch mächtig lang her“, antwortete er und hatte nur eine vage Erinnerung an ein strohblondes Mädchen mit Zöpfen. „Na, wo ist denn der Kranke“, wollte er wissen und ließ sich durch die Stube ins Schlafzimmer von Birtes Vater führen.

„Er ist dement“, flüsterte sie Thomas noch zu und setzte sich etwas abseits, um ihn besser beobachten zu können. Ganz ruhig saß er bei Knut. Seine Art, wie er mit dem alten Mann umging, war rührend. Er hielt seine Hand und hörte ihm einfach nur zu. Zwischendurch hustete er und Thomas lauschte. Vater, der sonst immer außerordentlich ablehnend gegen alles und jeden war, vor allem gegen alles Neue, schien wie ausgewechselt zu sein. Thomas sprach zuerst mit ihm über die Ernte eines imaginären Vorjahres, erkundigte sich nach der Beschaffenheit des Bodens und seiner Wettervoraussage für den nächsten Tag. Ganz nebenbei stellte er fest, dass Knut wohl ein Husten quälte, woraufhin der Alte nickte. Willig ließ er sich abhorchen, während Thomas ihm von der Viehauktion in Leer berichtete und über die Milchquote schimpfte.

„Bist 'n guten Jung“, sagte Knut Bengtson und tätschelte ihm den Arm. „Ick war' tofreden, wenn mine Deern ook so een avkriegt hätt', aber de hett sick in so een fiesen Schrieverling verkiekt.“

„Vater …“, wandte Birte ein, „nu lass mal.“

„Ganz elennig moket hett he se“, beharrte der alte Bengtson, „aber nu is' he woll futsch“, und etwas leiser, „een Utbüxer, as all Swiene.“

Thomas stand auf, streichelte Bengtsons Hand und sagte: „Dann ist doch jetzt alles gut und du kannst deine Kraft darauf verwenden, wieder gesund zu werden.“

„Allens hett sine Tid“, antwortete der Alte und ließ sich in sein Kissen zurücksinken.

Birte führte Thomas Lührsen in die Stube. „Entschuldige bitte, wenn er sich wohlfühlt, spricht er immer platt.“

„Ist doch schön, ich versteh' ihn ja. Nur sprechen kann ich's nicht“, sagte Thomas bedauernd.

„Was ist denn nun mit ihm? Kannst du mir irgendetwas sagen?“

„Er hat eine Lungenentzündung, Birte. Das ist in dem Alter und bei seinem körperlichen Zustand keine Erkrankung, die man auf die leichte Schulter nehmen kann. Ich gebe dir gleich ein Antibiotikum, das du ihm bitte heute Abend und morgen früh verabreichst. Dann schaue ich wieder nach ihm. Wenn irgendetwas sein sollte, rufst du mich bitte auch nachts an. Hier ist meine Handynummer. Ich bin jederzeit erreichbar.“

„Wirklich? Nicht dass ich irgendwen störe. Deine Frau zum Beispiel.“ Birte machte ein besorgtes Gesicht.

„Das wird dir nicht mal mit einer Fanfare gelingen“, antwortete er mit einer Spur Melancholie in der Stimme, während er ihr die Tabletten gab. „Sie ist seit einem Jahr tot.“

Birte kam sich ganz klein vor, als sie ihn zur Tür brachte. Auf ihren verstörten Blick hin und ihre gestammelten Beileidsworte hatte er milde gelächelt und gesagt: „Dein Vater hat recht. Es hat eben alles seine Zeit."

Als er gegangen war, blieb sie nachdenklich zurück. Niemals hatte ihr Vater so deutlich gesagt, was er von Berti hielt. In diesem Moment war er ganz klar im Kopf gewesen. Das Leben war paradox. Manche starben früh, weil ihre Körper krank waren. Dabei hätten sie gerne noch Zeit gehabt. Anderen war die verbleibende Spanne ihres Lebens zu lang und zu beängstigend, weil ihre Gedanken sie quälten und sie es mit sich selbst nicht aushalten konnten. Sie dachte an Thomas und fragte sich, wie sehr er unter dem Tod seiner Frau gelitten hatte. Seine Stimme war so traurig gewesen. Berti wäre es wohl egal, wenn sie weg wäre. Oder schlimmer noch, er würde es möglicherweise als Erleichterung empfinden. Ein Problem, dass sich von selbst gelöst hatte. Vielleicht würde sie ihm den Gefallen tun, wenn Vater tot war, dachte sie. Dann musste sie sich auch nicht mit dem Erbe und damit zwangsläufig mit ihrem Bruder beschäftigen. Doch in einem kleinen Winkel ihrer Gedanken war ein Samenkorn aufgegangen, seitdem sie Thomas mit ihrem Vater gesehen und seine Traurigkeit wegen des Verlustes seiner Frau gespürt hatte. Es gab noch andere Menschen, die zu intensiv fühlten, genau wie sie. Menschen, die es im Gegensatz zu ihr geschafft hatten, mit dem Schmerz weiterzuleben, weil sie ihn angenommen hatten als einen Bestandteil ihres Lebens, den sie ertragen mussten. Eine seelische Behinderung, durch die sie gereift waren. Sie hatte sie behutsam und dankbar für die kleinen Dinge werden lassen. Solche Menschen würden niemals leichtfertig mit ihrem Nächsten umgehen.

Mit einem Mal erkannte sie, dass eine Trennung von Berti keinen weiteren Verlust für sie bedeuten würde, weil er sie längst verlassen hatte, oder besser gesagt niemals wirklich bei ihr gewesen war. Er war einer jener Menschen, denen es immer gut gegangen war. Berti lebte auf der Sonnenseite des Lebens. Ihm fiel das meiste zu und was ihm nicht gelang, ignorierte er einfach. Unbekümmert, ja, das war er. Aber sie sehnte sich nach jemandem, den es sehr wohl kümmerte, wer sie war und wie sie war. Diese Erkenntnis nährte das kleine Samenkorn der Hoffnung in ihr. Und die Saat drängte ans Licht.

Nach dem Essen, bei dem Wolf seine Nachbarin Moni die ganze Zeit beobachtet hatte, sagte er: „Raus mit der Sprache! Dich bedrückt doch etwas!"

Moni zuckte zusammen und fand, dass sie sich wirklich schlecht verstellen konnte. „Tja, wo soll ich anfangen ...?", begann sie.

„Oh je", sagte er, „so schlimm? Dann fang doch damit an, dass du erst mal in meinen Arm kommst. Lass uns den Katern den Platz streitig machen. Die müssen sich nicht immer so auf der Chaiselongue ausbreiten. Eigentlich hatte ich die für mich gekauft."

Bei diesen Worten schmunzelte er und schob Max und Moritz ein bisschen zur Seite.

Die beiden blinzelten nur müde und schliefen einfach weiter. „Katze möchte ich bei mir sein", seufzte er.

„Ich auch", sagte Moni und kuschelte sich an ihn.

„Bist du doch, also zumindest Katze", zwinkerte er ihr zu und schaute sie aufmunternd an.

„Es geht um Isabella", begann Moni, „irgendetwas stimmt nicht mit ihr, also schon vorher nicht."

„Wie meinst du das?"

„Ich glaube, ihre Freundin Vicky ist ebenso erfunden wie diese Viktoria, die ihrer Mutter früher geschrieben und über sie berichtet hat."

„Wie kommst du darauf?", wollte Wolf wissen.

„Durch einen Zufall oder eine Intuition. Da diese Vicky nirgends aufzutreiben war und niemand sie zu kennen schien, habe ich mir die Briefe aus Isabellas Nachtschrank angesehen und diese mit denen von

Viktoria aus dem Nachlass meiner Schwester verglichen. Es ist dieselbe Schrift", erklärte Moni.

„Das ist ja ein Ding", entfuhr es Wolf.

„Ja, aber es kommt noch schlimmer. Sieh mal", sie reichte ihm mehrere Dokumente, „Isabella hat alles selbst geschrieben. Hier ist ein Zettel von ihr, auf dem sie mir aufgeschrieben hatte, was ich ihr neulich mitbringen sollte. Sie hat die Schrift nicht mal verstellt." Moni machte ein unglückliches Gesicht.

„Was sollen wir denn davon halten?", überlegte Wolf und dachte nebenbei, dass er unbedingt noch mal mit der Ehefrau von Günther Rinne sprechen wollte.

„Ich glaube, sie wollte ihre Mutter über ihre Entwicklung auf dem Laufenden halten. Aber warum sie diese Vicky auch noch erfunden hat ... ich weiß es nicht."

„Vielleicht war sie trotz all ihrer beruflichen Kontakte als Hebamme ziemlich alleine", sagte Wolf. „Das gibt es. Menschen, die sich nach außen als gesellig darstellen, aber im Grunde so introvertiert sind, dass sie in ihrem Privatleben vereinsamen."

„Wenn das so ist, weiß ich überhaupt nicht, wie sie in Zukunft klarkommen will. Sie hat sich ja nun überlegt, die esoterische Einrichtung ihrer Mutter auf Teneriffa weiter zu betreiben, aber ob sie das alleine schaffen kann?"

„Willst du mir gerade durch die Blume sagen, dass du sie begleiten willst?"

Moni schüttelte den Kopf. „Ich kann hier momentan nicht weg."

„Momentan? Was meinst du damit?", fragte Wolf verwundert.

„Wegen Bruni. Du weißt schon ...", erklärte Moni.

„Geht es ihr so schlecht?"

„Ja und nein. Sie ist voller Tatendrang, aber der Tumor in ihrem Kopf konnte nicht vollständig entfernt werden. Eigentlich sollte sie nächste Woche zur Chemotherapie, aber weißt du was? Das hat sie abgesagt. Ich verstehe es nicht. Darum wollte sie wohl auch keine Perücke kaufen. Sie wusste schon, dass sie gar keine brauchen würde, weil sie gar nicht vorhatte, zur Chemo zu gehen."

„Aus welchem Grund?", wollte Wolf wissen. Er sah besorgt aus.

„Sie sagte, sie wolle ihre letzte Zeit genießen und nicht durch irgendwelche blöden Medikamente eingeschränkt sein und sich schlecht fühlen. Dann hat sie begonnen, ihre Nahrungsaufnahme komplett auf Vollwertkost umzustellen – in der Hoffnung, den Krebs damit besiegen zu können."

„Ganz schön mutig", sagte Wolf. „Gibt es denn da Erfahrungswerte?"

„Nun ja, manch einer behauptet, den Tumor damit in den Griff bekommen zu haben, aber rein medizinisch gibt es keine Studie, die das bestätigt. Schaden kann es ihr nicht, aber ob es nützt, das bleibt fraglich", erklärte Moni.

„Dann hast du momentan also zwei Sorgenkinder", flüsterte Wolf in ihr Ohr und drückte sie zärtlich. Sie nickte und schmiegte sich an ihn. „Aber ich kann Bruni verstehen", sagte er. „So eine Chemo macht das Dasein nicht gerade lebenswert. Und was Isabella betrifft, willst du jemandem in der Einrichtung Bescheid geben, dass sie andere Identitäten erfindet?"

„Ich weiß es nicht, was denkst du?"

„Wahrscheinlich ist es besser, wenn sie erst mal ihr Trauma zu verarbeiten lernt. Die erfundenen Personen sind doch für sie eher Hilfsmittel gewesen, um im

Leben besser klarzukommen. Geschadet hat sie sich damit nicht. Ich würde so tun, als ob du nichts wüsstest. Du kannst das später immer noch dem Therapeuten mitteilen, bei dem sie ambulante Sitzungen hat." Wolf rieb sich das Kinn. „Von einer zu frühen Übersiedlung nach Teneriffa würde ich aber abraten. Sie muss schon ziemlich stabil sein, wenn sie diesen Schritt macht."

„Das glaube ich auch", sagte Moni und genoss seine Wärme, bis plötzlich ein Knurren die Stille zerstörte.

Lady Gaga meldete den Besuch, noch bevor Berti an der Tür klingeln konnte. Hetzer hatte ihm die Privatadresse auf die Rückseite seiner Visitenkarte geschrieben und stöhnte jetzt, weil er überhaupt keine Lust auf Besuch hatte.

„Willst du schon hochgehen?", fragte er, „dann versuche ich denjenigen so schnell wie möglich loszuwerden."

Moni nickte und zwinkerte ihm zu. „Na, wenn das mal gelingt." Dann nahm sie ihre Schuhe in die Hand und lief die Treppe hinauf.

Wolf glaubte seinen Augen kaum zu trauen, als er sah, dass Berti vor der Tür stand. Den konnte er jetzt am allerwenigsten gebrauchen.

„N'Abend Berti", sagte Wolf und ignorierte die Flasche Wein in seiner Hand, „das ist aber eine Überraschung und bestimmt auch eine nette Idee. Ich wollte aber gerade ins Bett. Mein Kopf dröhnt, als ob einer mit dem Hammer draufgeschlagen hätte."

„Ach schade", antwortete Berti, „dann ist so Roter eh nicht das Richtige."

„Lass uns das beizeiten mal nachholen. Ich rufe dich an", schlug Wolf vor.

„Äh", begann Berti, „ich wollte noch was anderes, vielleicht mehr dienstlich oder so ..."

„Wegen dieses Mädchens?“, fragte Wolf.

„Auch, aber nicht nur. Egal, das hat Zeit bis morgen. Bist du im Büro?“, wollte Berti wissen.

„Ja, bis dahin wird mein Schädel wohl wieder in Ordnung sein.“

„Gut, dann komme ich da hin. Jetzt schlaf erst mal gut, Alter, und kurier dich aus.“

„Danke!“, sagte Wolf und schloss erleichtert die Tür. Er war wirklich ziemlich kaputt, auch wenn das mit dem Kopf eine Notlüge gewesen war. Als er später ins Bett schlüpfte, war Moni noch wach und herrlich warm und weich. Ihre Haut duftete nach Maiglöckchen und es war ihm egal, im wievielten Frühling er sich befand, als er ihre Brüste streichelte.

An diesem Abend konnte Bruni nicht einschlafen. Zu vieles ging ihr durch den Kopf. Sie stand also wieder auf und setzte sich an ihren Schreibtisch. Mit ein paar wildfremden Menschen, die ein ähnliches Schicksal teilten, hatte sie sich nachmittags ausgetauscht. Fast jeder ging anders mit seiner Krebserkrankung um. Verständnis für die Ablehnung ihrer Chemotherapie hatte sie kaum gefunden, dafür Vorwürfe en masse. Aber sie war niemandem gegenüber Rechenschaft schuldig. Es gab nur entfernte Verwandte, und ihre Freunde würden akzeptieren müssen, wofür auch immer sie sich entschied. Sie fuhr den Rechner wieder hoch und sah in ihr Mailpostfach. Neuerdings bekam sie Angebote für Haifischpräparate. Zerstoßene Knorpel, die man bei Krebs einnehmen sollte, da Haie grundsätzlich von dieser Krankheit verschont blieben. Oder sie sollte spenden. Für die unterschiedlichsten Organisationen, Krankenhäuser oder Hospize. Sie löschte alles, bis auf eine dezente Mail von *Schlafes sanfter Bruder*, einfach weil sie neugierig war, was sich dahinter verbarg. Man warb um Mitglieder für einen Verein mit diesem Namen, der Sterbende begleitete. Es dauerte eine Weile, bis sie begriff, dass es in Wirklichkeit um Sterbehilfe ging. Daran hatte sie überhaupt noch nicht gedacht und wollte es auch jetzt nicht. Trotzdem löschte sie die Mail nicht.

Sie surfte auf mehreren Vollwertseiten, sah sich Rezepte an und landete später doch wieder in dem Forum *Wege ins Lichtmeer*, das auf diversen Internetseiten von Menschen mit ähnlichen Schicksalen empfohlen wurde. Ihr gefiel es deshalb dort, weil es in einem der Chaträume vor allem um den positiven Umgang mit Krankheit ging. Sie wollte wirklich kämpfen. Auf Anraten ihres Hausarztes hatte sie sich bereits bei einer Selbsthilfegruppe in Ronnenberg nahe Hannover angemeldet und schon an zwei Treffen teilgenommen. Sie wurde von einem Therapeuten geleitet, bei dem man sonst nur sehr schwer einen Termin bekam. Auch hier ging es darum, wie man die Selbstheilungskräfte des Körpers mit natürlichen Mitteln, aber auch mit Yoga oder Qigong stärken konnte. Im Anschluss gab es immer noch eine Fragestunde. Sie war froh, dass sie sich dazu entschlossen hatte, aber die Zeit ging schnell um. Danach nicht in diese schreckliche Leere zu fallen, war schwer. Auch wenn es viele Leidensgenossen gab: Seinen eigenen Kampf focht man alleine aus. Mit dem Schicksal oder mit Gott, und alles drehte sich darum, dass man den Sinn der Ungerechtigkeit nicht begreifen konnte, warum es gerade einen selbst erwischt hatte. Um diese schlimmen Momente des Haderns zu überstehen, hatte Ralf Lippert, der die Gruppe gemeinsam mit seiner Frau Renate leitete, ebenfalls das Forum *Wege ins Lichtmeer* empfohlen. Sie selbst waren dort als „RalLi" und „Nati" aktiv und gaben gute Tipps. Jetzt waren sie allerdings nicht online, sah Bruni, bevor ein privates Chatfenster aufging, in dem sie ein „Luxator" begrüßte. Zuerst war Bruni skeptisch, aber nach und nach kam ein anregendes „Gespräch" zustande.

„Und Sie studieren Medizin?", fragte Bruni im Verlauf.

„Ja, momentan mache ich ein begleitendes Praktikum an der MHH, aber es ist natürlich alles im Grunde für die Katz, weil ich sowieso bald sterbe." Die Direktheit, mit der er dies sagte, raubte selbst ihr für einen Moment den Atem.

„Es gibt also keine Hoffnung?", wollte Bruni wissen.

„Nein, keine. Ich habe akute Leukämie", erklärte der Gesprächspartner.

„Wann haben Sie das erfahren?", schrieb Bruni.

„Vor fünf Tagen."

Bruni las die Nachricht und tippte dann. „Bewundernswert, dass Sie trotzdem die Kraft zum Studieren haben, obwohl Ihnen die Medizin nicht einmal weiterhelfen kann."

„Ich lenke mich nur ab, weil ich nicht zu Hause sitzen und auf den Tod warten will."

Bruni musste schlucken. Es gab wirklich noch schlimmere Schicksale als ihr eigenes. Sie hatte wenigstens rund sechzig Jahre ihres Lebens, zwar mit Höhen und Tiefen, aber wenigstens intensiv auskosten können. Was für ein Drama, wenn ein junger Mensch Anfang zwanzig nicht einmal ansatzweise die Möglichkeit bekam, seine Vorstellungen und Ziele zu verwirklichen.

„Mir bleibt noch ein bisschen länger Zeit, sagen die Ärzte", schrieb Bruni, „allerdings habe ich mich gegen eine Chemotherapie entschieden und kämpfe jetzt mit einer gesunden Lebensweise gegen den Krebs an. Vielleicht ist das auch für Sie eine Alternative?"

„Vielen Dank, aber nein. Ich will jeden Tag bewusst bis zum Anschlag genießen. Volle Power, solange ich noch kann und dann haue ich ab, wann ich will", schrieb der Luxator.

„Wollen Sie damit sagen, dass Sie sich umbringen wollen?" Bruni rutschte unruhig auf ihrem Stuhl hin und her.

„Ja sicher, alles andere ist doch … Ich habe schon vorgesorgt und Kaliumchlorid zu Hause. Das spritze ich mir dann selbst und zack, bin ich weg. Exitus durch Herzstillstand. Völlig sichere Methode und absolut schmerzlos. Kann ich nur empfehlen."

Bruni war es, als ob ihr jemand einen Stich versetzt hatte, als sie das las. In einem Reflex schloss sie das Chatfenster und atmete tief durch. Damit wollte sie nichts zu tun haben. Auf der einen Seite konnte sie den jungen Mann verstehen, aber diese Zielstrebigkeit und Offenheit im Umgang mit dem eigenen Tod überforderte sie. Er wollte herbeiführen, wogegen sie ankämpfte. Ihr lag daran, auch noch das letzte Fitzelchen Leben bewusst verbringen zu können. Vielleicht dachte sie auch nur so, weil es ihr noch nicht schlecht genug ging, überlegte sie. Mit starken Schmerzen, deren Unerträglichkeit einen bis in den Wahnsinn trieb, sähe die Sache wahrscheinlich schon ganz anders aus. Möglicherweise wäre sie dann auch dazu bereit, dem allen ein Ende zu setzen. Ein bisschen plagte sie jetzt das schlechte Gewissen, dass sie einfach so aus dem Chat ausgestiegen war. Das zeugte von Feigheit, dachte sie, aber wenn sie ehrlich war, war sie das auch. Die Angst vor dem Tod ließ sie diesen endgültigen Zustand einfach ausblenden. Der Luxator hatte sie auf grausame, wenn auch unbeabsichtigte Art und Weise daran erinnert, was ihr bevorstand.

Missmutig war Berti auf Wolfs Einfahrt wieder zu seinem Wagen geschlendert. Irgendwie lief an diesem Abend alles nicht so, wie er wollte. Das nervte ihn. Gitta hatte sich noch nicht gemeldet. Sie saß wohl noch bei der Polizei und erzählte denen alles haarklein. Er legte den Rotwein, den er eben noch an der Tankstelle besorgt hatte, hinter die Vordersitze und schnallte sich an. Da es keinen Sinn machte, jetzt zwischendrin nach Hause in die Kornmasch zu fahren, steuerte er das „Minchen" an und setzte sich an die Bar, an der er ein Stück Heimatgefühl verspürte, denn Mickey, der Barkeeper aus alten Zeiten, war immer noch da und grinste ihn an. Aber was interessierte es ihn, ob der Weihnachtsmarkt in Bückeburg zu kurz war oder dass der Idaturm in ein paar Tagen unter dem Regime der Schlossküche neu eröffnen würde. Er nickte nur müde. Nach einem kurzen Wortgeplänkel ließ Mickey ihn in Ruhe. Barkeeper waren wie Therapeuten oder Pfarrer. Sie hatten ein intuitives Gespür dafür, ob einer reden wollte oder nicht. Er hatte gerade keine Lust dazu. Ihm graute vor Gitta, die sich bald wieder an seiner Seite in den Wagen fallen lassen würde. Sie hatte zu viele Silben in ihrem Plappermaul, die sie an ihn loswerden musste. Nach drei Bier empfand er endlich eine gewisse Gelassenheit, zwinkerte zwei blonden Miezen zu und zahlte, als seine Vermieterin ihm per SMS mitteilte, dass sie abgeholt werden wollte. Also rein ins Unvermeidliche, dachte er und fuhr in der Ulmenallee vor. Da stand sie schon mit ihrer Gehstütze samt forderndem Blick. So empfand er es jedenfalls, als er ausstieg, um ihr auf der Beifahrerseite in den Wagen zu helfen. Mit kurzen zustimmenden oder knurrend ablehnenden Lauten begleitete er ihren Bericht, ohne ein Wort sagen zu müssen. Das war eine Meisterleistung des Minimalismus', führte aber dazu, dass sie ihn besorgt ansah, als sie auf den Hof rollten. Beim Verabschieden bat sie ihn, sie doch noch kurz die Treppen hinauf ins Haus zu begleiten und presste sich an ihn, als sich die Tür geschlossen hatte. Sie war ausgehungert. Berti, der sexuell ebenfalls unterversorgt war und den die blonden, jungen Damen wieder daran erinnert hatten, dass er immerhin ein Mann war, konnte sich einer körperlichen Reaktion auf die plötzliche Nähe und Wärme weiblichen Fleisches nicht entziehen. In seiner Hose schwoll das fast vergessene Körperteil, während er Gittas Küsse erwiderte und sie sanft in Richtung Esstisch schob. Ihm fiel nichts Passenderes ein. So gut kannte er ihre Wohnung nicht. Die Gehstütze war schon am Eingang liegen geblieben. Sie humpelte kaum noch und stützte sich vornüber auf den Tisch, während er ihre Brüste massierte und dann den Gummizug ihres Rockes samt Strumpfhose und Schlüpfer nach unten riss. Sie roch gut und heiß nach Lust und stöhnte, als er mit der einen Hand in ihr herumfingerte, während er sich mit der anderen seiner Hosen entledigte. Jegliche Gedanken an Birte hatte er ausgeblendet. Er wollte einfach nur ficken. Als er in sie eindrang, spürte er, dass sie keine von den jungen Gören war wie die Volontärin, die er neulich vernascht hatte. Aber das hatte auch sein Gutes. Er brauchte einige Stöße länger und etwas mehr Fantasie, bis er in einem erlösenden Schrei über ihr zusammensackte wie tot. Dabei spürte er, dass er höchst lebendig war. Gitta hatte er dabei fast vergessen. Sie räkelte sich unter ihm.

Erst da löste er seinen Bauch schmatzend von ihrem Rücken und zog seinen Schwanz heraus, der immer noch ein bisschen steif war. Den letzten Tropfen wischte er heimlich an ihrem Shirt ab, bevor sie sich umdrehte.

„Willst du über Nacht bleiben?", fragte sie in der Hoffnung auf ein weiteres Mal.

„Nee, du", seufzte er, „ich bin total kaputt von dem langen Tag. Ich muss jetzt dringend schlafen."

„Schade", sagte sie, als sie ihn zur Tür begleitete und begriff, dass sie es sich entweder selbst besorgen oder unbefriedigt bleiben musste.

Als Berti endlich auf seinem Bett lag und sich ausstrecken konnte, fiel sein Blick auf das Smartphone und bescherte ihm den Anflug eines schlechten Gewissens, den er sofort beiseiteschob. Birte hatte sich nicht zurückgemeldet, obwohl sie doch längst gesehen haben musste, dass er angerufen hatte. Sei's drum, dachte er und schlummerte bei den Tagesthemen ein, ohne sich ausgezogen zu haben.

Birte hatte an diesem Abend weder Lust noch Zeit gehabt, ihren Lebensgefährten anzurufen. Sie saß am Bett ihres Vaters, hielt seine Hand und lauschte dessen Atemzügen. Eine Zeitlang hatte sie gedacht, dass er wieder leichter Luft bekäme, doch seit ungefähr einer halben Stunde schien sich das Röcheln zu einem Gurgeln verstärkt zu haben. Sie hatte auch den Eindruck, dass er flacher atmete. Ein Gefühl der Angst beschlich sie. Es war eine Mischung aus Furcht, Einsamkeit und der Panik allein zu sein. Da erinnerte sie sich an die Worte von Dr. Lührsen und nahm das Mobilteil von Vaters Nachttisch. Schon nach dem dritten Tuten ging er ran. Er schien noch nicht geschlafen zu haben.

„Ah, du bist es, Birte“, sagte er, als er ihre Stimme erkannt hatte.

„Ich brauche deine Hilfe, Thomas. Vater atmet ganz komisch. Kannst du bitte noch mal kommen oder ist es jetzt ungünstig?“

„Bin gleich da!“, versprach er, ohne große Worte zu machen und hatte schon die Arzttasche in der Hand, während er auflegte. Dabei dachte er nicht nur an den alten Mann, der im Sterben lag. Seine Gedanken wanderten vor allem zu Birte. Noch nie hatte er einen Menschen erlebt, der so verloren wirkte wie sie. Zerbrechlich, einsam und schutzbedürftig kam sie ihm vor. Er fragte sich, wie sie mit dem Tod ihres Vaters zurechtkommen würde. Für Knut selbst konnte er nicht mehr viel tun. Sein Lebensweg war an seinem Ziel angelangt. Jetzt galt es nur noch, ihm den Übergang so angenehm wie möglich zu gestalten. Aber es war lediglich ein Begleiten bis zu dem Punkt, an dem alles endete. Die Hürde, das Übertreten ins Nichts, oder, wenn man denn an Gott glaubte, in den Himmel, musste man allein bewältigen. Thomas Lührsen selbst stellte sich den Tod wie einen Schlaf ohne Traum vor, aus dem man nie mehr erwachte. Irgendwann endgültig fort zu sein, kam ihm dennoch skurril vor. Er konnte es sich nicht vorstellen, dass die Seele notwendigerweise erlöschen musste, wenn der Körper und damit das Gehirn seinen Dienst einstellte. Möglicherweise war es aber nur die Arroganz des menschlichen Egos. Bevor der Same seines Vaters das Ei seiner Mutter befruchtet hatte, hatte es ihn auch nicht gegeben.

So grübelnd und in seine Gedanken versunken, kam er bei den Bengtsons an und wurde von Birte schon an der Tür empfangen.

„Mach schnell, Thomas", rief sie ihm zu, „er ist ganz blau und bekommt schwer Luft."

Thomas nickte. Er wusste, dass Knut nun in die finale Phase eingetreten war und beschleunigte seine Schritte in Richtung Schlafzimmer. Die Schnappatmung war unverkennbar, ebenso die blassblaue Färbung der Hände und des Gesichts, die anzeigte, dass Knut nicht mehr genug Sauerstoff bekam. Er fühlte seinen Puls, der unregelmäßig schlug und zählte die Atemzüge pro Minute. Es waren inzwischen weniger als zehn. Knut selbst schien schon weit weg zu sein. Seinen Körper jedoch kostete das anstrengende Luftholen zusätzliche Kraft. Birte stand an der Seite des Bettes und hielt wieder die Hand ihres Vaters, die kühl in der ihren lag. Thomas bedeutete ihr, dass es zu Ende ging, indem er bedauernd den Kopf schüttelte. Dann streichelte er die Wange des alten Mannes und erzählte ihm vom Sommer. Er sprach langsam und behutsam von der bevorstehenden Ernte, die so gut ausfallen würde wie noch nie und von lauen Abenden, die man auf der Bank vor dem Bauernhaus genießen konnte, bis die Sonne unterging. Knuts eigene versank leise mit einem letzten Ausatmen in einer Winternacht, die wieder Frost bringen würde. Eine Kälte, die er im Gegensatz zu seiner Tochter nie mehr ertragen musste. Leise nahm er die leblose Hand aus Birtes klammernden Fingern und faltete sie in die andere auf Knuts Bauch. Die Augen waren geschlossen wie im Schlaf. Aus seiner Arzttasche nahm Thomas eine elastische Mullbinde und band diese um Knuts Kinn, damit der Mund später nicht offen stehen würde. Dann zog er die Decke glatt und bettete den Kopf so auf das Kissen, dass er nicht von allein zur Seite fiel. Über Birtes Gesicht liefen lautlose Tränen. Beide sagten nichts.

Nach einer unendlichen Weile nahm er ihre Hand und führte Birte aus dem Zimmer. Es musste schon tiefe Nacht sein.

„Hast du jemanden, der sich jetzt um dich kümmert?", fragte er, während er sich neben sie auf das Sofa setzte.

Birte dachte für einen kurzen, stechenden Moment an Berti und schüttelte vehement den Kopf.

„Dann bleibe ich, bis es hell wird", sagte er und legte den Arm um sie. An seiner Schulter weinte sie tonlos, bis sie eingeschlafen war. Die wachen Nächte hatten an ihr gezehrt. Das Ende der Sorge um einen geliebten Menschen war Schmerz und Erlösung zugleich. Er wartete eine Weile, bis sie fest schlief, dann legte er ihren Kopf vorsichtig auf eines der Kissen, hob die Beine aufs Sofa und deckte sie mit einem Wollplaid zu. Nachdem er den Ofen bestückt hatte, nahm er selbst in einem Ohrensessel gegenüber von Birte Platz und nickte ein, noch während er sie betrachtete.

Auch Oliver war an diesem Abend bei einem Menschen, der sterben würde. Im Gegensatz zu Knut geschah das jedoch ganz bewusst und war von langer Hand geplant. Rüdiger hatte sich schon vor sieben Jahren bei der Sterbehilfeorganisation *In Würde gehen* als Mitglied registrieren lassen. Das war kurz nach seiner Diagnose gewesen, die ihm bescheinigte, dass er an Chorea Huntington litt. Veitstanz wie man früher sagte, bei der Bereiche des Gehirns durch fehlerhaftes Eiweiß zerstört wurden, was dazu führte, dass man sich im Frühstadium unkontrolliert bewegte oder ungewollte Grimassen schnitt und später übel zugrunde ging. Rüdiger war damals neununddreißig gewesen. Die Diagnose war sein Todesurteil. Er war in seinem Körper gefangen, der mit ihm machte, was er wollte, und dazu verdammt, auf das unweigerliche Ende zu warten. Kaum einer überlebte länger als fünfzehn Jahre nach Ausbrechen der Erkrankung. Wann aber hatte es wirklich begonnen? Rüdiger wusste es nicht, aber die Ärzte sagten bei Diagnosestellung, dass rund ein Drittel seiner Restlebenszeit wohl schon verstrichen sei, als sie ihm mitleidig die Hand drückten und ihn wieder ins Leben entließen, das für ihn jegliche Normalität verloren hatte. Woran er und seine Frau Hildegard am schwersten trugen, war der Umstand, dass er die Krankheit an seinen Sohn weitervererbt hatte. Die Chance hatte fünfzig Prozent betragen. Sie hatten nach seiner Diagnose sofort einen Gentest machen lassen und zitternd, ja verzweifelt auf ein gutes Ergebnis gehofft, doch die Realität war brutal. Sebastian war jetzt fünfzehn. Er konnte zumindest noch auf eine weitere solche Zeitspanne bis zum Ausbruch der Erkrankung setzen. Das mitzuerleben würde Rüdiger erspart bleiben. So lange hatte er sowieso nicht mehr, aber Hildegard würde der Fluch ein zweites Mal treffen. Zum Glück war sie eine starke Frau. Sie hatte seine Depressionen, die psychischen Störungen, seine Ängste bisher geduldig ertragen und stand ihm zur Seite. Aber er wusste, was noch auf sie alle zukommen würde. Irgendwann könnte er seinen Körper wegen der unsteten Muskelzuckungen nicht mehr kontrollieren. Er würde Schwierigkeiten beim Schlucken bekommen und Mimik, Gestik sowie Sprache verlieren. Doch so weit wollte er es nicht kommen lassen, das wusste er damals schon. Hildegard hatte er seine Kontakte zu *In Würde gehen* verschwiegen. Er liebte sie wie am ersten Tag und wollte ihr diesen Teil seines Gehens ersparen. Sie hätte kein Verständnis dafür gehabt, dass er sich selbst das Leben nahm und hätte versucht, ihn davon abzuhalten. Diese zusätzliche Kraft, sich gegen ihren Willen durchzusetzen, konnte er nicht aufbringen. Zwar wollte er so lange warten, bis es nicht mehr ging, aber er musste die Fähigkeit behalten, noch selbst um die Sterbebegleitung zu bitten. Jetzt war der richtige Moment gekommen. Sebastian befand sich in einem Alter, in dem er verstehen und eine Stütze für seine Mutter sein konnte.

Es hatte Rüdiger viel Geld gekostet, bis alles soweit mit der Sterbehilfeorganisation geklärt war. Er konnte jederzeit kurzfristig eine Suizidbegleitung bekommen. Auf den jährlichen Versammlungen hatte er die Mitarbeiter kennengelernt und sich für Oliver als Begleiter entschieden. Er machte den wärmsten und einfühlsamsten Eindruck, aber das war ein reines Bauchgefühl.

Rüdiger wusste endgültig, dass der Zeitpunkt für den Abschied gekommen war, als sich seine Beinmuskeln vor einigen Tagen verkrampft hatten und er vornüber gefallen war. In grotesker Stellung musste er anderthalb Stunden völlig hilflos liegen bleiben, ohne sich bewegen zu können. Hildegard und Sebastian sollten davon nichts mitbekommen. Als sie wieder nach Hause kamen, hatte er sich bereits aufs Sofa gerettet und tat so, als ob er lediglich müde war. Wobei das der Wahrheit entsprach, denn der Anfall hatte ihn ermattet. Jetzt zuckten seine Glieder in schnellerer Frequenz und mahnten ihn, keine Zeit mehr zu verlieren, aber zu seiner Familie sagte er kein Wort. Er plante jetzt. Der Umstand, dass Hildegard Anfang Dezember übers Wochenende mit Sebastian zum Geburtstag ihrer Mutter fahren wollte, kam ihm entgegen, vor allem weil Erna anschließend mit zu ihnen nach Wittmund kommen wollte. Es war gut, wenn sie beim Überbringen der Nachricht und auch später nicht allein war. Oliver hatte versprochen, seinen Tod direkt in Brake bei Hildegards Familie bekannt zu geben, nachdem er gestorben war. Normalerweise nahmen die Menschen das Mittel am liebsten zu Hause ein, aber das wollte er niemandem antun. Hildegard sollte in kein Bett steigen müssen, in dem er gestorben war. Als Alternative hatte Oliver einen Raum im Gebäude der Organisation angeboten. Man arbeitete dort auch eng mit einem Mediziner und einem Bestatter zusammen, sodass sich Hildegard um nichts kümmern musste. Er würde dann nach Wittmund in einer Urne zur Beerdigung überführt werden. So grotesk es auch klang. Es hatte ihm eine gewisse Freude bereitet, das alles zu planen, die Grabstätte, die Musik, den Behälter, in dem seine Asche liegen sollte, auszusuchen. Ein morbider Charme vielleicht, aber für ihn war es eine Beruhigung, alles geregelt zu wissen. Er hatte sein Feld bestellt.

Mit der NordWestBahn war er am Tag nach Ernas Geburtstag kurz vor halb vier in Oldenburg angekommen. Überall war es schon weihnachtlich geschmückt. Die Adventszeit hatte begonnen und würde ohne ihn zu Ende gehen, dachte er wehmütig. Beim Umsteigen in Sande hatte er kurz gezögert, weil er das Gefühl hatte, dass sein Knie steif wurde, aber das legte sich zum Glück wieder. Oliver begrüßte ihn vor dem Oldenburger Hauptbahnhof. Es war, als ob ein Freund ihn abholte. Seine verbindliche, herzliche Art ließ ihn etwas aufatmen. Rüdiger folgte ihm zu seinem Wagen. Es war dennoch eine stille Fahrt. Das Gepäck, das neben ihm lag, bestand nur aus einem feinen, schwarzen Anzug mit Fliege. Er war frisch rasiert. Waschzeug würde er nie mehr benötigen. Die nahende Endgültigkeit machte ihm nun doch zu schaffen.

Oliver beobachtete ihn durch den Rückspiegel. Noch war er Chauffeur, aber wenn man es mit dem Blick auf alte griechische Mythen betrachtete, war er auch eine Art Fährmann, der Rüdiger über den Fluss ins Reich des Todes brachte. Wenigstens sah er nicht so furchterregend aus, dachte er und versuchte seinen Passagier einzuschätzen, der, von unkontrollierten Zuckungen geschüttelt, im Heck des Wagens saß. Würde es ein einfaches Prozedere werden oder folgten erst stundenlange Gespräche? Das Sterben der Menschen oder ihr Weg dorthin war so unterschiedlich wie deren Leben vorher. Der eine verließ diese Welt leise und bewusst, der andere haderte noch mit seinem längst gefassten Entschluss, aber sie gingen alle, die bis an diesen Punkt gekommen waren. Keiner hatte sich je umentschieden.

Oliver parkte im Hof, hielt Rüdiger die Tür auf und bat ihn in den Gesprächsraum. Einen Kaffee lehnte er ab und bat nur um ein Glas Wasser, dessen Inhalt er zum Teil verschüttete, da sich seine Symptome durch Stress verschlimmerten.

„Ich möchte es bitte so schnell wie möglich hinter mich bringen", bat Rüdiger, der sich momentan nicht viel anders fühlte als ein Delinquent, der auf seine Hinrichtung wartete. Dabei hatte er keine Strafe zu verbüßen. Und selbst wenn er eine für irgendetwas verdient hatte, war sie in den vergangenen Jahren weidlich abgebüßt worden.

„Wir müssen zunächst noch ein paar schriftliche Dinge erledigen", sagte Oliver ruhig, „aber keine Sorge, das dauert nicht lange."

„Wie geht es dann weiter?", wollte Rüdiger wissen.

„Ich führe Sie in einen Raum, in dem Sie sich so ankleiden können, wie Sie bestattet werden möchten. Dort finden Sie auch eine Bibel und können sich noch einmal sammeln, wenn Sie es wünschen, oder ein paar Zeilen verfassen, die später an Ihre Familie übergeben werden", erklärte Oliver.

„Ich habe bereits alles vorbereitet", sagte Rüdiger und bemühte sich, seine Tasche zu öffnen. Es gelang ihm nicht. Er konnte seine Hände nicht kontrollieren.

„Die Schreiben können Sie mir später geben", versuchte Oliver die Situation zu entschärfen, da er spürte, wie sich sein Gegenüber innerlich aufregte und verkrampfte. „Kommen Sie!", sagte er beruhigend. „Wenn Sie fertig sind, lassen Sie es mich wissen, aber nehmen Sie sich die Ruhe und die Zeit, die Sie brauchen."

Der junge Mann brachte ihn in einen kargen Raum, der nur aus einem Tisch mit Stuhl und einem Schrank bestand. Angrenzend war eine kleine Nasszelle eingerichtet worden. Dann nickte er Rüdiger noch einmal zu und schloss die Tür hinter sich. Als er allein war, setzte sich Rüdiger und versuchte, sich zu beruhigen. Es dauerte eine Weile, bis er seine Finger zum Öffnen der Tasche benutzen konnte. Nur zwei Briefe hatte er geschrieben, einen für Hildegard und einen für Sebastian. Alle anderen waren ihm nicht wichtig genug gewesen. Sie waren handschriftlich verfasst, und das hatte ihn viel Zeit gekostet, damit man es überhaupt lesen konnte, aber er fand es persönlicher. Trotzdem sahen die Zeilen aus, als ob ein schludriger Schreibanfänger sie aufgesetzt hatte. Die beiden würden es ihm nachsehen. Ob sie ihm auch die Umsetzung seines eigenen Sterbewunsches verzeihen konnten, wusste er nicht. Das war es, was es für ihn am schlimmsten machte. Er seufzte.

Währenddessen saß Oliver im Nebenraum und las Zeitung. Er hoffte, dass sich Herr Marquardt nicht allzu lange Zeit ließ, trotzdem war er immer darauf eingestellt, dass es summa summarum ein paar Stunden dauern konnte, auch wenn einer vorher gesagt hatte, dass er es schnell hinter sich bringen wollte. Zum Ende hin zögerten die meisten noch einmal, vielleicht weil sie wussten, dass danach nichts mehr kam und es schwer war, alles in diesem Bewusstsein aufzugeben. Manch einer, der sehr gläubig war, hatte es auf der einen Seite leichter, falls er trotz seiner Selbsttötung auf einen Platz im Himmel vertraute. Aber das interessierte Oliver alles nicht. Jeder musste selbst wissen, was er tat. Sie waren alle erwachsen und hatten sich ihren Schritt lange und reiflich überlegt. Er begleitete die Menschen nur, und darin war er ein echter Profi. Wie ein Chamäleon konnte er sich auf sein Gegenüber einstellen. Das geschah in Nullkommanichts, im Bruchteil einer Sekunde. Dann wusste er, mit wem er es zu tun hatte und wie er auf denjenigen eingehen konnte. Sein charmantes Äußeres sowie seine dunkle, sanfte Stimme ließen ihn die meisten Begleitungen für sich verbuchen, und das war bares Geld. Die Organisation zahlte ihm je nach Aufwand zwischen eintausendfünfhundert und zweitausendfünfhundert Euro pro Einsatz. Dafür nahm er die Wartezeit gerne in Kauf, sie war ihm sogar recht. Er liebte seinen Beruf, auch wenn er seinerzeit beim Studium der Philosophie, Psychologie und Theologie nicht daran gedacht hatte, in diese Richtung zu gehen. Oliver war mehr durch Zufall auf die Annonce von *In Würde gehen* gestoßen und hatte sich aus purer Neugier beworben. Inzwischen sah er das als reinen Glücksfall an, denn sein Beruf ließ ihm viel Zeit, sich weiter mit seinen geistigen Studien zu beschäftigen, während er darauf wartete, dass ein Mensch zum finalen Prozedere bereit war. In seiner Tätigkeit war er sehr professionell. Er konnte stolz sein, von sich sagen zu können, dass bisher ausnahmslos jeder seiner Kunden zufrieden von dieser Welt geschieden war. Sein Ruf hatte sich inzwischen herumgesprochen, und so war er auch gelegentlich für andere Sterbehilfeorganisationen in Hannover und Hamburg aktiv.

In seinem Gebaren unterschied er sich kaum von dem eines Geistlichen, eines Trauerredners oder Bestatters. Eine Art distanzierter Würde lag schon in seinem Wesen und machte seine Person aus. Dabei war er zugleich verbindlich und einfühlsam, ohne dem anderen zu viel Nähe zu gestatten.

Die Spanne, die dadurch zwischen ihm als Begleiter und dem Sterbewilligen entstand, überbrückte er mental mit Blicken und Worten, sodass es sein Gegenüber gar nicht bemerkte.

Zaghaft klopfte es. Rüdiger Marquardt war bereit. Oliver holte ihn an der Tür ab. Ein leichter Duft frischer Seife mischte sich in den, der aus der Angst emporstieg. Kein noch so bewusster Weg in den Tod ist leicht, dachte Oliver und führte ihn in einen Raum, der das komplette Gegenteil des vorigen war. Warm und gemütlich sah er mit seinen dunklen Antiquitäten aus. Die Wände waren in einem cremefarbenen Gelb gestrichen. An der einen Seite stand ein Mahagonibett mit passendem Stuhl davor. Auf dem Nachttisch erinnerten gelbe Tulpen daran, dass auch nach diesem Winter wieder ein Frühjahr folgen würde – jedoch nicht für Rüdiger Marquardt. Das war ihm mit einem Blick auf die weißen Kissen schmerzlich bewusst.

„Wird es auch wirklich nicht wehtun?“, stammelte er seine Frage, denn der Stress verschlimmerte seine Symptome.

„Ganz bestimmt nicht“, versprach Oliver mit sanfter Stimme, „Sie schlafen ein, ganz tief und fest, wie in einer Narkose. Erst dann setzt die Atmung aus, aber davon werden Sie nichts mitbekommen. Sie gleiten ganz ruhig und friedlich hinüber, ohne ein Aufbäumen oder Zucken. Vielleicht stellen Sie es sich so vor, dass der Schlaf so warm und schön wird, dass Sie daraus nicht mehr erwachen wollen.“

„Muss ich liegen oder kann ich auch hier auf dem Stuhl sitzen?“, fragte Rüdiger völlig überflüssigerweise. Oliver kannte das schon. Die extreme Situation lähmte das logische Denken.

„Zu einem tiefen Schlummer findet man am besten im Liegen, denken Sie nicht? Sie können sich zunächst aufsetzen, während Sie trinken. Meinen Sie, das ist möglich oder bereitet es Ihnen Mühe, das große Glas zu halten?" Oliver hatte seine Zuckungen mit Sorge betrachtet. Das Glas war schwer, denn es befand sich rund ein halber Liter Flüssigkeit darin. Sie sollte möglichst zügig getrunken werden.

„Ich wwweiß nicht ...", stotterte Rüdiger hilflos.

„Sie wissen, dass ich Ihnen dabei nicht helfen kann", sagte Oliver bedauernd, „aber Sie könnten ein Kissen unterlegen, das Ihnen das Halten des Glases erleichtert."

Rüdiger nickte. „Soll ich mit den Schuhen ins Bett?"

„Wie Sie es wünschen. Es richtet sich alles nach Ihren Vorlieben. Sie bestimmen den Ablauf, das Wann und das Wie. Wir können auch dafür sorgen, dass Ihnen die Schuhe später wieder angezogen werden, wenn Sie Bedenken haben."

„Ja, bitte", sagte Rüdiger und streifte sie ab, „ich bin ein ordentlicher Mensch."

„Möchten Sie Musik?", fragte Oliver. „Vielleicht ein bisschen Mozart?"

„Musik wäre schön. Aber lieber Mahlers Zweite. Die Auferstehungssymphonie. Den fünften Satz mit dem Choral ‚Auferstehen'", bat Rüdiger zitternd.

Oliver nickte, rief YouTube auf und steckte sein iPhone in die Docking-Station. Dabei ließ er den Mann nicht aus den Augen, der mit Schwierigkeiten ins Bett stieg. Seine Glieder gehorchten ihm nicht so, wie er wollte. „Darf ich Ihnen helfen?", fragte er sanft und reichte ihm die Hand.

Rüdiger schüttelte den Kopf und legte sich nach einigen Mühen auf das Kissen. Die Decke zog er zum Kinn.

„Möchten Sie erst noch einen Moment liegen und Ruhe in der Musik finden?", fragte Oliver behutsam. „Ich kann auch später wiederkommen."

„Nein!“, sagte Rüdiger. Er rief es fast. Es sollte nun schnell geschehen. Er hatte Angst. Panik. Warum er? Die Ungerechtigkeit der Situation schlich sich auf einmal wieder in sein Bewusstsein und ließ seine Glieder beben. „Ich möchte es hinter mich bringen.“

„Dann setzen Sie sich bitte auf“, bat Oliver.

Rüdiger tat sein Bestes, aber sein ganzer Körper war in Unruhe geraten. Als er endlich saß, schlug sein Arm gegen die Wand, ohne dass er dagegen etwas hatte tun können.

Oliver sah zu und traf eine Entscheidung. „Herr Marquardt, Sie sollten sich doch für den Injektionsautomaten entscheiden. Dann brauchen Sie nur einen Knopf zu drücken. Ich bin überzeugt davon, dass das der bessere Weg ist“, schlug er vor.

„Wie geht das vor sich?“, fragte Rüdiger und hatte Schwierigkeiten sich zu artikulieren. Die Zunge gehorchte ihm nicht.

„Ich lege Ihnen einen venösen Zugang zum Automaten. Im Gerät befinden sich zwei Flüssigkeiten in Spritzen. Zuerst wird Ihnen nach dem Knopfdruck ein Kurznarkotikum injiziert und gleich danach ein Mittel, das zum Herzstillstand führt. Die Wirkungsweise ist dieselbe, nur etwas direkter. Es geht schmerzlos und unglaublich schnell.“

„Ja, b…itte machen Sie das“, stotterte Rüdiger.

„Zur Dokumentation werde ich eine Videokamera mitlaufen lassen, aber das ist Ihnen ja bekannt“, erwähnte Oliver noch einmal zur Sicherheit.

Rüdiger nickte. Sein rechtes Bein trat gegen die Bettunterseite.

„Dann entschuldigen Sie mich bitte kurz“, bat Oliver und entfernte sich. Nach kurzer Zeit kam er mit einem giftgrünen Kasten auf Rollen zurück und öffnete einen Schrank gegenüber. In ihm stand die Kamera. „Wenn Sie nun bitte den linken Arm freimachen könnten ..."

Rüdiger schob zuckend den Ärmel hoch, konnte den linken Arm aber ebenfalls nicht stillhalten.

„Ich werde den Arm zu Ihrer Sicherheit fixieren müssen", sagte Oliver bedauernd, „sonst kann ich keine Braunüle legen. Sie könnten sich den Zugang auch unbewusst herausreißen. Das möchte ich Ihnen ersparen." Und mir auch, dachte er bei sich. „Den linken Arm binde ich mit einer Mullbinde am Bett fest, wenn Sie gestatten."

„Machen Sie!", stöhnte Rüdiger, „machen Sie schnell! Ich kann nicht mehr, und ich will auch nicht mehr."

Zum Glück hatte Rüdiger gute Venen. Doch auch so war es nicht einfach, in den unter der Fixierung bebenden Arm eine Butterfly-Kanüle zu legen. Oliver klebte die Flügel mit Leukosilk fest, als er sicher war, dass sie richtig saß. Als er die Schraubverbindung der Kanüle löste, floss das Blut bis zum Schlauchende, das er anschließend mit dem Zulauf des Injektionsapparates verband. Alles war bereit. Rüdiger lag still und mit geschlossenen Augen da, als sei er schon fort. „Ich stelle jetzt die Kamera auf Aufnahme und starte die Musik, falls Sie gestatten. Wenn Sie so weit sind, drücken Sie den Knopf hier. Möchten Sie, dass ich bei Ihnen bleibe? Oder soll ich mich zurückziehen?" Er gab Rüdiger, der inzwischen wieder zu ihm sah, eine Fernbedienung in die rechte Hand.

„Bitte bleiben Sie ...", flüsterte er. Er war jetzt mit einem Mal ganz ruhig. Seine Zuckungen ließen nach. „Die Briefe an meine Frau und meinen Sohn habe ich nebenan auf den Tisch gelegt. Danke für alles. Ich bin froh, dass es gleich vorbei ist. Das Davor ist schlimmer als der Moment selbst."

Oliver konnte seine Erleichterung fast körperlich spüren und sah ihn freundlich, fast liebevoll an. Dann drückte er auf „Rec" am Videogerät und ließ Mahlers Choral laufen. Still nahm er am Fußende des Bettes Platz und lauschte der Musik, ohne Rüdiger aus den Augen zu lassen. Als der Solo-Sopran einsetzte, betätigte der Todkranke den Auslöser und machte sich selbst zu seinem Erlöser. Schon wenige Sekunden später begann das Narkosemittel zu wirken. Die Zuckungen und unkontrollierten Bewegungen hörten auf, noch bevor das Kaliumchlorid zu wirken begann. Dann hörte alles auf. Mit dem letzten Akkord aus Mahlers Choral „Auferstehen" verklang auch der Ton seines Herzens. Es war vollbracht.

Ein anderer blieb sich selbst überlassen. Mirko, dem niemand wirklich helfen konnte. Er war lange zuvor in der düsteren Seite seines Selbsts versunken. Ihn interessierte nichts, er wollte auch nichts mehr. Im Grunde war er längst tot, nur sein Körper existierte noch, weil er eine Scheißangst vor Schmerzen und damit vor dem Sterben hatte. Nur deshalb lebte er weiter. Der Weg in den Tod tat weh. Was körperliche Qualen anrichten konnten, wusste er nur zu gut. Noch heute duckte er sich bei zu lauten Geräuschen, wenn er nicht aufpasste. Schreien und metallische Geräusche oder das Klatschen von Leder gehörten dazu. Sein Schließmuskel war vor Jahren durch massive Gewalt irreparabel gerissen. Jeder Kauf windelförmiger Einlagen brach eine weitere Ecke seines Selbstbewusstseins ab, von dem sowieso nicht mehr viel übrig war. Aber ohne ging es nicht und auch mit war es eine Tortur. Er hatte immer das Gefühl, dass er stank. Die Ärzte hatten ihm die Anlage eines Seitenausgangs empfohlen, doch er scheute die Operation, wie er jegliches Hantieren an seinem Körper ablehnte. Andere hatten ihn zu oft angefasst. Vor medizinischen Instrumenten hatte er Panik. Auch eine Narkose lehnte er ab, da er nicht selbst kontrollieren konnte, was dann mit ihm geschah. Mittlerweile hatten sich zahllose Therapeuten und Psychologen mit ihm beschäftigt und nach und nach aufgegeben, da er in keiner Weise kooperativ war. Er wollte nicht mehr leben und konnte sich nicht umbringen. Ein marterndes Dilemma. Hier in Aerzen mühten sie sich ebenfalls, kamen aber auch nicht an ihn heran. Er ließ nichts zu. Von den Mitpatienten hatte ihn einer heimlich den „Zombie" genannt, und er fand, dass das den Kern der Sache ziemlich gut traf. Untot mit marodem, stinkendem Körper – ja, genau das war er. Er wollte einfach in Ruhe gelassen werden. Irgendwann würde der Zeitpunkt kommen, an dem das Ertragen seiner eigenen Existenz schlimmer war als die Angst vor dem schmerzhaften Selbstmord.

Einer hatte abends, als kein Betreuer in der Nähe war, in der Runde erzählt, dass es Möglichkeiten gäbe, ganz sanft abzutreten. Da hatte er lange Ohren bekommen. Es war das erste interessante Gespräch in der Einrichtung gewesen. Mit dabei saß auch diese Isabella, die ihn nervte, seitdem er hier angekommen war. Immer scharwenzelte sie um ihn herum und suchte seine Nähe. Helfersyndrom wahrscheinlich. Ihre Gesprächsversuche hatte er im Keim erstickt, indem er einfach nicht reagierte, doch das schien sie noch mehr anzustacheln. Jetzt folgte sie fasziniert den Schilderungen ihres Gegenübers, der sich gerade über Schlafmittel, chemische Cocktails und eine Überdosis Morphium ausließ. Alles kalter Kaffee, erkannte Mirko, bis der Typ auf einmal von einer Sterbehilfeorganisation nahe Hannover berichtete, die einem für gutes Geld eine Mixtur zur Verfügung stellte, selbst wenn man „nur" psychisch und nicht körperlich unheilbar krank war. Man schlief einfach ein, wie ein Hund beim Tierarzt, der das Aussetzen seines Herzschlags gar nicht mehr mitbekam. Das hörte sich gut an, fand Mirko, und hoffte, dass er noch etwas über die Kosten erfahren würde. Doch als er mitbekam, dass der komfortable Übergang ins Jenseits dreißigtausend Euro und mehr kosten konnte, schaltete er wieder ab. Das konnte er sich von Hartz IV nicht leisten. Ihm blieb nur die Möglichkeit eines ärmlichen Selbstmordes, der wehtat und auch meist das Risiko in sich trug, dass man irgendwie überlebte.

Isabella fand die Vorstellung gruselig, dass sie vorab mit anderen Menschen über ihre Absicht zur Selbsttötung sprechen sollte. Wenn man so etwas plante, dann geschah das doch heimlich. Trotzdem erwog sie für einen kurzen Moment den Gedanken, ihr Erbe zu Geld zu machen, falls sie das Leben nicht mehr aushalten konnte, musste sich dann aber eingestehen, dass das Ganze für sie zu aufwendig und indiskret war. Die Idee behielt sie im Hinterkopf. Gut, dass der Therapeut nichts von ihren Gedanken wusste, dachte sie.

Es war auch gut, dass Moni keine Ahnung davon hatte. Sie hätte keine ruhige Minute mehr gehabt. Ihr blieb ebenfalls verborgen, dass ihre Nichte eine neue Zimmergenossin mit den Worten „Vicky, was machst du denn hier?" begrüßte.

Der Nikolaustag fiel auf einen Sonnabend und schon am Tag vorher lockte der frische Schnee etliche Familien mit ihren Schlitten in den Harrl. Den Waldboden bedeckte eine lockere, weiße Schicht, auf der sich kleinere Kinder schon gut ziehen ließen.

Es gab aber noch einen anderen Grund, zur Kuppe des Harrls zu wandern – und der hieß Neugierde. Man wollte schon einmal einen Blick durchs Fenster werfen. Die Turmgaststätte, die schon seit langer Zeit verwaist zu Füßen des Sandsteinmonumentes lag, hatte endlich einen neuen Pächter. Sie sollte am siebten Dezember eröffnet werden. Nach und nach waren die Räumlichkeiten renoviert und sogar eine Wasserleitung zum Turm hoch verlegt worden. Der Blick durch die Scheiben versprach ein gemütliches Ambiente bei Kaminfeuer.

Lars Michallek stapfte mit seiner Frau und Töchterchen Greta den Kammweg entlang, wobei die Dreijährige fröhlich krähte, da sie auf einem Schlitten saß, der bei jeder Wurzel, über die er gezogen wurde, etwas hüpfte.

„Pass doch auf!", schimpfte Ines mit ihrem Mann. „Nicht, dass sie noch rausfällt."

„Du siehst doch, was für einen Heidenspaß sie hat", lachte Lars, „außerdem hält sie sich am Kindersitz fest."

Dass das mit dem Festhalten nicht wirklich gut klappte, musste sich Lars eingestehen, als der Schlitten etwas seitlich abdriftete. An einer richtig dicken Wurzel bockte das Gefährt auf und kippte zur Seite.

Greta kullerte in den Schnee und schrie. Noch lauter schimpfte Ines, die es hatte kommen sehen, während sie Greta aufhob, die Beule an der Stirn begutachtete und zwischen den Tiraden pustete. Lars war sauer und zerknirscht zugleich. Musste sie denn immer alles herbeireden, dachte er und stieß mit der Fußspitze wütend nach dem verschneiten Übeltäter, der allerdings nicht fest verwachsen war, sondern wie ein loser Ast davonflog. Nur, dass er anstelle von Zweigen vier von fünf Fingern hatte. Lars, der Mitglied bei der Freiwilligen Feuerwehr in Bergdorf war, erkannte sofort, dass er es mit einem Arm zu tun hatte und starrte dem gefrorenen Flugobjekt ungläubig hinterher. Zuerst fehlten ihm die Worte, dann wurde er bleich. Als Ines beim Schimpfen Luft holte und ihrem Mann ins Gesicht sah, bekam sie einen Schreck.

„So habe ich es doch gar nicht gemeint. Nun nimm es dir nicht so zu Herzen. Die Beule wird schon wieder weggehen. Du musst nur etwas vorsichtiger sein, oder wir müssen sie zwischendurch auf den Arm nehmen, wenn sie nicht laufen will."

Lars hörte sie nicht. Er überlegte fieberhaft, ob er irgendwie aus dieser Situation herauskommen konnte. Vielleicht hatte er sich auch geirrt, versuchte er sich einzureden und das Bild aus seinem Kopf zu verdrängen.

„Lars?", rief Ines und schüttelte ihn. „Du kannst dich beruhigen. Ihr ist nichts Schlimmes passiert."

„Ihr nicht", sagte er mit rauer Stimme, „aber irgendjemand anderem."

Sie sah ihn verständnislos an.

„Ich bin über keinen Ast gefahren. Das war ein Arm. Geh du bitte mit Greta nach Hause. Ich muss die Polizei anrufen und hier auf die Beamten warten."

„Wie meinst du das? Ein Arm? Das ist doch Quatsch. Bestimmt ein Stück Holz ohne Rinde. Schau doch noch mal genau nach", bat sie.

Es schüttelte ihn innerlich. „Nein! Ines, geht jetzt sofort nach Hause. Ich werde mir das Ding nicht noch mal ansehen. Ein Ast hat keinen Daumen und ihm fehlt auch nicht der Zeigefinger. Glaub' mir, es ist ein Arm. Denkst du, ich habe Bock, hier allein im Wald neben einem Leichenteil auf die Kripo zu warten?"

Jetzt wurde Ines blass. Wie ekelig. Ein Stück von einem Toten, und ihre Tochter wäre auch beinahe noch daraufgefallen. „Ich verstehe nicht, wieso hier auf dem Weg ein Arm liegt", sagte sie. „Wo ist denn der Rest?"

Lars stöhnte, denn er wollte das überhaupt nicht wissen.

„Meinst du, hier ist noch mehr? Vielleicht war das ein Mord? Jemand hat heimlich einen Toten vergraben?" Ihre Wangen glühten jetzt.

„Du siehst zu viele Krimis", sagte er genervt. „Ich werde dir nachher alles haarklein erzählen, aber jetzt ab nach Hause. Die Lütte wird noch kalt." Greta, die das alles auch inzwischen langweilig fand, zog an Papas Hose. „Litten fahn!", verlangte sie.

„Das macht Mama", erklärte er und setzte sie in ihre Kissen. „Und nun ab mit euch!"

Ines hätte das Geschehen gerne weiter verfolgt, aber sie sah ein, dass sie mit Greta nicht im Wald bleiben konnte und verabschiedete sich mit einem Klaps auf Lars' Schulter. „Wo hast du das Ding denn hingepfeffert?", wollte sie wissen. Es sollte beiläufig klingen, aber er wusste, dass es sie brennend interessierte.

„Da hinten", sagte er und zeigte mit dem Finger nach links, „aber tu dir selbst einen Gefallen und schau nicht hin. Manche Bilder vergisst man nicht."

„Ja, ja", gab sie zurück und stierte beim Weitergehen ins Dickicht. Die Hand, die sich locker in einer Astgabel verkeilt hatte, winkte zum Abschied leicht im Wind. Ines packte das Grausen. Sie rannte so schnell sie konnte am Turm vorbei und davon. Der Schlitten mit der jauchzenden Greta flog hinterher. Er lag sicher auf dem Weg, der ab hier zwar etwas abschüssig, aber vollkommen eben war, falls keine weiteren Fragmente einer Leiche ihn aufhielten.

Neben einem Toten saß auch Oliver. Er hatte Rüdigers Würde gewahrt und den Choral bis zu Ende gehört. *Sterben werd' ich, um zu leben,* sang der Chor, und das klang ebenso schön wie verheißungsvoll, aber er selbst glaubte nicht an eine Auferstehung. Während er sich erhob, um Arzt und Bestatter zu informieren, warf er einen kurzen Blick auf Rüdiger und fühlte zur Sicherheit seinen Puls. Nichts regte sich mehr. Die Videokamera stoppte er im Vorbeigehen, dann entkoppelte er die Verbindung zwischen Rüdiger und dem medizinischen Apparat und schob ihn in einen Nebenraum. Dem Toten faltete er die Hände, deckte ihn zu und stützte das Kinn mit einer farblosen Kunststoffschiene, die sie extra entwickelt hatten, weil es schöner aussah als eine Binde um den Kopf. Es dauerte keine Stunde, da hielt er den Totenschein in der Hand und konnte mit den zwei Briefen an die Hinterbliebenen in Richtung Brake aufbrechen. Rüdiger lag bereits im Sarg auf der Fahrt zum Bestattungsinstitut. So ging jeder seiner Wege. Ihre Begegnung war nur kurz gewesen. Sie hatte keine Spuren in Olivers Leben hinterlassen.

Erna Schlüter war verwirrt, als ein ihr unbekannter Mann in schwarzem Anzug an der Tür klingelte und nach ihrer Tochter verlangte. Was er denn wolle, fragte sie ihn, aber er antwortete, dass er das Frau Marquardt nur persönlich sagen könne und bat um Einlass. Etwas an ihm vermittelte ihr, dass es dringend sei und keinen Aufschub duldete.

Es war nur ein Gefühl, eine Intuition. Normalerweise ließ sie niemanden ins Haus, den sie nicht kannte. Warum sie jetzt eine Ausnahme machte, konnte sie sich selbst nicht erklären. Sie führte ihn in die Stube, in der Hildegard und Sebastian saßen und wartete in der Tür.

„Ich möchte bitte mit Frau Marquardt allein sprechen", bat Oliver.

Erna sah Hildegard fragend an, doch die zuckte nur mit den Schultern. „Komm Oma", sagte Sebastian, „wir gehen solange in die Küche." Ihn interessierte es sowieso nicht, was der komische Kerl von seiner Mutter wollte.

„Ähem", räusperte sich Oliver, drückte Hildegard sanft in den Sessel zurück und setzte sich ebenfalls. „Frau Marquardt, Ihr Mann hat mich gebeten, Sie zu informieren, dass er sein Leben vorzeitig beendet hat. Diese Briefe soll ich Ihnen übergeben."

Stille. Fassungslosigkeit lag schwer im Raum.

Es gab keinen Weg, eine solche Nachricht sanft zu überbringen. Egal in welche Worte man sie kleidete, das Resultat war immer dasselbe. Ein geliebter Mensch war tot.

Hildegard wurde kreidebleich. Sie sah jetzt fast so aus wie Rüdiger, kurz bevor er eingesargt worden war. „Nein, das kann nicht sein", stammelte sie.

„Doch", antwortete Oliver mit leiser Stimme, „Ihr Mann hat sich unserer Sterbehilfeorganisation schon vor langer Zeit angeschlossen. Er wollte nicht warten, bis ihn die Krankheit hilflos machte oder er erstickte. Davor hatte er am meisten Angst."

„Sie haben ihn umgebracht", schrie Hildegard. Erna und Sebastian kamen aus der Küche gerannt. Im Türrahmen blieben sie stehen und versuchten zu begreifen, was geschehen war. „Rüdiger ist tot!", schluchzte Hildegard. „Der Kerl da hat ihn auf dem Gewissen."

Oliver räusperte sich. „Bitte entschuldigen Sie, Frau Marquardt, aber Ihr Mann hat seinem Leben selbst ein Ende gesetzt, weil er es wollte. Ich war auf seinen Wunsch hin nur bei ihm, als es geschah und habe ihn begleitet."

„Wo ist er?", fragte Hildegard unter Tränen. Sebastian schmiegte sich an sie. Auch seine Augen waren feucht.

„Er ist bereits auf dem Weg zur Einäscherung", erklärte Oliver.

„Ich kann ihn nicht mal mehr sehen?"

„So hat er es verfügt. Bitte beruhigen Sie sich. Die Urne wird nach Wittmund überführt. Dort können Sie in aller Ruhe Abschied von Ihrem Mann nehmen." Oliver machte eine Pause. „Hier sind Briefe für Sie und Ihren Sohn."

Hildegard riss ihm die Umschläge aus der Hand und presste sie an sich. „Gehen Sie! Ich will Sie nie wiedersehen!"

„Das verstehe ich", sagte Oliver, „ich lege Ihnen eine Visitenkarte unserer Sterbehilfeorganisation auf den Tisch, falls Sie noch Fragen haben. Der Bestatter wird sich bei Ihnen melden. Ich wünsche Ihnen und Ihrem Sohn alles Gute." Er atmete auf. Das war immer der schwerste Teil seiner Aufgabe. Er war froh, wenn er das Überbringen der Nachricht hinter sich hatte. Langsam erhob er sich und legte eine Visitenkarte vor Hildegard auf den Tisch. Dann nickte er Rüdigers Hinterbliebenen zu und verließ das Haus.

Der Tag hatte ausnahmsweise mal so richtig gut begonnen, fand Peter, der immer noch in Gedanken an den gestrigen Abend schwelgte, an dem er Nadja nach allen Regeln der Kunst verwöhnt hatte. Sie war müde und erschossen nach Hause gekommen und hoffte, dass es nicht schon wieder Diskussionen wegen ihres jungen Kollegen geben würde. Andernfalls, so hatte sie sich wirklich überlegt, wäre es vielleicht heilsam, wenn sie vorübergehend in ihr altes Zimmer bei Babuschka zurückkehrte, damit Peter Zeit zum Nachdenken hatte und selbst erkennen konnte, wie hirnrissig seine Eifersucht war. Aber sie wollte nicht wirklich weg von ihm, vor allem nachts nicht, wenn sie sich in seinen Arm schmiegen konnte. Außerdem fürchtete sie, dass der Warnschuss vor seinen Bug auch nach hinten losgehen könnte. Nicht, dass er dachte, sie wolle sich einen Freiraum schaffen. Doch es kam alles ganz anders. Schon der Duft, der im Raum lag, als sie das Haus betrat, war ein anderer. Es roch nach frischem Brot. Sie runzelte die Stirn. Was hatte das zu bedeuten? Pizzaduft hätte sie verstanden, schmunzelte sie. Als sie die Küche betrat, stand ein Blumenstrauß auf der Arbeitsplatte, an dem ein Zettel hing. Ein gelbes Post-it, aber immerhin mit einem Herz. Daneben standen ein Korb mit frisch aufgebackenem Baguette und eine Salatschüssel, in der sie neben Geflügelfleisch auch Nudeln, Bleichsellerie, Äpfel und Frühlingszwiebeln ausmachen konnte. Wenn sie sich nicht irrte, lag da auch ein Hauch Trüffel in der Luft. Von Peter keine Spur. Ihn entdeckte sie auf ihrer Suche nach ihm vor allem am Geräusch, denn er schnarchte selig in seinem Ohrensessel, zu dessen Füßen eine fast leere Bierflasche stand.

Nadja war gerührt. Was für ein großer, niedlicher Brummbär er doch war, wie er da mit halb offenem Mund am Plüschstoff des Möbels lehnte und schlief. Die Lammfellpuschen waren ihm von den Füßen gefallen und entlarvten ein Loch in seiner Socke. Nadja ging das Herz auf. Er hatte sich richtig Mühe gegeben, um etwas Schönes für sie zu zaubern. Das musste ihn so ermattet haben, dass er eingeschlafen war.

Zaghaft küsste sie ihn auf die Stirn, was bei Peter ein Räkeln und Schmatzen auslöste und ihn schließlich die Augen öffnen ließ, weil sie nicht mehr mit dem Küssen aufhörte. Zuerst hatte er dies in seinen Traum eingebaut, in den es sehr gut passte. Doch die Realität war noch besser. Nadja hatte ihn an der Hand aus dem Sessel direkt ins Schlafzimmer gezogen und ließ keinen Zweifel daran, dass sie zuerst ihn und später den Salat vernaschen wollte.

Das war ein schöner Abend gewesen, schwärmte er in Gedanken an die vergangenen Stunden. Noch während er über der Expertise des Sachverständigen saß, der bestätigte, dass Günther den Abschiedsbrief selbst geschrieben haben musste, fühlte er ein wohliges, zufriedenes Gefühl. Es war wieder alles im Lot. Nadja liebte ihn. Er war ein Hornochse, aber immerhin einer, der gelegentlich nachdachte. Nur ob er das mit dem Sportstudio wirklich umsetzen wollte, wusste er nicht. Sein innerer Schweinehund warnte ihn vor unsäglichen Anstrengungen, leibhaftiger Qual und einer grandiosen Zeitverschwendung.

Als Wolf das Büro betrat, lächelte er ihn deshalb etwas schuldbewusst an.

„Na, alles wieder gut, alter Schwede?", fragte Wolf. „Hast du ..."

„Ja, ja, alles paletti", unterbrach ihn Peter und grinste breit.

Hetzer verstand. Sex schuf Nähe, wenn er aus Liebe geschah. Er grinste zurück.

„Du", begann Peter, „der Typ hat den Abschiedsbrief selbst geschrieben. Ich hab hier das Resultat vorliegen."

„Dann war es wohl doch ein Suizid und wir müssen uns von deiner Theorie verabschieden", bemerkte Wolf. „Ich rufe seine Frau an."

„Brauchst du nicht, hab' ich schon, aber die war verwundert", erklärte Peter.

„Wieso?"

„Sie sagt, dass er sich schon vor einiger Zeit von ihr getrennt hatte und dass dieser Text irgendwie keinen Sinn macht", antwortete Peter.

Wolf runzelte die Stirn. „Er sich von ihr, nicht sie sich von ihm?", fragte er noch einmal nach.

„Genau", gab Peter zurück.

„Ja, das ist wirklich ein bisschen merkwürdig, aber vielleicht hatte er niemand anderen oder er hätte gerne zu ihr zurück gewollt", sagte Wolf und zuckte mit den Schultern.

„Oder er wollte verhindern, dass sie seine Lebensversicherung kriegt?", überlegte Peter.

„Das hätte er doch auch einfacher mit einer Änderung des Bezugsrechts regeln können", wandte Wolf ein. „Hatte er denn eine Geliebte?"

„Frau Rinne meinte, da wäre mal was gewesen, aber nichts Festes", sagte Peter.

„Tja, irgendwie unbefriedigend das Ganze", stöhnte Wolf, als die Tür aufging und Berti in der Tür stand.

„Befriedigung ist aber wichtig", sagte der mit einem Augenzwinkern und in Gedenken an Gittas Hintern. „Wo drückt denn der Schuh?"

„Morgen, Berti", begrüßte Wolf seinen ehemaligen Kumpel. Dabei fiel ihm ein, dass er wegen des Abschiedsbriefes von Herrn Rinne ganz davon abgekommen war, Peter über die Vermisstensache Julia Schneider zu informieren.

Das konnte er ja jetzt gleich nachholen, denn Berti war bestimmt deswegen gekommen, aber das stimmte nur zum Teil.

„Gitta war gestern Abend noch hier", sagte Berti.

„Ich weiß", gab Wolf zurück und beobachtete Peters Gesicht, das Unverständnis und Spannung zugleich zeigte.

„Sie hat Julia jetzt offiziell als vermisst gemeldet, damit ihr mit den Ermittlungen beginnen könnt. Ich bin aber noch aus einem anderen, mehr privaten Grund hier. Gestern hattest du ja keine ..."

„Komm mit rüber in mein Büro", unterbrach ihn Wolf und sagte zu Peter „Ich erkläre dir gleich alles. Du kannst dir aber schon mal die Vermisstenanzeige anschauen. Hol Detlef und Niklas dazu. Julia Schneider ist der Name. Liegt neben dem Fax."

„Hab' ich schon gespeichert", sagte Peter und stand auf.

Berti und Wolf gingen in den Nachbarraum, in dem Wolfs eigenes Büro lag.

„Tut mir leid, dass ich gestern Abend nicht konnte, aber diese Kopfschmerzen waren unerträglich. Sie haben mir noch die halbe Nacht den Schlaf geraubt", flunkerte Wolf mit leidlich schlechtem Gewissen.

„Kein Problem, der Wein wird ja nicht schlecht", sagte Berti.

Wolf, der das Etikett der Flasche gesehen hatte, lächelte und dachte, dass er das auch gar nicht erst werden musste. Er war es schon von Haus aus. „Was wolltest du denn mehr oder weniger Dienstliches von mir? Geht es um diese Julia?"

„Ich hoffe nicht", antwortete Berti. „Nein, ganz bestimmt nicht. Ich war doch gestern in Hemmingen und habe eine Reportage über eine Sterbehilfeorganisation gemacht …!"

Wolf nickte. Er erinnerte sich daran.

„… das war eine gruselige Angelegenheit. Ich wollte von dir wissen, inwieweit das rechtlich alles zulässig ist."

„Für paranormale Phänomene sind wir natürlich nicht zuständig", schmunzelte Wolf, „oder was meinst du mit gruselig?"

„Ich hatte das Gefühl, das geht da nicht mit rechten Dingen zu. Stell dir vor, die nehmen ein horrendes Geld, um Menschen ins Jenseits zu befördern", sagte Berti.

„Moralisch betrachtet ist das sicherlich fragwürdig. Ich schätze aber, sie werden nicht selbst Hand anlegen. Von einem Ins-Jenseits-Befördern kann also keine Rede sein. Der Sterbewillige muss es doch bestimmt selbst tun", gab Wolf zu bedenken.

„Ja, das schon", sagte Berti widerwillig, „aber ich hatte gedacht, das beträfe nur die wirklich richtig körperlich kranken Menschen, die keine Aussicht auf Heilung haben und sowieso schon kurz vor dem Ende stehen. Freitod, um den Qualen zu entgehen. Das verstehe ich ja noch. Wusstest du, dass man aber auch so ein Mittelchen bekommt, wenn man psychisch unheilbar krank ist?"

„Nein, das wusste ich nicht. Ist das denn überhaupt so einfach festzustellen?", fragte Wolf.

„Eben nicht, denke ich. Wenn ich das richtig verstanden habe, dann kann da jeder hingehen, einen ordentlichen Batzen Kohle auf den Tisch knallen, und ihm wird geholfen."

„Man wird aber doch Gutachten vorweisen müssen", wandte Wolf ein.

„Die kannst du auch kaufen. Sie haben eigene Mediziner und Psychologen, und notfalls fährst du in die Schweiz zum Sterben. So sieht die Sache aus. Aber alles unter dem Deckmäntelchen der Nächstenliebe." Berti war entrüstet. Er regte sich gerade wieder richtig auf. Auch wenn er in seinem eigenen Leben einen etwas zu gesunden Egoismus pflegte, so konnte er doch auf die Palme gehen, wenn er Ungerechtigkeit und Schlimmeres witterte.

Wolf räusperte sich. „Ich gebe dir recht, dass das sehr bedenklich ist. Inwieweit es rechtlich angreifbar wäre, müsste man klären, wenn man einen konkreten Fall hätte. Angehörige, die die Organisation anzeigen zum Beispiel. Beweise, dass der Verstorbene gar nicht so krank war wie deren Gutachter ihm attestierte. Das ist aber alles sehr schwierig, man bewegt sich auf zu dünnem Eis, denke ich. Solange sich der Mensch das Mittel zum Sterben selbst zuführt, gibt es keine Handhabe ermittelnd tätig zu werden. Aber ich werde mal mit meinem Freund Thorsten Büthe telefonieren. Er ist Fallanalytiker beim LKA Hannover. Vielleicht hat er schon von dieser Organisation gehört. Demnächst soll es ja sowieso ein Gesetz geben, das Sterbehilfe in Deutschland verbietet. Wie hießen die noch gleich?"

„*Schlafes sanfter Bruder* nennen die sich. Sie sitzen im Köllnbrinkweg in Hemmingen-Westerfeld. Willst du dir die Visitenkarte kopieren?", fragte Berti.

„Die Organisation ist doch bestimmt im Netz zu finden, aber egal. Ich scanne mir die Karte eben in meine E-Mail. Dann kann ich sie an meinen Freund vom LKA weiterleiten, wenn ich mit ihm telefoniert habe."

„Das mit der Julia ist auch eine komische Sache", sinnierte Berti. „Wie kann ein Mensch so vom Erdboden verschwinden, ohne dass ihn jemand gesehen hat?"

„Zum Beispiel wenn jeder denkt, dass derjenige an einem anderen Ort ist, aber es gibt noch viele andere Möglichkeiten. Wir werden jetzt erst mal alles untersuchen. Vielleicht kannst du deine Vermieterin schon mal locker darauf vorbereiten, dass wir Julias Zimmer auf den Kopf stellen müssen", bat Wolf.

„Das wird schlecht gehen", informierte ihn Berti, „denn da wohne ich jetzt. Es gibt aber einen Verschlag im Stall, wo ihre Sachen lagern, die sie nicht mit nach Hannover genommen hat. Die Studentenbude guckt ihr euch doch bestimmt auch an. Da sind dann aber auch meine Fingerabdrücke drin, weil ich doch Gitta zuliebe nach Julia gesucht habe. Schickst du da auch deinen LKA-Freund hin?"

Wolf schmunzelte. „Ist schon gut. Bisher gehen wir ja wohl von einer Vermissten aus und nicht von einem Verbrechen. Die gelagerten Sachen werden wir abholen. Und meinen Freund vom LKA schicke ich bestimmt nirgendwo hin. Das Zimmer im Wohnheim werden sich die Beamten vor Ort ansehen. So, und nun muss ich leider weitermachen", versuchte er das Gespräch zu beenden und stand auf. „Ich wünsche dir noch einen schönen Tag!"

In diesem Moment kam nach kurzem Klopfen Peter ins Zimmer gestürzt. Sein Kopf war hochrot. „Wolf, kommst du bitte mal?", bat er.

„Ich wollte sowieso gerade gehen", sagte Berti und verabschiedete sich mit kurzem Winken an der Tür. Als er sie geschlossen hatte, legte er das Ohr auf das Blatt. Seine angeborene Neugierde hatte er mittlerweile zur Berufskrankheit erhoben und schämte sich kein bisschen. Für eine gute Schlagzeile musste man schon manchmal ein wenig jenseits des geraden Weges recherchieren. Das nahm er sich auch für sein Projekt vor, an dem er derzeit arbeitete. Er konnte sich doch mal in Hemmingen auf die Lauer legen. Hier an der Tür war es ihm jedoch unmöglich, etwas mehr als das Wörtchen „arm" zu verstehen, womit er nichts anfangen konnte. Dass daraus eine gewisse hektische Betriebsamkeit entstand, war durchaus interessanter und ließ ihn schnell verschwinden. Allerdings nicht ohne draußen im Wagen zu warten und den vier Beamten zu folgen, die in zwei Dienstfahrzeugen in Richtung Süden aufbrachen und die Birkenallee hochfuhren. Ganz oben am Wald parkten sie und gingen zu Fuß weiter. Berti wollte gerade aussteigen, da kamen zwei weitere Wagen angerauscht, deren Insassen mit großen Koffern den Waldweg hinaufeilten. Ihnen folgte er mit gebührendem Abstand bergan am Hexenteich vorbei und konnte später von Ferne sehen, dass sich alle knapp unterhalb des Idaturms auf dem Kammweg befanden. Was war da passiert? Sie schienen etwas gefunden zu haben. Er konnte schlecht näher ran, ohne aufzufallen. Mit Wolf wollte er es sich nicht verderben. Aber er hatte eine Idee. Er konnte den parallelen Weg gehen, der im Norden hangabwärts lag und sich von unten heimlich heranschleichen. Vielleicht war es dann wenigstens möglich, ein paar Worte oder Gesprächsfetzen zu verstehen. Leider hatte er kein Glück. Bis auf Hörweite kam er nicht heran. Auf dem Schnee wäre er zu gut zu sehen gewesen. Missmutig brach er die Aktion ab und stapfte zu seinem Wagen zurück, den er am Schießstand geparkt hatte. Die blöde Kameratasche hätte er auch im Kofferraum stehen lassen können. Auf halbem Weg kam ihm eine junge Frau entgegen, die es eilig zu haben schien. Ihre wirren Haare sahen so aus, als sei sie gerade aus dem Bett gestiegen. Wie zerwühltes Stroh standen sie vom Kopf ab. Als sie ihn sah, stoppte sie.

„Ach, wir kennen uns noch gar nicht“, sagte sie. „Dr. Serafin von der Rechtsmedizin. Ich sehe, Sie haben schon Fotos vom Fundort gemacht. Leider kam ich nicht schneller aus Stadthagen weg. Ich war gerade in voller Montur.“ Sie zwinkerte ihm zu.

„Angenehm“, antwortete Berti, ohne sich vorzustellen.

„Und hat man inzwischen schon mehr als den Arm gefunden?“, wollte Nadja wissen.

Er schüttelte den Kopf, obwohl er keine Ahnung hatte. Jetzt wusste er wenigstens, um was es hier ging.

„Na gut, dann will ich mal weiter“, sagte sie und hastete den Weg hinauf. Ihre Arzttasche war bestimmt nicht leicht, aber sie schien sie überhaupt nicht zu belasten.

So so, sie hatten also einen Arm gefunden und suchten noch nach dem Rest des Leichnams. Das wäre natürlich eine Headline wert, dachte er, wenn man mehr wüsste. Plötzlich kam ihm jedoch ein grausiger Gedanke. Was, wenn es ein Teil von Julia wäre? Er entschied, dass ihn das nicht daran hindern würde, aber er hatte einfach zu wenig in der Hand. Es dämmerte bereits. Er musste jetzt entweder auf die Presseerklärung warten, oder sich im Dunklen nochmals hierherschleichen und sehen, was passierte. Sie würden doch bestimmt Hunde einsetzen. Doch als er im Auto saß, schwand sein Eifer dahin. Der oder die Tote würden auch noch länger tot bleiben. Ihm selbst aber waren die Zehen und Finger abgefroren. Keine zehn Pferde würden ihn heute noch einmal in den kalten, düsteren Wald bringen.

Als Nadja am Fundort ankam, war Lars Michallek schon nach Hause gegangen und dort direkt in die Badewanne gestiegen. Wenn man sich nicht bewegte, kühlte man schnell aus. Auch durch Nadjas viel zu dünne Hose kroch die Kälte, die jetzt vermehrt aus dem Boden stieg und sich gleichzeitig in neuen Flocken herabsenkte. Der Mensch dazwischen musste sich anpassen oder erfrieren.

„Und?", fragte Wolf. „Das liegt doch schon länger hier draußen."

„Ob genau hier oder woanders, kann ich dir nicht sagen, aber auf jeden Fall schon so lange, dass sich sowohl Bakterien als auch die Bewohner des Waldes daran gütlich getan haben. Wie du siehst, fehlt der Zeigefinger, aber ich wette, dass er post mortem abgebissen worden ist und der Arm ist auch nicht alleine hierher gekrabbelt. In slawischen Märchen wandern zwar Hexenhäuschen auf Hühnerfüßen, aber das möchte ich diesem Körperteil hier mal absprechen", schmunzelte sie. „Packt ihn mir ein, wenn ihr wollt, werfe ich heute noch einen Blick drauf und veranlasse alles Weitere. Habt ihr eine Ahnung, wo der Rest sein könnte?"

„Nein", antwortete Wolf, „aber Holger Pinell wird gleich mit seiner Hündin hier sein. Er hat seit einem Jahr eine echte Superspürnase im Team. Falls in der Umgebung weitere Leichenteile liegen, wird sie sie finden. Mir fällt nur ihr Name nicht mehr ein. Der war fast so irre wie der von meiner Hündin."

„Vielleicht Tina Turner oder Madonna?", schlug Peter vor und versuchte, dabei ernst zu bleiben.

Wolf ignorierte den Kommentar seines Freundes und Kollegen und fragte: „Kannst du auf den ersten Blick sagen, ob wir es mit einer Frauen- oder Männerleiche zu tun haben?"

„Wahrscheinlich weiblich", sagte Nadja und sah nach links.

Ein Lichtpunkt kam den Weg hinauf. Er wurde von zwei Augen begleitet, die das Licht vom Fundort zurückwarfen.

„Holger kommt", freute sich Wolf, „na, das ging aber schnell." Er schüttelte ihm die Hand.

„War eh zu langweilig vor dem Kamin", meinte Holger sarkastisch und ließ seine Hündin ablegen, die aussah wie eine Mischung aus Schlittenhund und Wolf.

„Das ist aber kein Schäferhund", stellte Detlef fest, „was ist denn das für eine Rasse?"

„Eine reinrassige ungarische Straßenhündin", lachte Holger, „mit ein bisschen Huskyeinschlag und einer wahnsinnig guten Nase. Baba Jaga ist außerdem sehr selbstständig und zuverlässig. Sie wird den Rest des Körpers finden, wenn er nicht zu tief vergraben ist."

„Wo hast du sie her?", fragte Detlef.

„Sie ist einem Kollegen von mir aufgefallen, als er seine Nichte besuchte. Dort lebte sie als junger Pflegehund in der Familie und sollte weitervermittelt werden."

„Dann lasst sie jetzt mal ihre Arbeit tun", bat Wolf, dem die Kälte langsam zusetzte. „Nadja will mit dem Arm noch in die Rechtsmedizin. Wäre schön, wenn wir ihr den Rest auch gleich noch mitgeben könnten."

Holger ließ die Hündin an dem Leichenteil schnuppern, gab ihr ein Kommando und ließ sie von der

Leine. Seppi von der Spurensicherung verpackte den Arm sorgfältig in einem Behälter.

„Du lässt sie frei laufen?", fragte Wolf verblüfft.

„Ja, sie wird uns rufen, wenn sie etwas gefunden hat. Sie kommt besser klar, wenn sie allein arbeiten kann. Schon als junger Hund verstand sie mehr als einhundert Befehle oder Sätze. Sie löst ganze Aufgaben, ohne jemals von ihrem Vorhaben abzulassen. Wir brauchen nur abzuwarten."

„Und wenn ihr ein Reh über den Weg läuft oder ein anderer Hund?", fragte Niklas, der sich bisher zurückgehalten hatte.

„Das interessiert sie einfach nicht. Sie ist jetzt auf diese Aufgabe fixiert. Wenn es hell wäre, könntet ihr sehen, wie sie die Umgebung immer wieder mit ihrer Nase kontrolliert. Baba würde sich nicht mal durch Futter ablenken lassen."

„Unglaublich", sagte Wolf und klopfte Holger auf die Schulter. „Das freut mich für dich."

Plötzlich bellte es in Richtung des Idaturms. Niemand hatte damit gerechnet, dass sie so schnell fündig werden würden. „Sie hat etwas entdeckt!" Holger freute sich und lief voran. „Ihr könnt gleich mitkommen."

Nadja, die gehofft hatte, bald wieder im Warmen zu sein, stöhnte kurz und wünschte sich, sie hätte wenigstens eine Mütze dabei oder feste Schuhe. Trotzdem stieg sie mit den anderen zwischen Ästen und Stümpfen hindurch bis zu dem Ort, an dem die Hündin saß und sich nicht vom Fleck rührte. Er war nicht weit von dem alten Toilettenhäuschen des Turmes entfernt. Seppi leuchtete den Platz aus. Man musste schon genau hinsehen, um in dem Dickicht aus Zweigen und Stämmen einen Körper oder wenigstens einen Kopf ausmachen zu können. Die länglichen Strukturen schienen ineinander verwoben und waren durch die Schneeschicht optisch kaum voneinander zu unterscheiden.

„Puh", sagte Nadja, nachdem Seppi vorsichtig etwas von dem weißen Belag aus dem Gesicht entfernt hatte, „hier haben sie auch schon genagt. Die Nase ist fast völlig weg. Wildschweine wahrscheinlich. Die fressen alles. Sieht nicht sehr schön aus. Meine Vermutung war übrigens korrekt. Es handelt sich um eine Frau, wahrscheinlich um eine junge."

Wolf kam die Vermisstensache schlagartig wieder in den Sinn, auch wenn diese Julia eigentlich in Hannover gewesen sein sollte.

Wer sagte denn, dass sie dort wirklich angekommen war?

„Da hat sich einer aber keine große Mühe gegeben, die Leiche zu verstecken", bemerkte Niklas und kämpfte mit dem Anblick des Gesichtes.

„Sie könnte selbst dorthin gekrochen sein", warf Peter mit maliziösem Grinsen ein, „beispielsweise nach einem Unfall."

„Peter hat recht", nickte Wolf, „du musst daran denken, zunächst immer nur von den Fakten auszugehen. Interpretieren können wir später. Jetzt wissen wir nur, dass wir eine tote Frau vor uns haben, deren Körper nicht unversehrt ist und deren Arm rund zweihundertfünfzig Meter entfernt lag."

„Wenn Nadja uns die Todesursache und etliche weitere Details mitgeteilt hat, dann sehen wir weiter", erklärte Peter.

„Packt sie mir bitte ein", bat Nadja. „Mir ist saukalt, und ich kann hier draußen sowieso nichts weiter ausrichten." Sie sehnte sich nach einer Tasse Kaffee.

„Willst du denn heute Abend noch beginnen?", fragte Peter mit einem Blick in Wolfs ungeduldiges Gesicht, das bei seiner Frage einen vorwurfsvollen Zug bekam.

„Ja, klar", sagte Nadja kurz und seufzte.

„Dann komme ich mit", entschied er.

„Kannst du machen", bestätigte Wolf, „aber ich habe noch eine Bitte. Ruf mal bei der KTU an. Es gibt eine vermisste junge Frau in der Kornmasch. Die Kollegen haben sich die Sachen heute angesehen, die dort von ihr noch in der Scheune gelagert worden sind. Vielleicht haben sie irgendetwas mitgenommen, woraus Nadja die DNA zum Vergleich gewinnen kann. Ein Foto wäre auch schön, obwohl man das Gesicht nur noch vage erkennen kann. Wir müssen wissen, ob wir es hier mit dieser Julia Schneider zu tun haben."

„Alles klar, wird gemacht, Chef", sagte Peter mit einem Bückling, den er mehr als übertrieben ausführte und deshalb von Wolf einen Rippenstoß kassierte. „Aua! So dick ist meine Speckschicht auch nicht", beschwerte er sich.

Wolf dankte Holger Pinell noch einmal. „Ich denke, wir können jetzt hier Schluss machen. Seppi und sein Team werden wohl noch eine Weile beschäftigt sein."

Detlef, der Mimi von der SpuSi die ganze Zeit über die Schulter gesehen hatte, flüsterte ihr besorgt zu: „Willst du meinen Schal um den Kopf wickeln? Du hast keine Mütze auf."

Doch sie lachte. „Mützen sind was für Weicheier. Außerdem habe ich genug Wolle auf dem Kopf, findest du nicht?"

Detlef schmunzelte. Da hatte sie recht. Ihr krauses, dunkles Haar, das ihre lateinamerikanische Herkunft verriet, war kaum zu bändigen und würde sicher auch keine Mütze oder Schal dulden, sondern beides einfach abwerfen. Widerspenstig, wie die ganze Frau, dachte er bei sich und glühte innerlich. „Ich ruf' dich an!"

„Tu das", sagte sie, scheinbar desinteressiert, aber er wusste es besser.

Nachdem Niklas, Detlef und Wolf sich kurz bei einem Kaffee auf der Dienststelle aufgewärmt hatten, ging jeder seiner Wege. Sie mussten erst das Resultat der rechtsmedizinischen Untersuchung abwarten. Wolf war froh, dass dieser Tag zu Ende war. Doch er hatte Bedenken, ob er sich auf ein ruhiges Wochenende freuen konnte. Eine Sache wollte er jedoch noch erledigen. Er hatte Berti versprochen, mal bei seinem Freund Thorsten Büthe in Hannover anzurufen, ob es irgendetwas Aktenkundiges über diese Sterbehilfeorganisation aus Hemmingen gab und beschloss, dies auf dem Nachhauseweg zu tun. Die Freisprecheinrichtung in seinem neuen Wagen machte es einfacher. Er hasste diesen blöden Knopf im Ohr und war froh, dass er in Zukunft darauf verzichten konnte. Büthes Handy klingelte ungefähr sechzig Kilometer weiter westlich und schreckte seinen Freund aus einem Sekundenschlaf hoch.

Wieder hatte er über diesem Foto gesessen und gegrübelt. Dabei musste er eingenickt sein. Als er sah, dass es Wolf war, freute er sich und nahm das Gespräch an.

„Schön, dass es nur du bist", sagte er und unterdrückte ein Gähnen.

„Kann ich mir vorstellen", lachte Wolf. „Hör mal, ich habe eine Frage. Eigentlich will ich nur einem alten Kumpel einen Gefallen tun. Geht auch ganz schnell. Hast du mal von irgendwelchen Unregelmäßigkeiten gehört, die mit einer Sterbehilfeorganisation in Hemmingen zu tun haben? Die heißen – warte mal – *Schlafes sanfter Bruder.*"

„Hört sich an wie eine Orga für Homos", witzelte Thorsten. „Wieso, was hat denn dein Freund für ein Problem mit denen?"

„Er ist Redakteur und schreibt gerade an einem Bericht zum Thema Sterbehilfe. Deswegen hat er diesen Verein da in Hemmingen besucht und war völlig außer sich, weil er denkt, dass man nur genug Kohle haben muss, damit die einem jederzeit einen geschmeidigen Abgang verschaffen."

„Das ist nicht strafbar", sagte Thorsten. „Weißt du doch selber."

„Schon, aber er meint, dass da nicht alles mit rechten Dingen zugeht."

„Und hat er Beweise? Gibt es konkrete Fälle von Mittäterschaft? Wurden Drogen verabreicht?", wollte Büthe wissen.

„Bisher nicht, er will aber dranbleiben", erklärte Wolf. „Wie legal das nun wieder ist, darüber will ich nicht nachdenken."

„Informier' mich, wenn ihr etwas Handfestes habt", bat Thorsten Büthe. „Ich hab' nämlich im Moment hier eine eigene Baustelle, von der ich nicht weiß, was ich davon halten soll."

„Erzähl mal, wenn du magst", schlug Wolf vor.

„Ach, es geht um einen abgeschlossenen Fall aus dem Sommer. In der Akte ist plötzlich ein unbekanntes Foto aufgetaucht, von dem angeblich niemand weiß, das aber Zweifel am Selbstmord von drei Jugendlichen aufkommen lässt. Das geht mir nicht aus dem Kopf. Ich komme aber auch nicht weiter."

Wolf stutzte. „Da geht es dir fast wie uns derzeit. Wir haben einen Erhängten, der wohl zumindest einen

Helfershelfer hatte, der seine Utensilien weggeräumt hat, also Stuhl oder Leiter. Jedenfalls vermuten wir das. Und es gibt noch ein paar andere Ungereimtheiten, wie ein paar tausend Euro in der Nähe des Fundortes und einen absurden Abschiedsbrief."

„Das ist ja merkwürdig", sagte Thorsten, „was ist denn mit dem Brief und dem Geld?"

„Mein Kollege Peter hatte mit der Ehefrau telefoniert. Der Verstorbene Günther Rinne hatte sich längst von ihr getrennt, schrieb ihr aber, dass das Leben ohne sie keinen Sinn mehr hätte und irgendwas von ewiger Liebe und so. Völliger Quatsch in dem Zusammenhang. Tja, und die Kohle. Das ist schon sehr merkwürdig. Wir vermuten, dass er damit seinen Helfershelfer bezahlt hat, aber irgendwas stimmt an der ganzen Geschichte nicht."

„Dann sitzen wir wohl in einem Boot", stöhnte Thorsten. „Kannst du mir erklären, wie ein fremdes Foto in eine Akte kommt, das etwas zeigt, was plötzlich alles in einem anderen Licht erscheinen lässt? Ich prüfe gerade noch mal die Chatprotokolle der toten Jugendlichen. Dein Toter war wohl nicht in einem Selbstmordforum unterwegs, oder?"

„Keine Ahnung. Diese Idee stand bisher überhaupt noch nicht im Raum. Ist das nicht mehr was für die jüngere Generation?", fragte Wolf.

„Vielleicht, aber es schadet ja nicht, wenn ihr mal nachseht. Diese drei waren in einem Forum, das *Wege ins Lichtmeer* heißt. Bisher hatten wir uns nur darauf konzentriert, was die Toten untereinander kommuniziert hatten, aber jetzt werde ich nachprüfen, ob sie noch mit Dritten Kontakt hatten."

„Manchmal ist es gut, sich auf sein Bauchgefühl zu verlassen. Wenn wir vermuten, dass irgendetwas faul an einer Sache ist, hat es uns doch meist nicht im Stich gelassen, oder?", fragte Wolf.

„Stimmt", bestätigte Thorsten. „Das macht wahrscheinlich die jahrelange Erfahrung. Aber ehrlich gesagt, so etwas habe ich noch nie auf dem Tisch gehabt. Fakten, die plötzlich aus dem Nichts erscheinen. Mir stellt sich die Frage, ob der, der das Foto in die Akte eingeschmuggelt hat, auch der Täter ist? Und wenn ja, wer käme denn überhaupt an die Akte ran? Kollegen? Anwälte? Richter? Aber es gab ja keine Verhandlung. Es stand niemals etwas anderes als ein gemeinsamer Suizid im Raum."

„Rechtsmediziner, Assistenten, SpuSi, KTU, Putzfrau, die Möglichkeiten sind riesig, wenn du darüber nachdenkst. Obwohl man nicht an so etwas glauben möchte", überlegte Wolf laut. „Ich werde auf jeden Fall mal die Internetaktivitäten unseres Toten checken. Vielen Dank für den Tipp!"

„Du, Wolf, ich habe gerade einen abscheulichen Gedanken", sagte Thorsten Büthe. „Was, wenn einer sterben will und es sich nicht leisten kann, zu so einer Sterbehilfeorganisation zu gehen? Ist doch eine echte Marktlücke, wenn jemand auf die Idee kommt, das auch billiger anzubieten."

„Nicht strafbar", erinnerte ihn Wolf an seine eigenen Worte, „falls er nicht aktiv nachhilft und selbst wenn, müsste man ihm das erst mal nachweisen. Nahezu unmöglich, denke ich. Selbst wenn du Fasern am Toten findest und sie einem anderen zuordnen kannst. Was beweist das schon? Er kann ihn umarmt haben, bevor der Selbstmörder seine Tat allein vollbracht hat."

„Ich glaube, wir kommen hier nicht weiter", sagte Thorsten Büthe, der inzwischen wirklich müde war.

Nicht nur vom Tag, sondern auch von der Erkenntnis, dass er vor einem schier unlösbaren Problem stand. Er glaubte zu wissen, dass jemand das Zelt von außen hermetisch abgeriegelt hatte, um sicherzustellen, dass drei Menschen, die fast noch Kinder waren, darin starben. Aber was nutzte ihm das ohne Beweise?

„Lass uns die Tage noch mal telefonieren, wenn wir vielleicht weitere Erkenntnisse haben", schlug Wolf vor, der inzwischen zu Hause angekommen war und sich auf seinen warmen Kaminofen freute, den Moni hoffentlich angeheizt hatte.

„Ist gut", sagte Thorsten Büthe und beide legten erschöpft auf.

Der Abend hätte schön und geruhsam werden können, denn tatsächlich knisterte bereits das Holz im Ofen, während aus der Küche der Duft von Käse drang, der gerade dabei war, einen Auflauf zu überbacken. Er rätselte, wie sie hatte wissen können, dass er jetzt nach Hause kam und wollte Moni gerade begrüßen, als Nadja den verdienten Feierabend mit einer Sprachnachricht via WhatsApp gründlich zerstörte.

Die Einsamkeit konnte ein schreckliches Gespenst sein. Aus allen Ecken kroch sie und drängte sich auf. Mal kam sie hinter den alten Balken hervor, mal aus einem Foto, das ihre Familie zeigte. Sie pfiff aus dem Wasserkessel und war mit dem Käsebrot geradewegs in ihren Magen gelangt. Dort hatte sie sich ausgebreitet und eine Lähmung des Körpers verursacht, bevor sie sich mit dem Gehirn verbündete, um von dort immer neue Gedanken zu senden. Sie waren mit dem Virus des Verlassenseins infiziert. Nun waren sie alle fort. Erst Berti, dann Vater.

Als es klingelte, zuckte Birte zusammen. Sie hatte mit niemandem um diese Uhrzeit mehr gerechnet und saß in ihrem Frotteeschlafanzug verloren in der alten Stube. Für einen Moment überlegte sie, sich einfach taub zu stellen, aber dann siegte ihre Neugierde. Auf dem Weg durch den Flur warf sie ihre alte Strickjacke über und lugte schließlich durch das kleine Fenster in der Haustür. Es war Puck. Sie lächelte und schimpfte im selben Moment mit sich, als sie dies dachte. Thomas war so liebevoll mit ihrem Vater und auch mit ihr umgegangen. Er hatte mehr Respekt verdient. Sie öffnete die Tür.

„Hallo Birte", sagte er, „entschuldige, dass ich so spät noch störe, aber ich hatte irgendwie ein komisches Gefühl und wollte mal nach dir schauen."

„Dann komm doch rein", bat sie und ging vor in Richtung Stube.

„Es ist bestimmt schlimm, jetzt ganz allein auf dem Hof zu sein, oder?", fragte Thomas. „Ich fand schon die Vorstellung schrecklich."

Birte nickte. „Es ist die Stille. Sie macht alles so endgültig. Ich muss mich erst an das Nichts gewöhnen."

„Ein schwieriger Prozess", bestätigte Thomas, „aber vielleicht muss das gar nicht sein. Ich habe nämlich eine Idee."

„Du machst es aber spannend. Das klingt ja richtig geheimnisvoll", sagte Birte.

„Ist es aber gar nicht. Ich weiß nur nicht, ob es vielleicht ein bisschen zu früh ist, das anzusprechen." Thomas zögerte.

„Jetzt will ich es aber wissen", sagte Birte. „Raus damit!"

„Na gut. Was hältst du davon, mir einen Teil deines Hofes als Praxisräume zu vermieten? Die meines Vorgängers sind zu klein. Ich kann sie dort auch nicht erweitern. Ich war also sowieso auf der Suche nach neuen Möglichkeiten. Der Bereich zwischen Wohnhaus und hinterem Stall wäre perfekt!" Er strahlte sie an.

Birte war verdattert. Damit hätte sie nicht gerechnet. „Das kann ich so gar nicht entscheiden", sagte sie leise. „Mein Bruder hat wahrscheinlich ein Mitspracherecht. Wir müssten erst mal das Testament abwarten. Falls er seinen Anteil ausbezahlt haben möchte, müsste ich wohl verkaufen." Sie seufzte.

Thomas machte ein empörtes Gesicht. „Auf keinen Fall gibst du deinen Hof weg. Hier bist du doch aufgewachsen. Notfalls kaufe ich mich ein, wenn du nichts dagegen hast."

Birte strahlte ihn an. Ihm war nicht egal, dass sie an ihrem Zuhause hing. „Ja", sagte sie, „es wäre schon praktisch, einen Arzt auf dem Gelände zu haben, falls man mal krank wird. Und ganz so allein bin ich dann auch nicht, wenigstens tagsüber." Dabei zwinkerte sie ihm zu. Der Gedanke, ihn in ihrer Nähe zu wissen, behagte ihr sehr. So sehr, dass sie sich fragte, ob er ihr nicht mehr bedeutete als sie dachte.

„War das nun ein Ja?“, wollte Thomas wissen. „Ich dränge ungern, aber ich stehe kurz davor, den Kaufvertrag für eine Praxis im Ortskern von Esens zu unterschreiben. Hier würde ich mich aber viel wohler fühlen. Vielleicht kann ich mir oben drüber auch zwei kleine Wohnräume einrichten.“ Er grinste schief und hatte wieder etwas von Puck, der Stubenfliege.

„Ja“, sagte sie spontan und mehr aus dem Bauch heraus. Ob es nun weibliche Intuition oder eine tiefergehende Sympathie war, spielte dabei keine Rolle. Für sie hatte es nur Vorteile. Mit Thomas lösten sich schon zwei ihrer Probleme in Luft auf. Die Angst um ihr Zuhause und der Schmerz wegen Bertis Abschied auf Raten. Sie würde ihn bitten, seine Sachen abzuholen.

Thomas strahlte, sprang vom Sessel auf und umarmte sie. Da sie auf dem Sofa saß und er sich etwas bücken musste, geriet er aus dem Gleichgewicht. „Oh, Verzeihung“, rief er und plumpste neben sie, ohne sie loszulassen.

Sie lächelte verlegen. Erst da bemerkte er, dass er sie immer noch festhielt. „Entschuldigung“, sagte er abermals und wurde beim Lösen seiner Arme ein bisschen rot, „es gibt bestimmt geschicktere Möglichkeiten der Annäherung.“

„Wahrscheinlich“, flüsterte sie, „aber nicht unbedingt so ehrliche, mit so viel Herzblut.“ Dann kroch sie näher an ihn heran und legte seinen Arm wieder um sie und den Kopf auf seine Schulter. Er saß noch lange wach neben ihr, als sie schon eingeschlafen war, und hielt sie. Das Bewusstsein des Glücks war ihm wichtiger als der Schlaf.

In der Nacht hatte sie wach gelegen. Der komische Geruch im Zimmer ihrer Tochter war ihr nicht aus dem Kopf gegangen. Er hatte sich so massiv aufgedrängt und hing jetzt immer noch in ihrer Erinnerung, aber sie konnte ihn nicht zuordnen. Trotzdem ließ er in ihrem Inneren die Alarmglocken schellen, und sie beschloss etwas zu tun, was sonst nicht ihr Stil war. Sie würde heute erst später zur Arbeit gehen. Irgendein Vorwand konnte sich erfinden lassen. Wenn Helma auf dem Weg zur Schule war, wollte sie ihr Zimmer durchsuchen.

Helma, die ihre Verletzung wie immer gut unter dem Langarmshirt verborgen trug und heute auch noch eine Jacke darüber gezogen hatte, damit der Verband nicht so auffiel, erschien in seltsamer Hochstimmung zum Frühstück. Ihr Entschluss stand fest. Sie wollte sich mit ihrem Chatpartner treffen. Derjenige, der sich selbst dort „Quelle des Glanzes" nannte, wollte ihr einen Einblick ins Licht geben, hatte er geschrieben. Sie wusste, dass er das Jenseits meinte, aber er wollte sie nur an die Grenze zwischen Leben und Tod führen, damit sie die Pracht des Lichtes begreifen konnte. Das war aufregend und damit hatte sie sich noch für nichts entschieden. Es war nur blöd, dass sie erst am Abend wieder Kontakt mit ihm aufnehmen konnte, aber noch einen Tag Kopfschmerzen hätte sie ihrer Mutter nicht ohne weitere medizinische Konsequenzen verkaufen können. Und eins wollte sie im Moment auf keinen Fall: Zu viel Aufsehen erregen! Also setzte sie sich gut gelaunt an den Küchentisch, machte aber wie immer ein unbeteiligtes, desinteressiertes Gesicht und löffelte ihr Müsli schweigend. Ihre Eltern unterhielten sich wie gewohnt, ohne großartig Notiz von ihr zu nehmen. Mit einem kurzen „Tschüss" verließ sie das Haus. Erst vor der Tür fiel ihr ein, dass sie eigentlich das blutige Handtuch mitgenommen haben wollte, um es auf dem Schulklo auszuwaschen. So konnte sie es auf keinen Fall in die Wäsche schmeißen und mit einer Regelblutung erklären. Wegwerfen ging auch nicht. Das würde ihre Mutter bemerken. Es wäre aufgefallen, wenn sie des Öfteren Handtücher in der Schule vergessen würde. Also war sie dazu übergegangen, das blutige Frottee noch vor Unterrichtsbeginn im Waschbecken bei der Turnhalle durchzuspülen und anschließend wieder in die Plastiktüte zu stopfen. Zu Hause trocknete sie die Handtücher heimlich nachts auf ihrer Heizung, um sie dann später einfach in die Wäsche zu werfen. Das hatte bislang gut geklappt und war nicht aufgefallen, weil sie immer darauf achtete, welche in rost, braun oder dunkelrot zu nehmen. Sie konnte jetzt schlecht zurückgehen, dachte sie. Außerdem war es fraglich, ob es sich diesmal so einfach auswaschen ließ, denn es war ziemlich viel Blut ins Handtuch gelaufen. Mit einem kurzen Achselzucken warf sie ihren Schulrucksack über und schwang sich aufs Rad. Der Schnitt im Arm zog etwas. Sie hoffte, dass er nicht wieder aufbrechen und sie verraten würde.

Helmas Vater hatte nicht weiter nachgefragt, als ihm seine Frau mitteilte, dass sie noch etwas im Haushalt erledigen wollte und später in die Apotheke nachkommen würde. Das kam gelegentlich vor. Als er weg war, ging sie in das Zimmer ihrer Tochter und schnupperte. Wenn überhaupt, lag nur noch ein Hauch des

Duftes in der Luft und er schien sich auch etwas verändert zu haben. Plötzlich wusste sie, womit sie es zu tun hatte: Blut! Vorsichtig zog sie die Schubladen von Kommode und Schreibtisch auf und suchte. In der Hängegarderobe des Schrankes wurde sie fündig. Auf dem Boden lag hinter alten Socken und verschimmelten Brotdosen eine Plastiktüte. Sie zog sie heraus und öffnete sie. Nur mühsam konnte sie den Würgereiz unterdrücken, der nicht nur aus dem Geruch resultierte, sondern eher aus der Vorstellung, wo das Blut wohl hergekommen war. Sofort dachte sie an einen Abort oder eine heimliche Abtreibung, verwarf den Gedanken aber wieder, weil sie nicht glaubte, dass Helma schon so weit war. Wenn sie sich einfach nur verletzt hätte, dann würde es allerdings keinen Grund geben, das Blut zu verstecken, dachte sie und suchte weiter. Im anderen Teil des Schrankes fand sie das Verbandsmaterial und wurde stutzig. Wieso bewahrte Helma acht elastische Mullbinden und diverse sterile ES-Kompressen mit einer entzündungshemmenden Salbe auf? Sie fand auch noch weißes Pflastervlies und einen selbstklebenden Verband. Das machte doch nur jemand, der darauf vorbereitet war, dass sich ein anderer verletzen könnte, oder der selbst Vorsorge für eigene Wunden traf. Wie ein Blitz fuhr ihr der Schreck in die Glieder. Plötzlich glaubte sie zu wissen, was hier los war. Ihre Tochter brachte sich selbst Verletzungen bei und niemand hatte bisher etwas bemerkt. Unglaublich. Sie suchte weiter in der Hoffnung, noch mehr Beweise für ihre Vermutung zu finden. Helma wäre ausgerastet, wenn sie geahnt hätte, dass ihre Mutter jetzt auch noch den Laptop aufklappte. Er war durch ein Passwort gesichert. Nach zwei vergeblichen Versuchen, gab sie den Begriff „Merlin“ ein und atmete auf. Sie war drin und öffnete den Mailordner. Nach einer Viertelstunde wusste sie drei Dinge. Erstens, dass sie ihre Tochter überhaupt nicht kannte. Ein fremdes Wesen wohnte da im Haus, das nichts mit dem Menschen zu tun hatte, den sie jetzt aus den Mails kennenlernte. Als Zweites erfuhr sie, wie sehr ihre Tochter unter dem Verlust ihres Hundes und ihren familiären Umständen litt und drittens, dass sie sich schon über einen längeren Zeitraum ritzte. Das war ein schwerer Schock. Jutta Schrader musste sich setzen. Sie brauchte eine ganze Weile, bis sie sich wieder gesammelt hatte. Dann rief sie ihren Mann an, dass es ihr nicht gut ginge und dass er heute auf sie verzichten musste. Sie wollte nachdenken. Ihren Ludwig konnte sie nicht mit in diese Überlegungen einbeziehen. Er hätte sofort und direkt reagiert. Ihre Tochter wäre von Medizinern zu Psychologen weitergereicht worden. Sie aber spürte, dass es jetzt ganz entscheidend war, Helma auf eine Art zu helfen, die sie annehmen konnte, ohne entlarvt zu werden oder die Folgen ihres selbstverletzenden Verhaltens ertragen zu müssen.

Tief in sich fühlte Jutta eine Schuld. Natürlich war das Geschäft wichtig. Eine Apotheke zu haben, bedeutete für die Inhaber vollen Einsatz, sonst stiegen die Personalkosten ins Unermessliche, aber vielleicht war Helma darüber zu kurz gekommen. Das häufige Alleinsein, der Druck in der Schule, den sie mit Ludwig noch dadurch verstärkt hatte, dass sie ihre Tochter fördern wollten, und letztlich der Verlust ihres vierbeinigen Freundes hatten wohl dazu geführt, dass Helma in ein immer tieferes Loch gerutscht war. Nun wusste sie keinen Ausweg mehr. In den Mails hatte Jutta gelesen, was die Tochter über ihre Eltern dachte. Sie fühlte sich nicht mehr geliebt, völlig unverstanden und kontrolliert. Aus einer Passage hatte sie sogar eine Andeutung herausgelesen, die sie kaum fassen konnte. Zumindest der Gedanke an einen Suizid hatte bei Helma im Raum gestanden. Jutta fühlte eine innere Panik, die sie umso ruhiger machte, je länger sie darüber nachdachte. Es war wichtig, jetzt besonnen zu reagieren, aber es war ebenso entscheidend, das Richtige zu tun. Doch was war das?

Als sie Outlook beendete, sah sie, dass Helma auf ihrem Desktop lauter Bilder von Merlin hatte. Auch an der Wand hingen welche. Mit Jungen hatte sie wohl wirklich noch nichts im Sinn, dachte Jutta und da kam ihr eine Idee. Wenn Helma Verantwortung für einen Welpen übernehmen würde, wäre die Gefahr eines Selbstmordes fürs Erste gebannt. Das wusste sie genau. Eigentlich hatten sie keinen Hund mehr gewollt, denn Helma würde irgendwann aus dem Haus sein und der Vierbeiner bliebe an ihnen selbst hängen, aber sie sah es als die einzige Chance an, sofort eine Veränderung der Situation herbeizuführen. Vorsichtig brachte sie alles in Helmas Zimmer wieder an den alten Platz, schloss die Tür und legte sich aufs Sofa. Sie war erschöpft von der schlaflosen Nacht und dem Vormittag, der ihr Erkenntnisse und Neuigkeiten gebracht hatte, auf die sie gerne verzichtet hätte. Aber sie war doch froh, dass sie nun wusste, was in ihrer Tochter vorging, denn jetzt konnte sie reagieren.

Noch bevor sie einschlief, rief sie im Bückeburger Tierheim an und fragte nach einem Welpen. Dort erfuhr sie, dass es einen etwa sieben Monate alten Jungrüden gäbe, wahrscheinlich ein Mix aus Pudel und Golden Retriever in schwarz und wuschelig, der von seinen Besitzern abgegeben worden sei. Sie bedankte sich für die Information, klärte alle wichtigen Details und beschloss, den kleinen Kerl am Nachmittag gemeinsam mit Helma zu besuchen.

Es war Mord, war sein erster Gedanke, als Wolf Hetzer die WhatsApp-Nachricht von Nadja laut abgehört hatte. Moni saß direkt neben ihm und hatte ihren Kopf auf seine Schulter gelehnt.

Hallo Wolf, ich will dich jetzt nicht mehr in deinem wohlverdienten Feierabend mit einem Anruf stören. Darum kurz hier via WhatsApp. Die junge Frau, die ich auf dem Tisch liegen habe (DNA-Abgleich wegen dieser Julia Schneider läuft noch), kann auf keinen Fall aus eigenen Stücken mehr unter den Haufen aus Zweigen und Ästen gekrochen sein. Der Schädel ist derart geborsten, dass sie höchstens noch kurze Zeit gelebt hat. Ich schätze, sie ist vom Turm gesprungen und auch an der Aufschlagstelle gestorben. Sie muss mit dem Hinterkopf aufgekommen sein. Ich kann mir nicht vorstellen, dass sie rücklings liegend bergab gekrochen ist oder sich noch zweimal umdrehen konnte. Wie sie trotzdem unter den Stapel gekommen ist, weiß ich natürlich nicht. Könnte ein Suizid gewesen sein. Es gibt keine weiteren Fremdeinwirkungen. Ach eins noch, und das ist vielleicht nicht ganz uninteressant. Unter ihren Fingernägeln habe ich Fragmente von ganz kleinen Weidenzweigstückchen gefunden. Du erinnerst dich, dass wir auch bei dem Erhängten Weide gefunden haben, obwohl sowohl dort als auch am Idaturm gar keine Weiden stehen. Also Wolf, schlaf trotzdem schön. Ich gehe jetzt nach Hause und melde mich morgen wieder. Tschüss.

Wolf seufzte, und Moni blickte ihn besorgt an.

„Na, irgendetwas gefällt dir doch an der Sache nicht", schlussfolgerte Moni.

„Stimmt", sagte Wolf knapp, weil er noch nachdachte.

„Du glaubst nicht an Selbstmord?", fragte sie.

„So könnte man es sagen. Es gibt momentan zu viele Freitode, die einen noch bittereren Beigeschmack haben als die Sache an sich schon. Wir haben den Mann, den du im Wald gefunden hast. Sicher, auf den ersten Blick sieht alles nach Suizid aus, aber wenn du in die Tiefe gehst, kommen schnell Zweifel auf. Wer hat ihm da hochgeholfen auf den Ast? Was bedeuten die Abdrücke im Boden und die mysteriösen Weidenzweige? Warum hat er einen Abschiedsbrief an seine Frau geschrieben, von der er sich längst getrennt hatte? Wieso kriecht eine Studentin nach einem Sprung vom Turm ins Unterholz, obwohl sie dazu nicht mehr in der Lage ist? Und Thorsten Büthe erzählte mir von einem ähnlichen Fall aus Hannover. Da taucht in einem Suizidfall mit drei Jugendlichen plötzlich ein Foto auf, das vorher noch keiner gesehen hat."

Moni machte ein nachdenkliches Gesicht. „Weidenzweige ohne Weide in zwei Fällen? Das finde ich äußerst komisch. Wie kommen die dahin? Und warum?"

„Das kann ich mir auch nicht erklären, aber ich weiß auch nicht, ob das wirklich wichtig ist. So oder so ist es merkwürdig, Weide unter den Fingernägeln zu haben, wenn man keine hochgeklettert ist", sagte Wolf.

„Sie sprach doch von ganz kleinen Weidenzweigstückchen, oder?", wollte Moni wissen. „Waren die im ersten Fall auch so winzig?"

„Ja, wenn ich mich recht erinnere, schon. Ich kann Seppi noch mal fragen", antwortete Wolf.

„Setz dich doch schon mal an den Tisch", bat Moni. „Ich hole eben den Auflauf. Wir können beim Essen weitersprechen."

„Ich kenne dich doch", schmunzelte Wolf, „gib zu, du hast eine Idee."

„Vielleicht", gab sie zu und verschwand in der Küche. Als sie wieder zurückkam und den duftenden Auflauf auf den Tisch stellte, der sich als überbackenes Ofengemüse entpuppte, grinste sie. „Also, das mag völlig blödsinnig klingen, aber ich habe mir mal aus Österreich einen Korb mitgebracht und der war aus Weide anstatt aus Birke gemacht."

„Ach so, du nimmst mich auf den Arm", sagte Wolf, „alles klar. Ich wollte jetzt eigentlich nichts von okkulten Dingen hören. Von alten Weibern, die giftige Kräuter in Körben sammeln und Halluzinationen verursachen, damit sich Leute umbringen."

Moni schüttelte den Kopf. „Das ist deinem Hirn entsprungen. Ich kann mir so kleine Weidenzweige sonst nicht erklären. Vielleicht nicht die richtige Auflösung, aber immerhin eine Möglichkeit, über die ihr weiter nachdenken könnt."

„Hast du das Ding noch?", wollte Wolf wissen.

„Klar, der steht jetzt als Deko mit Blumen vor der Tür", gab sie zurück.

„Ach, das schiefe Gerät", sagte Wolf. „Auch wenn ich echt nicht dran glaube, dass hier ein Korb eine Rolle spielt … Kannst du uns das wertvolle Stück ausborgen?" Er zwinkerte ihr zu.

„Aber sicher doch", entgegnete Moni, „ich habe noch einen anderen für die Fliegenpilzsuche im Keller."

Beide lachten und in das Lachen hinein drängte sich das Klingeln von Monis Handy. Die Nummer kam ihr bekannt vor.

„Kahlert."

„Burghof-Klinik, Aerzen, Lippert mein Name. Sind Sie die Tante von Frau Isabella Ahlers?"

„Ja“, sagte Moni verwundert. „Wieso?“

„Ihre Nichte lebt“, war der erste Satz mit dem Lippert weitermachte, „wir haben sie in die Medizinische Hochschule nach Hannover fliegen lassen. Das Sana-Klinikum in Hameln hat nur die Erstversorgung machen können.“

„Herrgott“, rief Moni dazwischen und Wolf hörte auf zu kauen, „was ist denn passiert? Hatte sie einen Unfall?“

„Nein“, gab Ralf Lippert zurück, „Ihre Nichte hat versucht, sich das Leben zu nehmen. Die Verletzungen sind sehr schlimm. Wir hoffen, dass sie es schaffen wird.“

Moni war wie vor den Kopf geschlagen. „Ich verstehe nicht …“, begann sie. „Wieso? Es ging ihr doch gut …“

„Das wissen wir selbst nicht. Sie war bei mir in der Gesprächsgruppe. Es gab keine Anzeichen für ihre Tat.“

Moni gab Wolf den Hörer. Sie musste sich setzen.

„Hauptkommissar Wolf Hetzer hier. Ich leite die Mordkommission in Bückeburg und bin ein Nachbar von Frau Kahlert. Sie kann jetzt nicht sprechen. Bitte erklären Sie mir, was passiert ist.“

„Ich muss wissen, ob Frau Kahlert damit einverstanden ist“, bat Lippert.

„Moni, bist du damit einverstanden, dass Herr Lippert mich über die weiteren Umstände informiert?“

„Ja“, sagte sie so laut und deutlich, damit es der Therapeut am anderen Ende der Leitung verstand. Dann fiel sie wieder in sich zusammen.

„Gut“, sagte Lippert. „Vielleicht ist es auch besser, dass wir zusammen sprechen und Sie es Frau Kahlert hinterher schonend beibringen. Frau Ahlers hat sich selbst schwer mit einem Messer verletzt. Zuerst hat sie sich die Haare abgeschnitten. Dann hat sie versucht, sich die Kehle durchzuschneiden, ist aber an mehreren Versuchen schließlich gescheitert, weil sie nicht tief genug kam. Anschließend hat sie sich das Messer von oben in den Schlund gesteckt und sich massive Verletzungen zugefügt. Wir haben sie nur zufällig gefunden. Niemand hat sie schreien hören oder hat irgendein Geräusch wahrgenommen."

„Unvorstellbar", sagte Wolf Hetzer. „Ermitteln die Hamelner Kollegen?"

„Ja, ein Hauptkommissar Mahler war hier", bestätigte Lippert.

„Gut, das ist ein Bekannter von mir", erklärte Hetzer, „dann kann ich mich an ihn wenden. Ist sie ansprechbar?"

„Nein, sie wird erst operiert und dann in ein künstliches Koma versetzt, hörte ich." Lippert räusperte sich. „Es hätte wenig Sinn, wenn Sie jetzt nach Hannover führen", fügte er noch an. „Wir haben extra abgewartet, bis wir Nachricht aus der MHH hatten, bevor wir Frau Kahlert informiert haben."

„Vielen Dank", sagte Hetzer, ließ sich Lipperts Nummer geben und einen Ansprechpartner in der MHH nennen. Dann legte er auf.

Moni weinte leise. „Warum hat sie das gemacht? Ich dachte, es ginge ihr gut. Sie hatte Pläne für Teneriffa. Und jetzt so etwas. Können wir sie besuchen?"

„Nein, Moni, das wird noch etwas dauern. Sie ist ziemlich schlimm verletzt und muss operiert werden."

„Ich fahre hin", schluchzte Moni, „ich bin verantwortlich für sie. Wenn sie wieder aufwacht, muss ich bei ihr sein."

„Das macht keinen Sinn, Moni, sie wird erst mal nicht aufwachen. Sie lassen sie schlafen, damit sich ihr Körper aufs Heilen konzentrieren kann."

„Künstliches Koma", sagte Moni und holte tief Luft. „Dann muss es wirklich sehr schlimm sein. Sagst du mir bitte jetzt, was passiert ist? Oder muss ich erst in der MHH anrufen?"

„Sie hat sich mit dem Messer an Kehle und Hals verletzt", versuchte Wolf die Sache möglichst vorsichtig zu beschreiben und nahm Moni in den Arm, der jetzt die Tränen von den Wangen liefen. „Es tut mir so leid. Das konnte doch niemand voraussehen."

„Ich hätte etwas spüren müssen. Ich bin ihre Tante", sagte Moni mit nassem Gesicht.

„Das konntest du nicht. Das können nicht einmal die Eltern, wenn ihre Kinder sich umbringen. Glaub' mir. Wenn ein Mensch so etwas wirklich vorhat, kann ihn nichts aufhalten. Er wird alles daran setzen, dass niemand zuvor etwas bemerkt."

Sie sagte nichts mehr, aber sie schmiegte sich ganz dicht an ihn. Wie verloren sie jetzt in seinem Arm wirkte und wie klein. Er war froh, dass er für sie da sein konnte. Sie brauchte ihn. Das war ein schönes Gefühl in all diesem Mist.

Isabella merkte von allem nichts. Sie lag in einem bleiernen Schlaf, nachdem sie genäht und geklammert worden war. Die Schnitte waren tief, man konnte nicht wissen, ob sie die Nacht überstand. Sie hatte viel Blut verloren. Das machte das Ganze schwierig. Obwohl sie eine Transfusion bekommen hatte, konnte ihr Kreislauf schlecht stabilisiert werden. Die nächsten Stunden würden über ihr Schicksal entscheiden.

In Berti hatte sich die Vermutung immer weiter manifestiert, dass es sich bei der spektakulären Angelegenheit im Wald nur um den Fund von Julias Leiche handeln konnte. Das wäre doch sonst ein sehr merkwürdiges Zusammentreffen zweier Dinge, dachte er sich, während er auf den Hof in der Kornmasch fuhr. Eine Verschwundene und etwas, was zumindest partiell in Form eines Armes wieder aufgetaucht war. Er hoffte, dass es ihm gelang, sich ungesehen von Gitta in seine Wohnung zu schleichen, aber sie schien schon am Fenster auf seine Rückkehr gelauert zu haben. Wenn er jetzt schon nicht darum herumkam ihr zu begegnen, sollte er sich vielleicht wenigstens noch mal einen blasen lassen, überlegte er. Falls seine Theorie stimmte, würde sie nämlich bald keine Lust mehr auf Sex haben.

„Berti, hast du mal fünf Minuten?", rief sie ihm von der Haustür aus zu.

„Klar", sagte er und schlenderte auf sie zu, wobei sich schon etwas in seiner Mitte regte, wenn er an ihren Hintern dachte.

„Die Beamten waren heute mehrere Stunden da und haben Julias Sachen durchsucht. Stell dir mal vor, in einer Tasche war sogar ihr Laptop. Das kann doch nichts Gutes bedeuten. Den braucht sie doch für ihr Studium."

„Ach", antwortete Berti leichthin, „darüber würde ich mir mal keine Gedanken machen. Die jungen Leute wechseln heute ihre Rechner schnell. Ruck, zuck sind die veraltet und ein neuer muss her. Vielleicht hatte sie längst ein aktuelleres Notebook und du hast es nur nicht mitgekriegt."

„Meinst du?", fragte sie ungläubig.

„Ganz bestimmt!"

„Du denkst also nicht, dass ihr was passiert ist?", wollte Gitta wissen und setzte sich in der Küche auf einen Stuhl.

Berti blieb stehen. Er schüttelte den Kopf. „Es wird ihr gut gehen. Du, ich habe eine Bitte. Kannst du mal nach dem Reißverschluss von meiner Jeans gucken?", bat er scheinheilig. „Da scheint sich irgendwas verklemmt zu haben."

„Dann musst du sie mir rüberbringen", sagte Gitta.

„Ich hab' sie doch an", erwiderte Berti mit einem vielsagenden Schmunzeln.

Gitta starrte auf seine Hose und erkannte, wo der Hase lang lief. „Vergiss es! Denk ja nicht, dass ich Freiwild bin, nur weil ich einmal Lust hatte, mich von dir vögeln zu lassen. Außerdem habe ich sowieso nichts davon gehabt, du Hammel. Schon mal was davon gehört, dass Frauen auch einen Orgasmus kriegen können?"

Bertis Lust war ebenso schnell verflogen wie sie gekommen war. „Äh, dann will ich mal", sagte er, als ob er Gittas Worte nicht gehört hatte.

„Schon klar", gab sie zurück und schmunzelte. „Kannst mir deine Hose später bringen, wenn der Inhalt daraus entfernt ist. Der interessiert mich nämlich erst wieder, wenn sich dein Gehirn auch zuschaltet. Ich hab' überhaupt nichts gegen so ein Bratkartoffelverhältnis, aber der Spaß sollte schon gegenseitig sein."

Ist sie jetzt bald fertig mit ihrer Predigt? Das dachte Berti, während er den Monolog in sein eines Ohr hinein- und aus dem anderen wieder herausziehen ließ.

Die konnte sich einen anderen suchen, der ihr Sklave werden wollte, entschied er sich und beschloss auch, sich möglichst schnell eine andere Wohnung zu nehmen. „Vielleicht krieg' ich die Hose selbst wieder hin", beendete er die Mesalliance und sah zu, dass er schleunigst aus der Schusslinie kam. Mit einem knappen „Bis denne!" verschwand er in Richtung Einliegerwohnung. Dort ließ er sich auf sein Bett fallen. Er ärgerte sich. Was bildete sich die dumme Kuh eigentlich ein? So toll sah sie auch wieder nicht aus, dass jeder Mann da draufsteigen wollte. Wütend nahm er sein Smartphone aus der Hosentasche und sah, dass Birte angerufen hatte. Ach ja, Birte, die Sache musste er auch noch regeln. Warum mussten Frauen nur so kompliziert sein?

Lustlos und mit ziemlich viel Grummeln im Bauch rief er sie zurück. Diesmal ging sie ran.

„Hallo Berti", sagte sie angespannt.

„Hallo. Ich konnte dich ewig nicht erreichen", meckerte er. „Wo hast du gesteckt?"

„Am Sterbebett meines Vater", sagte sie leise und ein Stich fuhr ihr in den Magen.

„Oh", gab er erschrocken zurück, „ist dein alter Herr ...?"

„Ja", antwortete sie knapp.

„Tut mir leid", sagte er.

„Danke!"

„Wann ist die Beerdigung?", wollte Berti wissen.

„Du, nimm es mir nicht übel, aber ich glaube, es ist besser, wenn du dein neues Leben dort in Bückeburg jetzt allein weiterlebst."

„Was soll das heißen?" Berti war vollkommen verdattert. „Ist das ein Rausschmiss?", fragte er.

Sie lachte bitter. „Wie kann man jemanden vor die Tür setzen, der schon selbst gegangen ist. Nicht ein einziges Mal hast du dich wieder hier blicken lassen. Telefonisch warst du meistens nicht zu erreichen. Zurückgerufen hast du selten. Du bist seit Wochen weg, aber verlassen hast du mich doch schon länger. Nur deine Sachen stehen noch hier. Ich möchte dich bitten, sie demnächst abzuholen. Sie stehen in der Scheune."

„So ist das also", entfuhr es Berti, „du hast mich eiskalt abserviert, kaum dass ich weg war. Ich dachte, wir versuchen es erst mal mit getrennten Wohnungen."

„Ach ja, das setzt aber voraus, dass man sich gelegentlich sieht. Doch du interessierst dich überhaupt nicht für mich. Angerufen hast du mich - wenn überhaupt - nur, wenn ich mich vorher gemeldet habe, und jetzt hast du die Unverfrorenheit, mir so etwas vorzuwerfen? Du solltest dich schämen. Bitte lass mich Vater in Ruhe unter die Erde bringen und bleib' der Beerdigung fern. Er hätte es sowieso nicht gewollt, dass du dabei bist. Und wegen deiner Sachen machen wir danach einen Termin aus. Jemand anders wird dir aufschließen. Ich will dich nämlich nicht sehen. Es ist besser, wenn du da bleibst, wo du hergekommen bist, in deinem komischen Schaumburg-Lippe."

Berti reichte es.

Er legte einfach auf. Sein Abend war ihm gründlich versalzen. Er konnte sich nicht erinnern, wann er jemals so schlechte Laune gehabt hatte.

Gitta hingegen lachte immer noch in sich hinein, als ihr Mieter gegangen war. Dieser blasierte, arrogante Kerl war auf der anderen Seite attraktiv und manchmal sogar charmant. Auf jeden Fall hatte sie ihm ordentlich die Meinung gegeigt. Und wenn es wieder mal zu einer körperlichen Annäherung kommen würde, dann ginge sie ganz bestimmt von ihr selbst aus und verliefe so, wie sie es sich vorstellte.

Leider hatte Berti in einer Hinsicht recht gehabt. Die Tote im Wald war Gittas Tochter. Nur eine ruhige Nacht lag noch vor ihr. Danach würde sich alles für immer ändern. Niemand verlor ein Kind ohne lebenslange Wunden, die nicht heilen wollten.

Eine junge Dame schlief allerdings in dieser Nacht besonders gut. Vergessen waren die Messer, das Internet, die Chaträume, ja der gesamte Computer, denn Helma hatte Wichtigeres zu tun.

Ihre Mutter war mit ihr am Nachmittag ins Tierheim gefahren, ohne ihr vorher etwas davon zu sagen. Das hatte einiger Überredungskunst bedurft, denn Helma kam normalerweise nicht mit, wenn es sich irgendwie vermeiden ließ.

Zuerst hatte sie sich nichts dabei gedacht, aber als ihre Mutter eine vollkommen ungewöhnliche Fahrstrecke einschlug, wunderte sie sich. Da ging es doch zum Bückeburger Tierheim.

„Äh, ich glaube, du hast dich verfahren", sagte Helma vom Beifahrersitz.

„Das glaube ich eigentlich nicht", gab ihre Mutter mit einem Schmunzeln zurück. „Hier wartet nämlich ein kleiner Kerl auf uns, der unsere oder vielmehr deine Hilfe braucht."

Helma war wie vom Donner gerührt. „Echt? Das ist ja krass. Was ist es denn? Ein Hund oder eine Katze?" Sie frohlockte innerlich.

„Ein kleiner Rüde, der seinen Besitzern zu viel geworden ist. Du müsstest dich also intensiv um ihn kümmern und auch zur Hundeschule mit ihm gehen. Meinst du, dass du das neben deinen Hausarbeiten für die Schule schaffen kannst?"

„Locker", sagte Helma. Sie hätte jetzt alles versprochen. „Ich streng' mich auch echt richtig an. Wie heißt er denn? Was ist es denn für ein Hund?"

„Hab' ich vergessen und über den Namen haben wir noch nicht gesprochen", erklärte ihre Mutter und parkte vor dem Heim.

„Ist ja auch wurscht", antwortete Helma. „Hauptsache, Fell und feuchte Hundeschnauze."

Brigitte, die ehrenamtlich im Tierheim tätig war, begrüßte die Schraders. Sie hatte vorhin mit Jutta telefoniert.

„So, dann wollen wir den kleinen Kerl mal besuchen", schlug sie vor. „ Er ist noch ein bisschen stürmisch und freut sich immer, neue Leute kennenzulernen. Du hattest bis vor Kurzem noch einen Hund?"

„Ja", antwortete Helma, „unser Merlin ist leider vergiftet worden."

„Wisst ihr, von wem?", fragte Brigitte alarmiert. „Nicht, dass Weasley auch so etwas passiert."

„Das muss im Urlaub geschehen sein. Dort hatten sie in der Gemeinde Rattenköder ausgelegt. Das war wohl den Einheimischen auch bekannt. Wir hatten leider keine Ahnung", erklärte Jutta Schrader und Helma fing bei der Erinnerung wieder an zu weinen.

„Na, dann kommt mal", sagte Brigitte mitfühlend. „Vielleicht wird ja nicht nur Weasley, sondern gleich mehreren geholfen."

„Und er heißt Weasley? Wie der Ron aus Harry Potter?", wollte Helma wissen.

„Eigentlich heißt er nach einem anderen Zauberer, aber den wirst du nicht mehr kennen. Catweazle. Wir fanden aber, dass ein Hund nicht wie eine Katze heißen sollte und haben ihm den Spitznamen Weasley verpasst. Du hast recht, genau wie der rothaarige Zaubererfreund."

„Weasley ist ein klasse Name für einen Hund", sagte Helma voller Vorfreude.

Sie waren endlich im Büro des Tierheims angelangt, wo Weasley tagsüber sein durfte, weil er mit seinen sieben Monaten noch viel Zuspruch brauchte. Jetzt hob er neugierig den Kopf und sprintete dann aus seinem Korb direkt auf Helma zu. Sie war unterdessen in die Hocke gegangen und genoss die stürmische Begrüßung aus Pfoten und Hundezunge. Ihre Mutter schüttelte sich innerlich. Dieses Geschlecke fand sie immer schon entbehrlich, aber es war ja gesund, nicht zu steril zu leben. Helma war völlig verzückt. Sie lag inzwischen mit Weasley auf dem Boden, der ihr seinen Bauch entgegenstreckte, um sich kraulen zu lassen.

„Da haben sich wohl zwei gesucht und gefunden", freute sich Brigitte mit Blick auf das schwarzlockige Wollknäuel.

„Das denke ich auch", sagte Jutta erleichtert und setzte sich mit Brigitte an den Schreibtisch, um den Übernahmevertrag zu unterzeichnen.

Mittlerweile waren einige Stunden vergangen. Helma und Weasley hatten einen Abendspaziergang hinter sich. Beider Mägen waren gefüllt. Sie waren hundemüde. Scheinbar unbeobachtet lag der kleine Goldendoodle ganz dicht an Helmas Füßen mit im Bett. Er guckte nur halb unter der Decke hervor. Als Jutta vorsichtig durch die Zimmertür sah, schliefen beide tief und selig. Nur Weasley hob kurz den Kopf. Sie war beruhigt und atmete tief durch. Ihr heimlicher Rettungsplan schien aufzugehen.

Wolf hätte sich gerne freigenommen, um Moni nach Hannover in die Medizinische Hochschule zu fahren, aber das war aufgrund des Leichenfundes unmöglich. In der Nacht hatte er sich überlegt, seinen Sohn zu bitten, diese Aufgabe zu übernehmen. Ihm selbst blieb die unangenehme Pflicht, Julias Mutter vom Tod ihrer Tochter zu berichten.

Peter sollte ihn begleiten.

Obwohl Wolf damit gerechnet hatte, wäre es ihm doch lieber gewesen, wenn sich diese Vermutung nicht bestätigt hätte. Eltern eine Todesnachricht zu überbringen war furchtbar, aber wenn nur noch ein Elternteil lebte, blieb derjenige mit seiner Trauer allein. Das war eine schwere Last für den Alleinstehenden, die einer Katastrophe gleich kam, vor allem wenn es sich um das einzige Kind handelte.

Auch Peter war ziemlich wortkarg in den Wagen gestiegen. Er hatte zu gut gefrühstückt. Eine der vier Frikadellen lag ihm jetzt quer im Magen, nachdem er wusste, was auf Wolf und ihn zukam. Nadja hatte ihnen am Morgen sofort Bescheid gegeben, als der DNA-Abgleich vorlag. Gemeinsam fuhren sie in die Kornmasch. Schweigend und ihren Gedanken nachhängend.

Erst als sie auf den Hof fuhren, sprach Peter aus, worüber beide grübelten.

„Meinst du, sie ist selbst gesprungen?"

„Schwer zu sagen. Das lässt sich wahrscheinlich auch nicht mehr feststellen", sagte Wolf. „Die Frage ist nur, wie sie unter den Asthaufen gekommen ist."

„Eben“, erwiderte Peter. „Irgendwer war also da. Der könnte auch vorher schon in der Nähe gewesen und hinter ihr den Turm hochgestiegen sein.“

„Du meinst, jemand hätte sie verfolgt und dann von oben runtergestoßen?“, fragte Wolf.

„Möglich wär's“, gab Peter zurück.

„Wir stehen wieder auf Messers Schneide zwischen Mord und Selbstmord“, stellte Wolf fest. „Ein bisschen häufig zur Zeit.“

Peter nickte.

„Na, dann lass uns mal ...“, schlug Wolf vor und stieg mit gemischten Gefühlen aus dem Wagen.

Sie klingelten vergeblich an Gittas Haustür. Auch sonst war sie nirgends zu sehen. Berti, der hinter dem Fenster stand und nach einer durchzechten Nacht weder rasiert noch sonst irgendwie ansehnlich war, ließ sich lieber nicht blicken. Er schlussfolgerte allerdings zutreffend, weswegen Wolf und sein Kollege gekommen waren und beschloss erst recht, in seinen eigenen vier Wänden zu bleiben. Gerade kinderlos gewordene Witwen zu trösten, hätte ihm in seinem Zustand gerade noch gefehlt. Er entschied sich, lieber seinen Kater auszuschlafen und dann auf der Dienststelle aufzukreuzen, damit sie die Story für morgen noch mitnehmen konnten.

Plötzlich einsetzendes Geschnatter verriet Gittas Anwesenheit im Stall. Gänse, dachte Wolf mit einem Anflug von Wehmut. Als sie das Gebäude betreten hatten, sahen sie, dass Gitta die Tiere gerade ins Freie auf die Weide führte. Neun Stück folgten ihr. Wolf hielt Peter am Nacken fest, der ihr hinterhergehen wollte.

„Warte lieber, bis sie zurückkommt“, schlug er vor, „Gänse können sehr wehrhaft sein. Hast du das vergessen?“

Beim Klang seiner Stimme blieb eines der Tiere stehen und krakeelte laut. Nein, das konnte nicht sein. Emil musste schon längst den Weg alles Irdischen gegangen oder im Topf gelandet sein. Obwohl diese Gans ihm tatsächlich ähnlich sah. Wolf erkannte es an den braunen Flugfedern auf dem ansonsten reinweißen Federkleid. In einem Anflug von Melancholie rief er dennoch „Emil?“ und die Gans rannte auf ihn zu. Gitta stand hinten am Zaun und schimpfte. Dann wunderte sie sich, denn der Ganter legte seinen Hals um den eines wildfremden Mannes, der sich da widerrechtlich auf ihrem Grundstück befand. Peter stand der Mund offen.

„Meinst du, das ist er?“, fragte er mehr rhetorisch. Keine fremde Gans hätte einen Menschen so begrüßt. Aber Wolf, der nach unten sah, weil ihm die Tränen in die Augen gestiegen waren, konnte nicht antworten. Der Ganter schnäbelte und schnatterte mit ihm wie eh und je. Als wäre nicht ein einziger Tag vergangen.

„Können Sie mir mal erklären, was Sie hier zu suchen haben? Und was machen Sie mit meiner Gans? Ich verkaufe keine. Und jetzt ab mit dir, du störrisches Mistvieh.“ Gitta war außer sich und wollte Emil davonscheuchen.

„Die Gans ist beschlagnahmt“, sagte Wolf aus einem Impuls der Empörung heraus und bereute seine Worte sofort. Sie waren unpassend. Er hätte sich zurückhalten müssen. Peter machte ein nachdenkliches Gesicht.

„Sie spinnen wohl! Mit welchem Recht?“, gab Gitta zurück und trieb Emil zu den anderen.

Peter stieß Wolf mit dem Ellenbogen in die Seite und zischte: „Das hat doch nun wirklich Zeit!“

Wolf räusperte sich verlegen. „Äh ja, darüber reden wir ein andermal. Darf ich uns kurz vorstellen? Hauptkommissar Wolf Hetzer ist mein Name. Das ist mein Kollege Peter Kruse. Könnten Sie bitte zu uns zurückkommen?", rief er etwas lauter hinter Gitta her. „Wir müssen mit Ihnen sprechen."

„Gleich", sagte sie knapp und schloss das Gatter. Emil blieb noch für einen Moment am Zaun stehen, dann gesellte er sich zu den anderen. „Was fällt Ihnen ein, hier einfach durch meinen Stall zu gehen?", fragte sie, als sie zurückkam.

„Wir haben Sie gesucht, denn wir müssen Ihnen etwas mitteilen", sagte Peter und sah, wie sein Gegenüber kalkweiß wurde. Gitta begann zu straucheln. So sicher war sie noch nicht auf ihrem Fuß. Wolf sprang hinzu und stützte sie.

„Sie kommen wegen Julia", sagte sie fast tonlos.

„Können wir uns irgendwo hinsetzen? In Ihre Küche oder Stube?", fragte Wolf.

Gitta nickte, die Kommissare folgten ihr in die Küche.

„Wir haben Ihre Tochter tot im Wald aufgefunden, Frau Schneider. Es tut uns sehr leid!", sagte Wolf leise. „Haben Sie jemanden, der jetzt für Sie da sein kann?"

„Nein", flüsterte Gitta, der die Tränen von den Wangen liefen, „jetzt habe ich niemanden mehr."

„Es gibt doch bestimmt Freunde oder Nachbarn?", versuchte Peter es noch einmal.

„Schon, aber ich will niemanden sehen ...", sagte sie und verbarg ihren Kopf in ihren Händen.

„Sollen wir Ihren Hausarzt benachrichtigen, damit er Ihnen etwas zur Beruhigung gibt?", fragte Wolf.

„Ich bin ganz ruhig", seufzte sie, „das ist nicht der erste Schicksalsschlag, den ich bewältigen muss. Ich hatte immer noch gehofft, dass mir dies erspart bleiben würde ... aber im Grunde war mir klar, dass etwas passiert sein musste. Sie hätte sich sonst gemeldet." Gitta streckte sich und wischte die Tränen mit dem Handrücken weg. „Wie ist es passiert? Haben Sie das Schwein schon?"

„Sie denken, Ihre Tochter sei ermordet worden? Ein Unfall oder ein Freitod kommen für Sie überhaupt nicht in Betracht?", fragte Wolf. „Entschuldigen Sie bitte, aber wir müssen darüber sprechen. Wenn es jetzt nicht möglich ist, kommen wir später wieder."

„Nein, schon gut", antwortete Gitta. „Ja, ich habe sofort gedacht, dass ihr jemand etwas angetan haben muss."

Es schüttelte sie innerlich.

„Wir haben Ihre Tochter Julia unterhalb des Idaturms gefunden. Es sieht eher so aus, als sei sie von dort oben heruntergesprungen", warf Peter ein.

„Nie im Leben", entfuhr es Gitta. „Sie hatte zwar nach dem Tod ihres Vater schwer zu kämpfen und war einige Zeit in Therapie, aber das ist lange her. Es ging ihr gut. Sie studierte gerne dort in Hannover und freute sich darauf, einmal den Hof zu übernehmen. Wir verstanden uns gut und sprachen über alles miteinander. Wir hatten ja nur noch uns."

Wolf sah Gitta direkt ins Gesicht. „Liebe Frau Schneider, junge Heranwachsende sind eine besondere Spezies. Man denkt, man kennt sie und doch leben sie in sich ihr ganz eigenes Ich. Ich glaube Ihnen gerne, dass Sie sich sehr nah standen und doch gibt es Dinge, die Ihnen Julia nicht gesagt hat."

Mit einer Mischung aus Erstaunen und Empörung sagte Gitta: „Das mag sein. Niemand sagt seinen Eltern alles. Meinen Sie etwas Bestimmtes?"

„Wussten Sie, dass sie gar nicht mehr in Hannover studierte?", wollte Wolf wissen.

„Ja, seit Kurzem“, sagte Gitta knapp, „aber ich wusste es nicht von ihr selbst, sondern von einer Studienkameradin. Und auch, dass sie wieder in Therapie war, aber das habe ich Ihren Kollegen doch schon gesagt.“

Jetzt war Wolf verwundert. Er hatte keine Zeit mehr gehabt, die Akte ganz genau zu lesen. „Und trotzdem glauben Sie nicht daran, dass sich Ihre Tochter das Leben genommen hat?“

„Nein! Selbst wenn sie gelegentlich mit dem Gedanken gespielt haben sollte. Sie hätte mir das nie angetan. Da können Sie ganz sicher sein. Niemals.“ Gitta schüttelte vehement den Kopf. „Sie hätte nie gewollt, dass ich an ihrem Grab stehen muss, ohne zu wissen, wie ich weitermachen soll, selbst und mit dem Hof und allem.“

„Gut“, sagte Wolf, der ein vages Gefühl der Unruhe verspürte, weil er daran denken musste, dass Julia unmöglich selbst unter den Holzstapel gekrochen sein konnte, „wir werden Sie auf dem Laufenden halten. Gibt es jemanden, von dem Sie denken, dass er Ihrer Tochter schaden wollte?“

„Nicht, dass ich wüsste. Sie hat noch ein paar Schulfreunde hier im Ort und einige Bekannte. Mit meinem Untermieter hat sie sich ganz gut verstanden. Wen sie in Hannover getroffen hat, das weiß ich leider nicht“, erklärte Gitta.

„Ihren Untermieter kenne ich, den können wir gleich noch befragen“, sagte Wolf, „er ist ein früherer Kumpel von mir.“

Gitta hob die Augenbrauen. „Ach ja, sehr interessant. Ich hoffe, Sie haben nicht viel mit ihm gemein.“

„Wieso?“

„Weil er ein Riesenarschloch ist mit einem Frauenbild aus dem neunzehnten Jahrhundert.“

„Könnte er eine engere Beziehung zu Julia gehabt haben?", fragte Peter und handelte sich ein höhnisches Lachen ein.

„Ganz bestimmt nicht. Sie stand nicht auf so alte, egoistische Hurenböcke. Ich hoffe, Sie verzeihen mir meine derbe Ausdrucksweise, aber ich weiß, wovon ich spreche. Dieses Exemplar Mann ist ein ausgesprochenes Chauvinistenschwein. Der geht echt gar nicht. Vielleicht höchstens als Kumpel", sie sah Wolf an, „aber weder als Freund noch als Lebenspartner. Ansonsten ist er harmlos und als Untermieter ganz okay. Er ist sauber, ruhig und zahlt pünktlich."

„Wir versuchen es mal bei ihm", sagte Wolf. „Falls Ihnen noch etwas einfällt, melden Sie sich bitte bei uns."

Sie nickte. „Der muss ja da sein. Sein Wagen steht draußen", antwortete Gitta.

Kruse und Hetzer verließen die alte Bauernküche und klingelten eine Tür weiter, doch niemand machte auf.

„So viel dazu, dass er da sein muss", bemerkte Peter spöttisch.

„Ist er bestimmt auch", gab Wolf zurück, dann gingen sie zum Wagen.

Berti sah ihnen hinter der Gardine nach.

Niklas hatte Moni nach Hannover gefahren und sie an der Medizinischen Hochschule abgesetzt. Sie wollte auf dem Rückweg Üstra und Bahn benutzen, da sie nicht wusste, wie lange sie bleiben würde. Niklas war das ganz recht, denn er hatte sich den ganzen Tag freigenommen, um anschließend nach Jever zu seiner Mutter zu fahren. Seit zwei Tagen schon hatte er sie nicht erreichen können. Einer inneren Unruhe zufolge führte ihn sein Weg jetzt in Richtung Küste. Ihm war mulmig.

Moni hatte das Gespräch auf der Hinfahrt gut getan. Niklas' Sorgen lenkten ein klein wenig von den eigenen ab. Insofern war sie guten Mutes, als sie die Schutzkleidung in der Intensivstation anlegte. Die Schwester, die sie zum Bett von Isabella bringen sollte, begrüßte sie und sagte behutsam, dass sich Moni gedanklich auf einen schlimmen Anblick vorbereiten solle. Doch das Individuum, auf das sie dann blickte, konnte sie nur schwerlich als ihre Nichte ausmachen. Vor ihr lag an Schläuchen und Kabeln eine kleine, bleiche, aber aufgedunsene Person mit kurzen Haaren, die aussahen, als hätten die Ratten an ihnen gefressen. Ihr Hals war übersät mit zum Großteil geklammerten Schnitten. Die Beatmung sei nur mittels Intubation möglich, erklärte ihr die Schwester, da die Verletzungen in der Luftröhre zu schwerwiegend seien. Ernährt werde Isabella über eine Magensonde und einen Tropf, da auch die Speiseröhre Schnittverletzungen aufweise.

Moni hatte wirklich schon einiges gesehen, aber jetzt schwankte sie doch. Einen geliebten Menschen, der schon so viel hatte mitmachen müssen, nun als eine Art Monster zu erleben, war eindeutig zu viel. Die Schwester war vorbereitet und stützte sie.

„Kommen Sie! Setzen Sie sich“, bat sie. „Ich bin Intensivschwester Claudia und kümmere mich um Ihre Nichte.“

„Oh Gott“, entfuhr es Moni, „diese vielen Verletzungen.“

„Sie hat noch Glück gehabt“, sagte Schwester Claudia leise. „Um ein Haar hätte sie es nicht überlebt.“

„Kann sich denn ein Mensch selbst so etwas antun?“, fragte Moni verzweifelt.

„Die Ärzte sind sich da nicht sicher, ob das möglich ist. Aber Sie sprechen am besten mit Dr. Nahimi, unserem Chefarzt“, riet ihr Schwester Claudia.

„Wann ist das möglich?“, wollte Moni wissen.

„Ich gebe ihm Bescheid. Sie werden doch sicher etwas hierbleiben wollen. Er wird dann auf Sie zukommen, sobald es möglich ist.“ Schwester Claudia drückte Moni noch kurz die Hand, dann ging sie wieder ihrer Arbeit nach.

Jeder Anblick eines geliebten Menschen kann ertragen werden, auch wenn er noch so schrecklich ist. Isabella sah überhaupt nicht mehr so aus wie sie selbst. Das künstliche Koma schenkte ihr einen tiefen Schlaf, doch selbst das gab ihr nicht das Aussehen einer friedlich Schlummernden. Sie wirkte wie eine Untote an Maschinen. Nur noch wie ein Schatten ihrer selbst lag sie mit bleichen Wangen da. Die ehemals schönen Haare hatte sie sich wohl selbst abgeschnitten. Man hatte die geklammerten Wunden nicht verbunden. Moni zählte drei Schnitte an der Kehle, fünf an der linken und zwei an der rechten Halsseite, die kreuz und quer durcheinandergingen. Sie wollte sich nicht vorstellen, wie Isabella mit einem Messer an sich selbst herumhantiert hatte, aber die Gedanken kamen einfach. Es war unglaublich, wie ein Mensch so mit sich selbst umgehen konnte. Die Schwester hatte auch etwas von Luft- und Speiseröhre gesagt. Bedeutete das, dass sich ihre Nichte auch innerlich mit einer Schneide verletzt hatte? Moni spürte, wie ihr wieder flau wurde. Sie versuchte, ruhig zu atmen und sich auf etwas anderes zu konzentrieren. Doch das wollte nicht gelingen. Schließlich wandte sie sich ab und setzte sich auf den Stuhl, den ihr die Schwester gebracht hatte. Dort versank sie in endlosen Grübeleien, die zu nichts führten, bis die Tür aufging und Dr. Nahimi erschien.

„Guten Tag. Frau Kahlert?", sagte er mehr rhetorisch und gab Moni die Hand. „Darf ich mich vorstellen? Ich bin Dr. Nahimi und leite diese Intensivstation, auf der Ihre Nichte liegt. Stimmt es, dass Sie die einzige Verwandte sind?"

„Ja, ich bin ihre nächste Angehörige. Ihre Mutter, meine Schwester, ist vor Kurzem verstorben."

„Mein Beileid", sagte Dr. Nahimi, „das ist natürlich besonders tragisch. Wissen Sie, was sich zugetragen hat?"

„Ja, man hat mich informiert, dass sie versucht hat, sich mit dem Messer das Leben zu nehmen", bestätigte Moni.

„Wir haben inzwischen aufgrund der schweren äußeren und inneren Verletzungen einen Rechtsmediziner hinzugezogen und sind der Ansicht, dass es fraglich ist, ob sie sich alle Schnitte selbst beigebracht haben kann", sagte Dr. Nahimi. „Darum haben wir auch die Kriminalpolizei benachrichtigt. Ein Herr Thorsten Büthe aus dem Bereich Operative Fallanalyse hat sich der Sache angenommen. Frau Ahlers kann momentan nicht befragt werden. Er würde aber gerne mit Ihnen sprechen. Ist das heute möglich?"

„Natürlich", erwiderte Moni besorgt. „Sie denken, Isabella könnte erneut das Opfer eines Verbrechens geworden sein?"

„Erneut sagen Sie? Doch wohl nicht vom selben Täter?" Moni schüttelte den Kopf. „Möglich wäre eine Einwirkung von außen immerhin. Auf jeden Fall ist es kaum möglich, sich selbst so zu verletzen", erklärte Dr. Nahimi.

„Verstehe, das wäre wirklich eine Katastrophe. Wie soll ein Mensch so etwas jemals verarbeiten? Gerne unterstütze ich die Ermittlungen, aber über die letzten Wochen kann ich nichts sagen, denn da war sie in Behandlung in der Burghofklinik in Aerzen. Ich kenne Herrn Büthe übrigens. Er ist der Freund meines Nachbarn, der ebenfalls Hauptkommissar ist. Die beiden haben schon oft Fälle zusammen gelöst."

„Na, dann sind Sie ja in guten Händen", freute sich Dr. Nahimi. „Wir werden Ihre Nichte noch bis morgen im künstlichen Koma belassen und sie dann langsam aufwecken. Ich schätze, dass sie im Laufe des Tages wieder ganz bei Bewusstsein ist. Es wäre gut, wenn Sie dann hier sein könnten. Dann muss alles nur noch infektionsfrei verheilen. Sie hat riesiges Glück gehabt, dass sie sich die Stimmbänder nicht beschädigt hat. Was die Psyche angeht, da wird in jedem Fall viel aufzuarbeiten sein." Er sah sie mit bedauerndem Blick an.

„Selbstverständlich bin ich hier, Herr Doktor", antwortete Moni. „Und vielen Dank für alles."

„Gerne", gab er zurück und verabschiedete sich. In seinen Gedanken hallten ihre Worte noch nach. Was für ein grausiges Schicksal, wenn man zweimal Opfer eines Verbrechens wurde. Er glaubte nicht daran, dass

Isabella jemals wieder ein normales Leben würde führen können, wenn das zutraf.

Moni lehnte sich in ihrem Stuhl zurück, der nicht sonderlich bequem war, aber immerhin dem Kreislauf nutzte. Ihre Überlegungen gingen in genau dieselbe Richtung. Dabei dachte sie noch einen Schritt weiter. Ihrer Meinung nach kam es gar nicht darauf an, ob es einen Täter gab. Isabella war bereits ein Wiederholungsopfer, ganz egal, ob sie dazu durch eigene Hand geworden war. Vielleicht war das im Grunde sogar noch schlimmer, denn wenn der Wunsch sich zu töten so groß war – und das musste man annehmen – dann würde sie es wieder versuchen. Die Gedankenspirale und das monotone Piepen der Geräte führten dazu, dass Moni trotz der großen Anspannung einnickte. Die Erschöpfung musste größer sein, als sie angenommen hatte. In der letzten Nacht war der Schlaf nicht sehr ergiebig gewesen. Sie wurde davon geweckt, dass eine Hand sanft ihre Schulter berührte. Dadurch schreckte sie hoch.

„Thorsten!", entfuhr es ihr.

„Hallo Moni, ich grüße dich", flüsterte er. „Habe ich dich erschreckt?"

„Nur ein bisschen", gab sie zu, „ich muss kurz eingenickt sein." Sie sah auf die Uhr. „Donnerwetter, schon halb drei!"

„Können wir uns draußen irgendwo hinsetzen?", fragte Thorsten Büthe leise. „Ich möchte ungern hier drinnen mit dir sprechen. Patienten, die im Koma liegen, kriegen doch so das eine oder andere mit. Wir wollen ihr das lieber ersparen."

„Ja, gut", erwiderte Moni, „suchen wir uns einen ruhigen Platz, wo wir ungestört reden können."

Vor der Intensivstation fanden sie eine kleine Sitzecke. Es war etwas umständlich, dass sie sich erst wieder umziehen mussten, aber das nahmen sie gerne in Kauf, um Isabella zu schonen. Auf der Station selbst hatte es keine Möglichkeit gegeben, sich hinzusetzen.

Thorsten Büthe sah Moni direkt in die Augen und sagte: „Bitte erzähl mir genau, was du über Isabella weißt.“

„Da kann ich leider nicht viel beisteuern“, bedauerte Moni. „Ich kenne sie im Grunde kaum, weil sie jahrelang keinen Kontakt zugelassen hat. Ich wusste damals überhaupt nicht, dass sie in Esens gelebt hatte. Wir wollten uns jetzt wegen der Testamentseröffnung treffen und eine Wiederannäherung versuchen. Ihre Mutter ist vor Kurzem verstorben. Zu ihr hatte Isabella allerdings auch keinen Kontakt. Auf jeden Fall wollte sie ein paar Tage vorher schon zu mir kommen. Dann jedoch wurde sie Opfer dieses schockierenden Verbrechens. Anschließend habe ich sie täglich im Krankenhaus besucht, aber sie hat wenig gesprochen. Sie wirkte wie leer. Wie eine Kerze, die nicht brennt. Zum Ende der medizinischen Behandlung hat sie eingewilligt, dass man sich auch noch um ihre Seele kümmert. Ich hatte aber den Eindruck, dass ihr das egal war, dass sie sich für sich selbst kaum mehr interessierte. Im Verlauf der Therapie hat sich das jedoch geändert. Sie wirkte aufgeschlossener, erzählte von Zukunftsplänen, und ich hatte wirklich das Gefühl, dass es bergauf ging und dass sie auf einem guten Weg war. Die Benachrichtigung aus der Einrichtung in Aerzen hat mich völlig umgehauen. Selbstmordversuch? Nein, das konnte nicht sein. Es passte nicht zu dem, was sie zu mir gesagt hatte.“

Büthe nickte. „Ich habe inzwischen mit Aerzen telefoniert. Sie können sich Isabellas Handeln auch nicht erklären. Sie wirkte in der Therapie stabil und sollte bald entlassen werden. Am Tag vor dem – nennen wir es mal Vorfall – hat sie sich plötzlich merkwürdig gekleidet, was sich niemand erklären konnte. Auch nicht, wo sie die Sachen herhatte. Sie passten ihr überhaupt nicht. Und kurz zuvor muss sie sich, oder jemand anders, die Haare abgeschnitten haben. Das sehen wir als eine Art von Verstümmelung an. Die Büschel sind kreuz und quer ziemlich rabiat einer Schere oder einem Messer zum Opfer gefallen, vielleicht sogar der Tatwaffe. Da hat sich jemand keine Mühe gegeben, eine Frisur zu gestalten oder besser gesagt, damit begann schon die Zerstörung ihrer Person. Als sie sie fanden, war sie komplett weiß gekleidet. Auch das ist ein Fragment, was wir im Gesamtzusammenhang sehen sollten."

Moni wirkte sehr betroffen. „Du Thorsten, wenn du das jetzt so erzählst, dann hört sich das an, als könnte sie es selbst getan haben und gleichzeitig auch wieder nicht. So, als wäre sie zwei in eins. Verstehst du, was ich meine? Eine normale Isabella und eine, die sich hasst."

„Du sprichst von einer Art gespaltener Persönlichkeit?", wollte Thorsten Büthe wissen.

„Eher mehrere in einer, und dazu muss ich dir was erzählen. Ich habe es erst jetzt entdeckt. Als eine fiktive Viktoria hat sie ihrer Mutter Briefe geschrieben und sich so über Jahre mit ihr ausgetauscht, von sich selbst erzählt, ohne dass meine Schwester wusste, dass sie mit ihrer Tochter schrieb. Mir gegenüber berichtete sie des Öfteren von ihrer Freundin Vicky, die ihr zuletzt die Freundschaft aufgekündigt hatte, weil sie aus Esens weggehen wollte. Wir dachten, es sei trotzdem gut sie zu verständigen, als Isabella neulich im Krankenhaus war, aber die Dame ist unauffindbar. Unter ihrem vollen Namen ist niemand in ganz Ostfriesland bekannt. Ganz zufällig fand ich heraus, dass auch die Briefe von Vicky in derselben Handschrift verfasst worden sind wie die von Viktoria oder die eigenen Tagebucheinträge von Isabella."

„Das ist eine sehr wichtige Information!", sagte Thorsten. „Wie einsam muss ein Mensch sein, wenn er andere Identitäten für sich selbst erfindet, die ihn nicht einmal mögen? Unglaublich. Wir werden in alle Richtungen ermitteln, auch in die, dass eine andere Person in Isabella existiert, die sie hat umbringen wollen. Hast du sie auf diese Briefe angesprochen?"

„Nein, dazu ist es nicht mehr gekommen. Ich hätte es wahrscheinlich auch deswegen nicht getan, um nichts weiter aufzuwühlen. Vicky war sowieso weg. Viktoria konnte Isabellas Mutter keine Briefe mehr schreiben. Ich wäre allerdings bei allem, was sie mir künftig erzählt hätte, vorsichtig oder misstrauisch gewesen. Je mehr ich darüber nachdenke, desto sicherer bin ich mir, dass sie selbst die Realität und ihre eigene Welt nicht auseinanderhalten konnte." Moni sah verzweifelt aus.

„Das wäre durchaus eine Erklärung für ein selbstschädigendes Verhalten, auch in dieser brutalen Form", erklärte Büthe. „Man nennt eine Erkrankung, die eventuell infrage kommen könnte, dissoziative Identitätsstörung. Der Mensch nimmt unterschiedliche Persönlichkeiten an, als die er handelt, weiß aber nichts mehr von den anderen, wenn er die Identität wechselt. Meist bestimmen zwei Hauptpersonen den Menschen. Möglicherweise ist Viktoria mit Vicky identisch. Dann existieren Isabella und Vicky in ihr, aber man wüsste nie, mit welcher man es gerade zu tun hat."

„Es ist sehr schwer, sich das vorzustellen", sagte Moni. „So gut kannte ich sie auch noch nicht, dass mir das aufgefallen wäre, ob sie gerade die eine oder die andere war."

Thorsten nickte. „Ich werde mal mit dem Rechtsmediziner sprechen und einigen Spezialisten, die sich mit der Psyche eines Menschen auskennen, aber nach deinem Hinweis glaube ich eher, dass sie es selbst als Vicky war. Es ist nämlich ganz interessant, dass niemand etwas gehört hat. Kein Schreien, kein Toben, kein Poltern. Es gibt auch keine Abwehrverletzungen. Und das hat uns stutzig gemacht. So starr vor Entsetzen kann doch niemand sein, dass er nicht infolge dieser vielen Schnitte irgendwann brüllt vor Schmerzen oder versucht zu entkommen. Aber da war nichts, rein gar nichts. Ich kann es mir nur so erklären, dass deine Nichte in diesem Moment Vickys Identität angenommen hatte, die Isabella töten wollte. Sie aber schrie nicht, weil sie selbst überhaupt nicht da war. Erst als man sie zufällig fand, wurde sie wieder zu Isabella und zeigte eine normale Schmerzreaktion."

„Kaum zu glauben, dass so etwas möglich ist", sagte Moni. „Was muss passieren, damit ein Mensch so eine Störung entwickelt?"

„Wenn ich mich recht erinnere", erklärte Büthe, „dann liegt meist ein traumatisches Ereignis oder eine Serie von schlimmen Kindheitserfahrungen zugrunde."

„Aber wie gehen wir jetzt mit der Situation um? Was wird geschehen, wenn sie aus der Medizinischen Hochschule entlassen wird? So etwas kann doch jederzeit wieder vorkommen", überlegte Moni verzweifelt.

„Sprich mit den Ärzten. Erzähl ihnen von unseren Vermutungen", schlug Thorsten vor. „Ich schätze, sie werden Isabella sowieso zunächst auf eine geschlossene Abteilung verlegen. Auf jeden Fall halte ich euch auf dem Laufenden. Ist es dir recht, wenn ich mich an Wolf wende?"

„Natürlich, ich weiß doch auch gar nicht, ob ich hierbleibe oder über Nacht nach Hause fahre. Im Moment weiß ich sowieso nichts. Ich bin wie vor den Kopf geschlagen. Das kann ich alles noch nicht begreifen. Entschuldige, bitte!"

„Da gibt es nichts zu entschuldigen", sagte Thorsten, lächelte sie an und nahm ihre Hand. „So, ich will dann mal wieder. Bist du sicher, dass du alleine zurechtkommst? Oder soll ich Wolf anrufen?"

„Nein, das geht schon, vielen Dank. Der hat außerdem gerade einen neuen Fall. Da ist eine junge Frau vom Idaturm gesprungen oder gestoßen worden", fügte sie noch an. „Sonst hätte er mich gefahren."

„Na gut", antwortete Thorsten, dessen Gedanken wieder um die Thematik Mord oder Selbstmord zu kreisen begannen. Ein zu häufiges Phänomen, wie er fand. Er beschloss, Wolf heute noch anzurufen.

Niklas fuhr in einer unbestimmten inneren Unruhe gen Norden. Nicht, dass er andauernd mit seiner Mutter Kontakt gehalten hatte, aber heute war irgendetwas anders. In seinem Kopf malte er sich aus, was alles passiert sein konnte, weil er sie nirgendwo erreichte. Wahre Horrorszenarien entwickelte er und wollte sie am liebsten abschütteln. Er drehte das Radio lauter, um die bösen Geister zu vertreiben und hielt schließlich an einer Autobahnraststätte an, um sich bei einer Tasse Kaffee mit einer Zeitschrift abzulenken. Das gelang ganz gut, jedoch nur so lange, bis er wieder allein war. Was sollte er tun, wenn sie einsam und hilflos in ihrer Wohnung lag? Wie sollte er damit klarkommen, falls sie allein und unter Qualen zu Hause gestorben war? Er trat aufs Gaspedal.

Währenddessen saß Oliver an Susannas Bett. Sie hatte ihn am Morgen angerufen, nach einer Nacht, von der es keine zweite geben sollte. Die Pein hatte ihre Körperfunktionen außer Kraft gesetzt. Das Erbrechen kannte sie schon. Ein Eimer stand immer am Bett bereit, doch jetzt hatte sie unter sich gemacht, weil sie die Kontrolle über ihren Körper verloren hatte. Susanna kannte starke Schmerzen, aber ihr fehlte bisher die Erkenntnis, wie sehr ein Körper gefoltert und gemartert werden konnte, ohne von selbst zu sterben. Mit dem Morphium musste sie haushalten. Nahm sie zu viel, schwanden die Sinne. Es würde überdies bedeuten, dass sie ein andermal zu wenig zum Einnehmen hatte. Sie fühlte, dass jetzt der Moment gekommen war, Abschied von einem Dasein zu nehmen, das es nicht mehr wert war, gelebt zu werden. Und doch lag sie da und zögerte, als der Augenblick gekommen war. Oliver hatte das Mittel bereits in einem großen Glas aufgelöst und es ihr in die Hände gegeben. Da saß sie nun auf ihrem Bett, in der Wohnung, die sie extra der Kraftlosigkeit und des Sterbens wegen gemietet hatte und konnte nicht trinken. Es war so endgültig. Die Schmerzen hielten sich gerade in Grenzen. Der Körper funktionierte wieder. Vielleicht würde es besser werden, log sie sich vor.

„Soll ich das Glas noch einmal wegnehmen?", fragte Oliver sanft, der ihren inneren Kampf bemerkt hatte. „Wir haben Zeit, ganz viel Zeit. Wir können auch jederzeit abbrechen ..."

Susanna schüttelte den Kopf. Das Glas war ihr Rettungsanker und Marterpfahl zugleich. Sie hielt sich an ihm fest, weil es das Einzige war, was ihr noch blieb, um würdig gehen zu können. Das verschmutzte Bettzeug und ihre Kleidung hatte sie am Vormittag in den Müll geworfen. Niemand sollte sich mit ihrem Dreck beschäftigen müssen. Und viel mehr war sie selbst auch nicht mehr. Dreck, Unrat, Sondermüll wegen der vielen Medikamente. Ein vom Krebs zerfressenes Stück Fleisch, das scheibchenweise vor sich hin starb. Wütend hob sie das Glas und trank es in wenigen Zügen leer. Oliver stellte es beiseite und half ihr, sich hinzulegen. Liebevoll deckte er sie zu und nahm ihre Hand. Sie, die körperliche Nähe sonst so ungern gestattete, ließ es geschehen.

„Gleich werden alle Schmerzen enden", sagte er beruhigend, weil er spürte, wie sie zitterte, „hab' keine Angst!"

Und Susanna war viel zu müde, um noch irgendetwas zu spüren. Sie konnte nicht einmal mehr nicken, nur noch schauen, bis es mit einem Mal einfach dunkel war.

Das Untier in ihr konnte es nicht fassen. Es schnappte noch ein paar Mal mit seinen Scheren und schlug wütend mit seinem gepanzerten Schwanz. Dann ging es gemeinsam mit ihr zugrunde.

Oliver blieb noch eine Weile an ihrem Bett sitzen, die schlaffe Hand in der seinen. Es war eigenartig, aber er hatte es so oft gespürt, dass die Seele eines Verstorbenen noch geraume Zeit präsent war. Diese Wahrnehmung hätte er nicht beschreiben können, weil es kein Gefühl war, sondern etwas anderes. Wie eine Aura, die einen umgab, etwas Weiches, Warmes und Ewiges aus einer anderen Dimension. Etwas jenseits von Gefühlen und Gedanken. Er sprach auch nicht darüber, denn die meisten hätten ihn für verrückt gehalten. Nach etwa zwanzig Minuten nahm er Susannas Hand und faltete sie in die andere. Die Seele war fort. Nachdem er das Kinn hochgebunden hatte, rief er den Bestatter an. Er hatte gerade aufgelegt, als es an der Tür Sturm klingelte. Oliver sah durch den Spion. Ein junger Mann mit rotem Kopf stand davor. Er öffnete. Niklas stutzte. Ein Kerl im feinen Zwirn. Ein Richter vielleicht. Hatte seine Mutter einen neuen Freund und war darum nicht erreichbar?

„Wer sind Sie?“, platzte es aus ihm heraus.

„Oliver“, sagte er und trat zur Seite, „nun kommen Sie doch bitte erst einmal herein.“

„Wo ist meine Mutter?“, fragte er, nachdem sich die Tür geschlossen hatte.

Oliver sah ihn an. „Mein Beileid, Herr Müller, Ihre Mutter ist soeben friedlich eingeschlafen.“

„Was?“, schrie Niklas und stieß Oliver zur Seite. Dann rannte er zuerst ins Wohn-, anschließend ins

Schlafzimmer. Dort blieb er wie angewurzelt stehen und begann leise zu weinen. Oliver war ihm lautlos gefolgt und legte jetzt seine Hand auf Niklas' Schulter.

„Ihre Mutter war wirklich sehr krank. Das wissen Sie doch, Herr Müller. Sie hat es lange ausgehalten, fast zu lange. Es war ihre letzte Chance in Würde zu sterben", erklärte Oliver behutsam. „Ich arbeite für eine Sterbehilfeorganisation und hatte schon lange Kontakt mit Ihrer Mutter."

„Dann haben Sie sie umgebracht", schluchzte Niklas und wand sich unter der Hand hinweg.

„Nein, aber ich habe sie beim Sterben begleitet. Sie hat es so gewollt. Das Mittel hat sie selbst zu sich genommen, weil sie die Schmerzen nicht mehr aushalten konnte. Es muss in der letzten Nacht unglaublich schlimm gewesen sein. Bitte versuchen Sie, Ihre Mutter zu verstehen."

„Warum hat sie mir nichts davon gesagt oder mich gebeten, bei ihr zu sein?" In Niklas' Stimme lag eine tiefe Traurigkeit.

„Können wir uns an den Esstisch setzen?", fragte Oliver. „Dann kann ich Ihnen gerne einiges erklären."

Niklas nickte und ging voran. Sie setzten sich.

„Es ist oftmals einfacher für den Kranken, wenn er eine Sterbebegleitung wählt, die nicht aus der Familie oder dem engeren Freundeskreis stammt. Es erspart ihm die Gefühle und die Trauer seiner Angehörigen, manchmal auch deren Missbilligung." Oliver sah Niklas verständnisvoll an, der seinerseits auf den Tisch starrte. „Ihre Mutter hatte Krebs im Endstadium. Wir waren so verblieben, dass sie mich jederzeit anrufen konnte, wenn die Schmerzen nicht mehr zu ertragen waren. Ich hatte ihr zugesagt, dann sofort zu kommen. Sie war eine starke Frau, aber heute wirkte sie eingefallen und schrecklich erschöpft. Sie konnte nicht länger kämpfen. Verstehen Sie das?"

„Ja, schon, aber ..." Er verstummte.

„Sie sind verletzt, weil Sie sich ausgeschlossen fühlen", sagte Oliver behutsam, „aber Ihre Mutter wollte Ihnen Leid und Kummer, aber auch das ganze Drumherum ersparen. Es ist alles geregelt. Die Feuerbestattung, die sie gewählt hat. Sie hat das Grab ausgesucht und die Platte beschriften lassen. Das heutige Datum wird noch hinzugefügt. Sie wären von mir informiert worden, wo ihre Urne begraben liegt. Nun ist es anders gekommen. Ich schlage Ihnen vor, jetzt Abschied zu nehmen, denn der Bestatter wird bald da sein. Ich warte hier auf Sie."

Wortlos stand Niklas auf und ging ins Schlafzimmer. Jegliche Farbe war aus dem Gesicht seiner Mutter gewichen. Die Mullbinde gab ihr etwas Lächerliches. Es sah so aus, als ob sie Zahnschmerzen hätte. Sie trug ihr dunkelblaues Kostüm. Er hatte es nie leiden können, weil es sie noch unnahbarer machte. Sie war darin die Frau Staatsanwältin und nicht seine Mutter. Ihre gefalteten Hände lagen reglos auf der Bettdecke. Er hätte sich gewünscht, öfter von ihnen gestreichelt worden zu sein. Sie hatten nie ein richtig inniges Verhältnis gehabt, dachte er wehmütig, und doch war er enttäuscht, dass sie ihn nicht einmal jetzt hatte dabeihaben wollen. Liebe konnte seltsam sein. Er verstand sie nicht immer, aber er wusste trotz all der Distanz, dass seine Mutter ihn geliebt hatte – auf ihre Art. Mit einem Mal konnte er ihren Anblick nicht mehr ertragen. Er wollte nur noch weg. Und in diesem Moment dankte er ihr zutiefst, dass er sich um nichts kümmern musste, denn er konnte einfach fliehen. Er wandte sich ab und ging ins Esszimmer. Oliver sah ihn erwartungsvoll an.

„Ich gehe jetzt", sagte Niklas knapp.

„Das ist verständlich", antwortete Oliver ruhig, „aber warten Sie bitte noch einen kurzen Moment. Ich möchte Ihnen einen Brief übergeben, den Ihre Mutter für Sie vorbereitet hat." Er öffnete seine Aktentasche und überreichte Niklas einen Umschlag sowie seine Visitenkarte. „Hier können Sie mich erreichen, wenn Sie noch Fragen haben oder ich Ihnen irgendwie behilflich sein kann. Haben Sie hier jemanden, an den Sie sich vertrauensvoll wenden können?"

„Nein, ich fahre zurück nach Bückeburg. Da arbeite ich und da ist auch mein Vater, aber ich kenne ihn kaum. Ich weiß erst seit Kurzem, wer er ist." Niklas wusste selbst nicht, warum er ihm das sagte und Oliver dachte wieder einmal, dass jeder sein eigenes Päckchen zu tragen hatte. Seine Großmutter hatte ihm schon als Kind erzählt „Unter jedem Dach ist ein Ach!" Wie recht sie gehabt hatte. Keiner ging unbeschadet durchs Leben.

Er wünschte Niklas eine gute Fahrt und hoffte, dass er besonnen genug unterwegs sein würde, trotz all der Ereignisse, die auf ihn eingestürmt waren.

Der junge Kommissar stand draußen an der frischen Luft und atmete tief durch. Er versuchte die Bilder und Gedanken zu vertreiben. Sie waren jetzt real und auf ihre Art genauso grausam wie die, die seine Fantasie ihm gemalt hatte, dachte er, als er kurze Zeit später die Straße entlangfuhr und ihm der Leichenwagen entgegenkam, der seine tote Mutter abholen würde. In seiner Hemdtasche brannte der Brief, den sie ihm geschrieben hatte. Er wusste nicht, wann es ihm gelingen würde, ihn zu lesen.

Wolf saß in seinem Büro und sah aus dem Fenster, als das Telefon klingelte. Es taute, und schon bald würde nasskaltes Schmuddelwetter jegliche Winterromantik vertreiben, falls man denn welche verspürte. Die tote junge Frau aus dem Wald und Isabellas Selbstmordversuch gaben ihm selbst dazu keinen Anlass. Einzig und allein das Wiedersehen mit Emil munterte ihn auf. Er war sicher, dass er sich nicht geirrt hatte und würde bald das Gespräch mit Gitta Schneider suchen, aber jetzt war es dafür zu früh. Er nahm den Hörer ab und wunderte sich, dass ihn die Fürstliche Hofkammer anrief, doch man wollte sich nur vergewissern, ob die Neueröffnung des Idaturms stattfinden könne, da der Bereich abgesperrt sei. Man wisse ja nicht, was dort geschehen sei, sagte die Stimme am Telefon mit einem fragenden Unterton. Doch Wolf konnte die Dame beruhigen, zu ihrem Leidwesen allerdings ohne etwas zu den Ermittlungen zu sagen. Der Wiedereröffnung stand nach Aufnahme der Spuren nichts im Wege.

Er hatte gerade aufgelegt, als Seppi nach kurzem Klopfen in seinem Büro stand.

„Moin, Wolf, ich war gerade unterwegs. Da dachte ich, ich könnte dir auch persönlich von meinen Ermittlungsergebnissen erzählen, anstatt anzurufen. Ein Kaffee wäre jetzt schön."

„Hi, Seppi, setz' dich schon mal, ich hole uns einen", sagte Wolf und kam mit zwei Tassen zurück, aus denen es dampfte.

„Ich komme gleich zur Sache", erklärte Seppi und nippte an seinem Kaffee, „Julia, das verstorbene Mädchen aus dem Wald, muss schwer depressiv gewesen sein. Ich habe ihren Laptop untersucht. Sie war in mehreren Foren unterwegs, weil sie auf der Suche nach einer todsicheren Selbstmordmethode war."

„Also doch", sagte Wolf. „Es war Selbstmord, kein Mord."

„Das müsst ihr herausfinden", erwiderte Seppi, „denn ich kann euch spurentechnisch nicht mehr sagen, ob sie dort unter den Asthaufen gekrochen oder geschleift worden ist. Wir haben noch eingesickertes Blut an der Aufschlagstelle isolieren können, das auch tatsächlich von Julia Schneider stammt und einen weiteren Fleck auf knapp halber Strecke zwischen Aufprall und Aststapel. Das ist nicht weiter verwunderlich. Nur etwas war merkwürdig. Ich kann es mir aber nicht erklären. Wir haben auf dem Boden kleinste Weidenzweigfragmente gefunden. Du erinnerst dich an Günther Rinne, den Erhängten? Genau wie dort haben wir unterschiedlich lange, sehr dünne Stückchen eingesammelt, die dort nicht auf natürlichem Wege hingefunden haben können. Weiden gibt es dort nämlich keine. Ebenso wenig wie an Günthers Fundstelle."

Wolf rieb sich das Kinn und grübelte laut. „Was kann das bedeuten? Zwei Tote, bei denen ein Fragezeichen hinter dem offensichtlich verübten Selbstmord steht . . . Zwei Tote, bei denen Weidenzweigstückchen gefunden werden, ohne dass Weiden in der Nähe sind . . . Die sechstausend Euro, auf denen sie Günthers Fingerabdrücke gefunden hatten ... Der zu weite Weg ins Gebüsch, den Julia nicht mehr allein schaffen konnte . . ."

„Hört sich nach einer komplizierten Geschichte an", bedauerte Seppi ihn. „Aber ich hab' noch was für dich. Vielleicht bringt dich das ja weiter. Der Erhängte trug ein weißes Hemd und eine helle Hose. Dabei haben wir uns zunächst nichts gedacht, obwohl das zur Winterzeit eher untypische Farben sind. Meine Analyse von Julias Kleidung hat aber ergeben, dass sie selbst komplett weiß gekleidet und ohne Jacke unterwegs war. Oder jemand hat sie ihr abgenommen, bevor sie gesprungen ist. Man konnte das vor Ort nicht gut erkennen, weil Erde, Regen, Tierspeichel und -zähne schon ihr Übriges getan hatten. Meinst du, das könnte etwas bedeuten? Ich habe nämlich mal bezüglich dieser Selbstmordforen im Internet recherchiert. Eins hieß *Wege ins Lichtmeer* und die Avatare der Mitglieder zeigten nur Personen, die gänzlich weiß gekleidet waren. Falls es da einen Zusammenhang gibt, müsste ich Günthers Rechner checken."

Wolfs Augen waren bei Seppis Worten immer aufmerksamer geworden. Jetzt war sein Jagdinstinkt erwacht. „Mensch Seppi, das könnte eine Spur sein! Ich organisiere das mit dem Computer von Herrn Rinne. Er wird dir nach Stadthagen gebracht. Die Ehefrau wird unsere Nachforschungen bestimmt unterstützen."

„Gut", sagte Seppi, „dann will ich mich mal wieder auf den Weg machen. Momentan bin ich noch bei der Auswertung der Personen, die direkt in diesen Foren mit Julia Kontakt hatten. Das ist nicht so einfach, weil etliche ihre Identität mit gefakten IP-Adressen verschleiern. Weißt du ja noch von deinen mysteriösen Mails. Immerhin ist es inzwischen möglich." Seppi zwinkerte ihm zu und trank seinen letzten Schluck aus der Tasse. „Toller Kaffee übrigens. Ganz anders als der Mist, der bei uns so gekocht wird."

Wolf nickte und sandte ein Stoßgebet an den Himmel, dass er ihm Detlef ins Team geschickt hatte. Dann verabschiedete er Seppi und lehnte sich in seinem Schreibtischstuhl zurück. Er spürte, dass sie auf dem richtigen Weg waren. Es war eine leise Ahnung, der Hauch einer Chance, etwas Licht in das Dunkel zu bringen. Wie passend, dachte er. Mit einem Mal hatte er eine Idee. Er wählte Thorsten Büthes Mobilnummer.

„Wolf", rief er erfreut in den Hörer, „ich wollte dich heute auch anrufen. Ich war vorhin in der MHH und habe mit Moni gesprochen."

„Wie geht es ihr?"

„Sie ist ein bisschen durcheinander", erklärte Thorsten, „aber das ist ja verständlich in dieser Situation."

„Liegt Isabella noch im Koma?", wollte Wolf wissen.

„Ja, sie wecken sie morgen. Sie hat verdammtes Glück gehabt, dass sie noch lebt. Eine irre Geschichte", stöhnte Thorsten. „Die Rechtsmedizin bestreitet – selbstverständlich ohne die Gewissheit einer Leichenschau – dass sich ein Mensch diese Verletzungen selbst zugefügt haben könnte. Dr. Nahimi sagt nach Monis Informationen, dass das durchaus möglich sein könnte, wenn bei Isabella eine dissoziative Identitätsstörung vorliegt."

„Sie hat eine gespaltene Persönlichkeit?", fragte Wolf erstaunt, dann fielen ihm die Briefe wieder ein. „Ja, könnte sein ...", fügte er an.

„Dr. Nahimi sagt, dass sie sich vor einem Spiegel selbst verletzen könnte, ohne Schmerzen zu empfinden", erklärte Thorsten.

„Kaum zu glauben", murmelte Wolf.

„Stell dir vor, du stehst davor und siehst dich", sagte Thorsten, „aber du bist in diesem Moment gar nicht der, der im Spiegel zu sehen ist, sondern ein anderer. Dann schneidest du nicht dich, nur dein Spiegelbild. Erst wenn dich jemand stört, dann bist du plötzlich wieder du selbst und empfindest rasende Schmerzen. So könnte es gewesen sein, denn Isabella schrie wie am Spieß, aber erst kurz nachdem ein Mitbewohner die Tür geöffnet hatte. Vorher war kein Laut zu hören gewesen."

„Entschuldige bitte, aber das ist einfach unfassbar", entgegnete Wolf.

„Das ist nur eine, wenn auch sehr vielversprechende Theorie. Wir ermitteln trotzdem in alle Richtungen. Dein Hamelner Kollege Andreas Mahler war mir eine große Hilfe."

„Das freut mich", antwortete Wolf. „Sag' mal, weswegen ich anrufe, du erinnerst dich an unser Gespräch von neulich? Es ging um deinen Fall aus der Eilenriede und meinen Toten am Strick. Inzwischen haben wir noch eine junge Frau, die sich vom Idaturm in den Tod gestürzt hat. Und bei beiden haben wir zwei merkwürdige Übereinstimmungen gefunden. Obwohl fast alles dafür spricht, dass wir es jeweils mit einem Suizid zu tun haben, bleiben Fragen offen, die einen auch an Mord glauben lassen könnten."

„Klar erinnere ich mich, aber ich bin trotz unterschiedlichster Nachforschungen mit meinem Fall immer noch nicht weitergekommen. Das Foto vom sicher verriegelten Zelt ist der Schlüssel, aber ich weiß nicht, wo ich ansetzen soll", sagte Thorsten. „Was habt ihr denn gefunden, das die Selbstmordthese wackeln lässt?"

„Die Toten waren hell, beziehungsweise weiß gekleidet und bei beiden haben wir Weidenzweigstückchen gefunden, ohne dass ein solcher Baum überhaupt nur in der Nähe stand", berichtete Wolf und sah nicht, wie Thorsten am anderen Ende der Leitung ein Licht aufging. Erst jetzt klingelte es bei ihm. Weiß! Das konnte eine Spur sein. Drei weiße Hemdchen in einem Zelt, Isabella in weißer Kleidung, zwei Tote bei Wolf in Weiß … „Thorsten?", fragte Wolf in die Stille hinein.

„Äh ja, Verzeihung! Du, entschuldige bitte eben mal, ich rufe gleich zurück. Muss nur kurz was nachgucken", sagte Thorsten und legte auf, bevor Wolf antworten konnte. Bei dem Wort „Weide" war ihm eine vage Erinnerung gekommen. Er wollte kurz in die Akten schauen, ob die Spurensicherung etwas in dieser Richtung vermerkt hatte. Mahnend lag das Schriftwerk noch immer auf seinem Schrank. Er blätterte. Es dauerte eine Weile, bis er fündig wurde. Im Bericht der SpuSi las er: *…fanden sich in unmittelbarer Nähe des Zelteingangs und vereinzelt rund um den Fundort kleinste Fragmente und Astenden der Gattung Salix alba* … Zur Sicherheit gab er den Namen im Internet ein: Salix alba - Silberweide! Und „alba" war die weibliche Form des lateinischen Adjektives „albus", das „weiß" bedeutete. Er erstarrte innerlich. Die drei Jugendlichen hatten weiße Hemden getragen und es fanden sich Weidenzweigstücke rund um das Zelt. Thorsten war sich jetzt sicher, dass sie es mit Mord zu tun hatten und dass die Fälle irgendwie zusammenhingen, vielleicht sogar mit dem von Isabella. Er wählte Wolfs Nummer.

Wolf hatte unterdessen Peter und Detlef informiert. Er saß mit dem Smartphone in der Hand auf Peters Schreibtisch, als Thorsten wieder anrief.

„Tut mir leid, Wolf, hier bin ich wieder", sagte er bedauernd, „aber es war wichtig, auch für dich. Ich habe nämlich eine mögliche Übereinstimmung gefunden."

„Das hatte ich doch schon vermutet, dass die beiden Fälle zusammenhängen", sagte Wolf etwas perplex.

„Nicht nur deine beiden", erwiderte Thorsten geheimnisvoll.

„Kann ich mal auf laut stellen?", fragte Wolf. „Detlef und Peter stehen hier direkt neben mir. Sie könnten dann gleich mithören."

„Klar", entgegnete Thorsten. „Die Sache ist die, dass bei meinem dreifachen Suizid in der Eilenriede auch weiße Kleidung getragen wurde und – haltet euch fest – sie haben kleinste Stücke von Weidenzweigen rund um das Zelt gefunden. Silberweide, Salix alba. Wenn man es genau übersetzen würde, hieße es weiße Weide."

„Ach, du Scheiße", entfuhr es Peter, „haben wir es hier mit irgend so einem rituellen Mist zu tun? Beschwörung des Bösen oder so? Tragen von Büßerhemden? Sakrale Reinigung?"

„Thorsten", sagte Wolf, „wozu ich vorhin nicht mehr gekommen bin ... Ich wollte dir noch erzählt haben, dass Julia Schneider, unser Turmopfer, ganz aktiv in Selbstmordforen nach Möglichkeiten zum Suizid geforscht hat. Wir lassen jetzt den Rechner von Günther Rinne checken. Vielleicht hat er sich auch dort umgesehen."

„Dann kannst du auch gleich noch den von Isabella untersuchen lassen", schlug Thorsten vor und malte mit dieser Aussage ein Fragezeichen in Wolfs Gesicht.

„Wieso das?"

„Weißt du das noch gar nicht?", fragte Thorsten. „Sie wurde in der Aerzener Einrichtung von einem anderen Patienten gefunden. Sie lag blutüberströmt in ihrem Zimmer."

„Das ist mir bekannt!", warf Wolf ein.

„Schon klar, aber hat man dir auch gesagt, dass sie ganz weiß gekleidet war?"

„Nein, von Moni habe ich noch nichts gehört. Andreas Mahler hat es nicht erwähnt, wohl, weil es ihm nicht wichtig erschien." Wolf stand auf und wanderte hin und her.

„Wäre es auch im Grunde nicht", sagte Thorsten, „wird es erst jetzt durch die Übereinstimmung in drei Fällen, vielleicht vier. Und da du das Internet angesprochen hast, kann ich dir sagen, dass auch die drei Mädchen aus dem Zelt in Selbstmordforen unterwegs waren. Wir haben aber damals nichts eindeutig Verdächtiges gefunden. Jetzt hätten wir die Gelegenheit zu vergleichen, mit wem sie alle Kontakt hatten. Es wäre ein Ansatz, wenn fallübergreifend dieselbe Person mit ihnen gechattet hätte."

„Tasten wir uns langsam ran", schlug Wolf vor. „Finden wir erst einmal heraus, ob alle in einem identischen Forum unterwegs waren."

„Das reicht nicht aus", warf Thorsten ein, „der potentielle Mörder könnte sich auf etlichen Suizidplattformen mit den unterschiedlichsten Namen tummeln. Wir müssten die IP-Adressen der Nutzer untersuchen lassen."

Bei diesem letzten Satz war Niklas ins Büro gekommen und nickte den anderen kurz zu.

„Da kannst du dir die Zähne dran ausbeißen, so wie ich", sagte Wolf in den Hörer. „Erinnere dich an meine Mails. Ich konnte den Absender mit den ewig wechselnden IP-Adressen auch nicht ermitteln lassen. Keine Chance!"

„Mittlerweile durchaus machbar", schaltete sich Niklas ein und bestätigte das, was Seppi vorhin schon im Nebensatz angesprochen hatte. „Die Wege lassen sich mittlerweile nachverfolgen, egal, welche IP du benutzt. Es sei denn, derjenige verwendet Tor, ein spezielles Programm, um die Identität zu verschleiern. Dann ist die Tarnung perfekt und der User ist unauffindbar."

„Dann schlage ich vor, dass wir es erst mal auf herkömmlichem Weg versuchen", sagte Thorsten. „Ich kümmere mich um meinen alten Fall und grabe mich durch die Akten, aber die Computer der Mädchen habe ich natürlich nicht mehr zur Verfügung. Vielleicht finde ich trotzdem was. Gebt mir bitte Bescheid, wenn ihr einen Anhaltspunkt habt."

„Was es wohl mit der Weide auf sich hat?", überlegte Detlef laut. „Dafür muss es doch auch eine Erklärung geben. Wofür braucht man Weidenruten?"

„Zum Auspeitschen", flüsterte halblaut Peter in Detlefs Ohr und grinste anzüglich, „aber dafür nimmt man heute eher die neunschwänzige Katze."

„Das konnte ich nicht verstehen", sagte Thorsten am anderen Ende.

„Es war auch nicht sachdienlich", antwortete Wolf und warf einen bösen Blick in Peters Richtung. „Wir halten dich auf dem Laufenden, Thorsten. Mach's erst mal gut und vielen Dank für deinen Hinweis. Ich denke, wir können jetzt eher von Mord ausgehen."

„So sehe ich das auch, Wolf. Also, bis bald."

Als er aufgelegt hatte, musste er doch schmunzeln. „Peter, du bist so eine Knalltüte, aber weißt du, vielleicht ist da was Wahres dran. Der Mörder könnte den Opfern gedroht haben."

„Mit einer Rute oder besser noch mit einem Reisigbesen?", lachte Detlef. „Das glaubst du doch selbst nicht, Wolf!"

„Wieso Besen?", fragte Peter. „Die Reisigdinger sind doch aus Birke, oder nicht?"

„Nicht unbedingt", sagte Detlef, „es wird auch Weide zum Besenbinden verwendet."

Wolf stutzte. „Wirklich? Ich hatte der SpuSi schon einen Weidenkorb von Moni zur Verfügung gestellt.

Die Baumsorte stimmte aber nicht mit der vom Tatort überein. Ehrlich gesagt wusste ich auch nicht, wozu ein Korb hätte gut sein sollen. Einen Besen halte ich trotzdem für Quatsch."

„Nun mal nicht so schnell, Kumpel. Vielleicht hat er ja den Tatort saubergefegt", schmunzelte Peter.

„Das könnte immerhin sein!", überlegte Wolf laut. „Er hat möglicherweise versucht, seine Fußspuren damit zu verwischen, vielleicht auch die Spur, die entstanden ist, als er Julia zum Asthaufen geschleift hat."

„Und wie kamen die Weidenstückchen dann unter ihre Fingernägel?", fragte Peter. „Hat sie sich am Besen festgekrallt, als er sie dorthin gezogen hat?"

„Oder hat sie sich daran geklammert, als man sie vom Turm stoßen wollte?", warf Niklas ein.

„Super Idee", freute sich Wolf. „So könnte es gewesen sein."

„Na, dann viel Spaß bei der Beweisführung", sagte Peter sarkastisch. „Das dürfte doch wohl kaum stichhaltig genug sein. Ganz zu schweigen davon, dass wir nicht die leiseste Ahnung haben, mit wem wir es hier zu tun haben könnten."

„Darf ich mal was vorschlagen?", bat Niklas.

„Nur zu", sagte Wolf, „wenn es uns weiterbringt."

„Ich finde, das dauert alles zu lange. Foren durchstöbern und dann eventuell mehrere Personen checken, von denen wir nicht wissen, ob sie überhaupt was damit zu tun haben. Es vergeht zu viel Zeit. Hier scheint doch jemand Spaß daran zu haben, Menschen umzubringen und es so aussehen zu lassen, als sei es Selbstmord. Und das auch noch ziemlich geschickt. Der wird doch nicht plötzlich damit aufhören. Wer weiß, ob er nicht schon längst wieder jemanden im Visier hat. Wir sollten einen Lockvogel ins Rennen schicken."

„Kommt nicht infrage“, lehnte Wolf den Vorschlag seines Sohnes ab. „Das ist viel zu gefährlich und vielleicht auch völlig unnötig, wenn wir auch anders weiterkommen können.“

„Gut, versuchen wir es erst mal mit Routineermittlungen“, bestätigte Peter Wolfs Einwand.

Detlef nickte ihm zu. „Ja, gehen wir lieber auf Nummer sicher. Wir wissen nicht, mit was für einem Hirnkranken wir es hier zu tun haben.“

Wolf, der vorhatte, Thorsten gleich noch eine Mail zu schreiben, um ihm von der Besenidee zu berichten, bat Niklas, ihm doch in sein Büro zu folgen. Der Junge sah blass aus und war schon aus Jever zurück. Oder hatte er es sich anders überlegt und war gar nicht hingefahren?

„Schließ die Tür!“, bat Wolf. „Setz dich. Wieso bist du schon zurück?“

„Mama ist tot“, sagte er knapp.

„Willst du drüber reden?“, fragte Wolf.

Er schüttelte den Kopf.

„Wann?“

„Heute.“

Wolf legte ihm die Hand auf die Schulter und wollte nicht weiter in ihn dringen. „Wenn du nach Hause gehen willst …“

„Nein!“, bestimmte Niklas entschieden.

„Wie du meinst“, sagte er und drückte seine Schulter kurz, bevor er die Hand wieder wegnahm.

„Ich will das Schwein schnappen, das sich an Leuten vergreift, die im Leben nicht weiterwissen“, erklärte Niklas.

„Dann ran an die Arbeit“, sagte Wolf und ahnte nicht, wie ernst es sein Sohn meinte. Er sah ihm hinterher und glaubte, seinen Augen nicht zu trauen. Berti schlenderte lässig mit den Händen in den Hosentaschen durch die Tür, gerade als Niklas den Raum verließ.

„Ach Berti“, sagte Wolf, „du, ich habe jetzt wirklich wenig Zeit.“

„Kein Problem, kann ich mir denken“, gab Berti zurück, „nachdem, was da so im Wald los war. Ich weiß schon, dass es die Tochter meiner Vermieterin ist. Gib mir einfach noch ein paar Details, und schon bist du mich wieder los. Dann kann ich das für die morgige Ausgabe noch mitnehmen.“

„Träum' weiter, Berti“, antwortete Wolf mit einem Schmunzeln. „Du weißt ganz genau, dass wir bei laufenden Ermittlungen nichts rausgeben.“

„Och komm, du willst doch nicht, dass ich meine Vermieterin mit Fragen belaste“, versuchte es Berti weiter. „Ist sie vom Turm gesprungen oder was?“ Er wollte sich auf Wolfs Schreibtisch setzen.

„Ich glaube, es ist besser, wenn du jetzt gehst“, sagte Wolf drohend, denn Berti versuchte, einen Blick auf die Ermittlungsunterlagen zu erhaschen. „Was du sonst tust, musst du mit deinem Gewissen vereinbaren.“

„Ist ja schon gut“, murmelte Berti beleidigt. „Ich hab' auch einen harten Job. Dann macht doch wenigstens so 'ne Art Pressekonferenz. Unsereins will ja auch leben.“

„Ich werde es der Staatsanwältin Frau Doktor Kukla vorschlagen“, sagte Wolf genervt. „Bis dahin gibt es keine Infos. Vielleicht lässt sie dir später auch eine Pressemitteilung zukommen.“

„Später, später ...“, höhnte Berti, „ich hätte es aber gerne früher als andere. Wir möchten als erstes Blatt davon berichten.“

„Raus", zischte Wolf leise, aber deutlich.

„Nichts für ungut, Alter, war einen Versuch wert", gab Berti zurück und ging breit grinsend in Richtung Tür. Würde er eben um das, was er wusste, etwas drum herumerfinden. „By the way", fügte er noch an, „Gitta hatte mir gesagt, dass ihr mit mir sprechen wolltet, aber wenn's nicht so wichtig ist ..."

Wolf knirschte mit den Zähnen. Er hätte sich auch in den Hintern beißen können. Vor lauter Ärger hatte er in diesem Moment nicht daran gedacht. „Du kannst uns bestimmt eh nicht weiterhelfen", wiegelte er ab, „wir wollten nur fragen, ob dir etwas an Julia aufgefallen ist, als du sie zuletzt gesehen hast oder ob ihr anderweitig noch Kontakt hattet."

„Quid pro quo?"

„Niemals!", antwortete Wolf. „Entweder hast du etwas zu sagen oder eben nicht. Von mir erfährst du trotzdem nichts. Solltest du allerdings wichtige Informationen zurückhalten ..."

„Schon gut, ich war mit ihr bei ‚Fratzenbuch' befreundet. Da hatte sie zuletzt so etwas Merkwürdiges von Licht oder Erleuchtung oder so gepostet und dass es ihr jetzt total gut ginge. Sie bedankte sich bei ihren Freunden für das tolle letzte Jahr. Irgendwas in der Art. So ein schwachsinniges Pubertätsgeschwafel halt. Die Kommentare habe ich nicht mehr gelesen. Ich dachte, sie sei frisch verknallt, und so wirkte sie auch, als ich sie beim letzten Mal in ihrem Auto vom Hof fahren sah. Sie winkte mir fröhlich grinsend zu. Das war's, mehr weiß ich nicht."

„Mit welchem Usernamen ist sie bei Facebook drin?", wollte Wolf wissen.

„Als ‚X Cut'. Ja, ich weiß, klingt ein bisschen komisch. Das X kommt von der Abkürzung Jul für Julia, was im Nordischen Weihnachten heißt und im Englischen christmas, darum X für X-mas. Und Cut dürfte klar sein, das kommt von cutter = Schneider."

„Danke", sagte Wolf mit ärgerlichem Unterton. „Die Info hättest du uns auch schon früher geben können. Zum Beispiel, als du ihretwegen nach Hannover gefahren bist."

„Das war doch nun wirklich nichts Besonderes", reagierte Berti auf den Tadel. „Und da hattest du auch noch kein Interesse an ihr. War es nicht so, dass ihr nicht ermitteln wolltet?"

Mit gerunzelter Stirn überhörte Wolf den letzten Satz. „Alles kann wichtig sein, auch wenn es nicht danach aussieht. So, und nun muss ich weitermachen. Schönen Tag noch, Berti."

Berti zuckte mit den Schultern und dachte, dass Wolf ein ganz schöner Spießer geworden war. Dann ging er mit einem kurzen „Tschö" davon, ohne sich noch einmal umzusehen.

Während Wolf beschloss, seinen Kollegen Andreas Mahler in Hameln wegen Isabellas Internetaktivitäten anzurufen, brütete Niklas längst über den Chatprotokollen von Julia Schneider. Sie war tatsächlich in unterschiedlichen Foren unterwegs gewesen, besonders oft jedoch in einem das *Wege ins Lichtmeer* hieß. Das war kein reines Suizidforum oder es war zumindest als eine Plattform getarnt, wo sich neben Betroffenen auch Ärzte, Seelsorger und Psychotherapeuten um die seelischen Belange der User kümmerten. Er rief die Seite auf und stellte fest, dass er nicht mitlesen konnte, solange er nicht angemeldet war. Eigentlich hätte er seinen Vater zuvor darüber informieren müssen, was er jetzt vorhatte, aber er hörte, wie Wolf in seinem Büro telefonierte und entschied sich, nachher zu Hause ein gefaktes Profil zu erstellen. Er konnte es ihm irgendwann noch sagen. Als Detlef nach Feierabend seine Sachen zusammenpackte, entschloss er sich mitzufahren. Peter war noch mit dem Rechner von Günther Rinne beschäftigt und fluchte bisweilen vor sich hin. Sie winkten ihm zu, worauf er unwillig knurrte und dabei grinste: „Ja, geht ihr mal, ihr faulen Säcke. Lasst mich ruhig an diesem Freitagabend allein weiterackern."

„Wieso, Wolf ist doch auch noch da", sagte Detlef, „außerdem bin ich verabredet. Da sollte ich vorher wenigstens noch duschen."

„Stimmt", antwortete Peter und schnüffelte in die Luft, woraufhin er sich eine Kopfnuss von Detlef einfing, bevor die beiden das Büro verließen. Er würde auch bald Schluss machen, nahm er sich vor und hatte plötzlich Sehnsucht nach Nadja. Irgendwie kam er hier ohnehin nicht weiter. Günther Rinne war in so vielen Foren unterwegs gewesen, dass er sich eine Liste machen musste. Auch Partnerschaftsvermittlungen waren dabei. Dachte ein Selbstmörder überhaupt daran, sich neu zu binden? Das fragte Peter sich im Stillen. Es kam ihm höchst unwahrscheinlich vor.

In diesem Moment kam Wolf um die Ecke und schlug ihm vor, gemeinsam ein Feierabendbierchen zu trinken. Das war eine Idee, die bei Peter auf fruchtbaren Boden fiel, zumal dadurch ebenfalls erneut ein Chicken-Teller im „Minchen" in Aussicht stand. Sie fanden diesmal sofort einen Platz am Fenster und setzten sich.

„Sag mal, wollten wir uns nicht im Sportstudio anmelden?", fragte Wolf diabolisch, nachdem Peter bestellt hatte.

„Der Fall hat uns bisher keine Zeit gelassen", gab Peter zurück und saugte genüsslich seinen Schaum vom Bier.

Wolf nickte. „Da hast du leider recht, aber immerhin sind wir nun doch schon ein ganzes Stück weitergekommen. Ich habe eben mit Andreas gesprochen, meinem Freund und Kollegen aus Hameln, du weißt schon. Er hat sich Isabellas Laptop vorgenommen. Er hat unter anderem schockierende Anleitungen zur Selbsttötung gefunden. Sie selbst war mit mindestens drei Profilen auf mehreren Plattformen aktiv, die sich mit dem Thema Sterben befassen."

„Arme Moni", sagte Peter, „wie soll sie denn damit klarkommen?"

„Das weiß ich auch nicht, und ich bin mir sicher, sie wird sich schuldig fühlen, weil sie so lange keinen Kontakt zu ihrer Nichte gehabt hat."

„Sie wusste doch gar nicht, wo die war", wandte Peter ein.

„Schon, aber du kennst Moni ja. Sie wird sich vorwerfen, dass sie es nicht intensiv genug versucht hat, es herauszufinden", erklärte Wolf. „Hat Niklas eigentlich den Laptop von Julia Schneider mitgenommen? Er wollte ihre Aktivitäten noch genauer unter die Lupe nehmen."

Peter brummte zustimmend. „Der hat heute Abend viel Zeit zum Arbeiten, denn Detlef hat ein Rendezvous."

„Schön für ihn", sagte Wolf knapp und beendete damit das Thema. „Du, das mit den Weidenstückchen geht mir irgendwie nicht aus dem Kopf. Glaubst du an einen Besen? So als Mordwaffe meine ich ..."

„Schwer zu sagen, aber entfernt möglich", sinnierte Peter. „In Julias Fall schon eher, falls sie auf der Brüstung des Turms gesessen hat. Dann ist es eine weiche Waffe, die auf dem Körper des Opfers keine Spuren außer ein paar abgebrochenen Zweigen verursacht. Und die sind im Wald ja nicht ungewöhnlich. Es war vielleicht nur ungeschickt, dass sich derjenige nicht darüber im Klaren war, mit welcher Baumart er es zu tun hat. Wenn der Besen aus Birkenreisern bestanden hätte, hätten wir uns überhaupt keine Gedanken über diese Fragmente gemacht. Birken stehen überall und soweit ich mich erinnere, wächst eine direkt neben dem Turm, ganz in der Nähe der Aufschlagstelle. Bei Günther wird es ähnlich sein. Nur – und da wirst du mir recht geben – Weiden sind definitiv keine Waldbäume. Daher verraten sie, dass etwas nicht stimmen kann, ohne dass der mögliche Täter überhaupt damit rechnet."

„Wow, klasse", entfuhr es Wolf, „ich wusste gar nicht, dass du so ein Botanikfreak bist. Wenn überhaupt, hätte ich gedacht, dass du dich im Nutztierbereich auskennst."

Er lachte verschmitzt.

Peter zog ein gespielt beleidigtes Gesicht. „Nur weil ich Pflanzen nicht so gerne esse, kann ich doch was über sie wissen", meckerte er leise. „Mein Opa hat mir viel beigebracht. Wir sind oft gewandert. Mit Vögeln kenne ich mich auch gut aus!"

„Schon klar", sagte Wolf und trank von seinem Bier. „Das will ich jetzt aber nicht genauer wissen. Ich frage mich nur, was der Besen bei Günther zu bedeuten hat. Hat er ihn nur zum Spurenentfernen gebraucht?"

„Vielleicht unter anderem auch ein Tick", schlug Peter vor und wischte sich den letzten Rest Mayonnaise vom Mund. „Wieso überhaupt ER? Könnte doch auch eine SIE gewesen sein."

„Interessante Idee! Diese Variante haben wir überhaupt noch nicht näher beleuchtet", gab Wolf zu, lachte dann aber.

„Könnte aber gut möglich sein, du Spaßvogel", beharrte Peter.

„Aber wie sollte sie Günther denn da hochgekriegt haben?", wollte Wolf wissen.

„Na, überhaupt nicht." Peter überlegte, ob er noch ein Bier trinken sollte.

„Geht das etwas genauer?"

„Stell dir mal vor, Günther wäre mit ihr in den Wald gegangen. Sie hatten allerlei Hilfsmittel dabei. Eine Platte, eine Leiter, ein Seil …"

„… und einen Besen …", warf Wolf ein.

„Ja, und einen Besen." Peter nickte. „Möglicherweise hat Günther selbst nicht den Mumm gehabt und sie bezahlt. Sie schleppen also alles zum Fundort. Sie hat so Überzieher über den Füßen …"

„Größe zweiundvierzig?", insistierte Wolf, dem wieder einfiel, dass sie dementsprechende große Fußabdrücke gefunden hatten.

„Plusminus zwei Größen, hatte Seppi gesagt", wandte Peter ein, „und da sind wir dann schon im Bereich des Möglichen, was Damenschuhe angeht."

„Ich war mir eigentlich ziemlich sicher, dass ich an jenem Morgen einen Mann habe vom Parkplatz wegfahren sehen. Die Gestalt bewegte sich wie ein Mann", grübelte Wolf, „aber es könnte natürlich durchaus sein, dass der oder die vorher etwas in seinen/ihren Wagen geladen hat."

„Wie gesagt", fügte Peter an, „sicher machbar für beide Geschlechter."

„Stimmt, aber spinnen wir mal weiter", schlug Wolf vor. „Günther steht auf der Leiter oder dem Stuhl und legt sich das Seil um den Hals. Er springt aber nicht. Er zögert. Jemand stößt die Leiter weg. Er stirbt. Aber wieso hat er dann diesen Brief in der Hemdtasche?"

„Der Besen stößt die Leiter weg", sagte Peter triumphierend. „So musste man nicht mehr in die Nähe desjenigen, den man umbringen wollte. Fazit: Günther konnte an demjenigen selbst keine Spuren hinterlassen, die ein Festhalten oder Kratzen verursacht hätten."

„Genial", lobte Wolf. „Wenn du mir jetzt noch sagst, was es mit dem Brief auf sich hat, schlage ich dich zur Beförderung vor." Er grinste. „Sonst natürlich auch."

„Das ist schwierig. Falls uns Günther damit etwas sagen wollte, kann es nur bedeuten: Hey, hier ist was faul! Das würde aber heißen, er hat sich nicht freiwillig dort in den Wald, beziehungsweise unter den Ast begeben. Das halte ich für unwahrscheinlich."

„Nicht freiwillig", murmelte Wolf, den Peters Ausführungen auf eine Idee gebracht hatten. „Was, wenn diese armen Menschen nur den Ernstfall des Suizids proben wollten? So eine Art Generalprobe ohne Risiko?"

„Um sie von ihrem Vorhaben abzubringen, sie also quasi zu kurieren?", fragte Peter. „Das wäre aber eine fiese, perfide Idee, sie genau dann umzubringen. Wie will man das je beweisen?"

„Lass uns zahlen", schlug Wolf vor. „Ich will Thorsten Büthe nachher noch mal anrufen und ihm von unserem Brainstorming erzählen."

Peter ließ sich den Rest seines Chicken-Tellers einpacken und kippte die Bierpfütze auf ex hinunter. Gemeinsam verließen sie das „Minchen", doch jeder von ihnen hing seinen Gedanken nach.

Man hatte Mirko kurzfristig von Aerzen auf die geschlossene Abteilung der Rintelner Burghofklinik verlegt. Er litt unter wahren Horrorvisionen, seitdem er Isabella gefunden hatte. Dabei war er nur falsch abgebogen und hatte sich in der Tür geirrt. Als Isabella blutüberströmt vor ihm lag, war er ausgetickt und schrie, bis man ihm endlich eine Spritze gab. Als die Wirkung nachließ, war er bereits in Rinteln. Sofort begann er wieder zu schreien. Die Bilder in seinem Kopf quälten ihn, und immer kamen neue aus seiner Fantasie hinzu. Die ganze Nacht stellten sie ihn ruhig, bis er es von selbst wurde. Doch sie ahnten nicht, warum. Er hatte einen Entschluss gefasst. Mit allergrößter Anstrengung versuchte er so normal zu wirken wie möglich, denn er musste raus. Erst mal runter von der Geschlossenen auf die Offene und dann nichts wie weg. Er wusste genau wohin. Ins Nichts, ins ewige Vergessen und das möglichst schnell, weil er ahnte, dass er so nicht weiterleben konnte. Er wusste endlich, wie. Das Massaker hatte ihm den Rest gegeben und er hatte Angst, dass es jemand auch auf ihn abgesehen haben könnte. Er zweifelte nicht einen Moment daran, dass Isabella beinahe einem Mörder zum Opfer gefallen war. Vielleicht jagte jemand psychisch Kranke und wollte ihnen weh tun. Er selbst hatte eine irre Angst vor Schmerzen.

Mirko hatte Glück. Es herrschte Platzmangel auf der geschlossenen Abteilung und er konnte den Ärzten am nächsten Tag glaubhaft versichern, dass er sich beruhigt hatte. Man verlegte ihn auf die Offene, aus der er noch am selben Abend ungesehen verschwand, um mit der NordWestBahn nach Löhne zu fahren. Seine letzten Kröten brachten ihn nicht weiter als bis dorthin, aber das reichte ihm auch, denn hier fuhren sie alle ohne Halt durch, die Intercityexpresszüge. Ihm genügte der eine Schritt vom Bahnsteigrand.

Als Wolf nach Hause kam, brannte weder bei ihm noch bei Moni Licht. Sie hatte ihn auch noch nicht angerufen, aber – und das war ihm völlig entgangen – ihm schon vor Stunden eine SMS geschickt. Moni würde über Nacht in Hannover bleiben, weil Isabella am nächsten Tag aus dem Koma geholt werden sollte. Sie konnte in einem der Schwesternwohnheime übernachten. Er nahm sich vor, gleich zu antworten und schloss die Tür auf. Wedelnd begrüßte ihn Lady Gaga und Wolf schickte ein Stoßgebet zum Himmel, dass er seit einiger Zeit eine verriegelbare Hundeklappe in der Tür seines Hauswirtschaftsraums hatte. Ein Notbehelf für solche Tage wie heute. Moni hatte sie für die Lady geöffnet, noch bevor sie mit Niklas nach Hannover gefahren war. Die Kater brachten die Klappe zum Glück selbst nicht auf und beachteten den uninteressanten Gegenstand daher nicht länger.

Wolf machte Licht, zog sich seine Jacke und Schuhe aus und begab sich in die Küche. Ja, er hätte noch mit seiner Hündin Gassi gehen sollen, aber es war saukalt draußen und darüber hinaus dunkel. Er hatte auch keine Lust, sich jetzt noch etwas zu kochen und entschied sich für Brot, Käse und Wein. Doch zuvor tippte er einen kurzen Gruß in sein Smartphone und gute Wünsche für Isabellas Genesung. Dann fragte er sie noch, ob er sie in Hannover abholen solle. Aber Moni schien schon zu schlafen oder sie hatte ihr Mobiltelefon ausgestellt. An diesem Abend bekam er keine Antwort mehr.

Und plötzlich überschwemmte ihn das Alleinsein wie eine Woge. Er hätte glücklich darüber sein können, ein paar ruhige Minuten jenseits des Dienstalltags zu genießen, aber die hatte er auch, wenn sie da war. Moni war wichtig für ihn. Ihre Anwesenheit beruhigte ihn, ihre warmen Hände gaben ihm Geborgenheit und in ihrer Nähe fühlte er sich zu Hause. Es war merkwürdig, wie wenig sich das Wohlgefühl an einen Ort band. Seine alte Kate kam ihm auf einmal leer und einsam vor. Seine Heimat war in Moni, erkannte er schmerzlich. Sie war seine Oase. Mit ihr war alles gut. Einen verrückten Moment lang überlegte er, zu ihr nach Hannover zu fahren, aber da er nicht genau wusste, wo sie sich befand und er die Lady nicht im Wagen lassen konnte, weil es zu kalt war, verwarf er die Idee und rief Thorsten an. Der Käse war sowieso noch zu kalt.

„Entschuldige, wenn ich dich so spät noch störe", sagte Wolf, als sein Freund sich meldete.

„Kein Problem", antwortete Thorsten und gähnte heimlich.

„Mir ist durch den Kopf gegangen, ob es vielleicht noch eine weitere Verbindung der - nennen wir sie mal Opfer - geben könnte. Ich meine jenseits des Internets, verstehst du?", fragte Wolf.

„Inwiefern?", wollte Thorsten wissen.

„Na ja, möglicherweise aus Schule, Uni oder derselbe Hausarzt, gemeinsame sportliche Aktivitäten, eine Singgemeinschaft. Irgendwas in der Art", schlug Wolf vor.

„Kaum. Eine war aus dem Zooviertel bei uns hier, eine aus Groß Berkel bei Hameln und die Dritte aus der Nähe von Stadthagen. Den genauen Namen des Dorfes habe ich nicht mehr im Kopf. Soweit ich mich erinnern kann, waren sie alle mal in so einer Gesprächsgruppe in Bad Nenndorf, aber nicht gleichzeitig. Daher konnten sie sich nicht gekannt haben. Das hatten wir überprüft."

„Schade, das hätte gut gepasst", sagte Wolf. „Was war denn das für eine Gruppe?"

Thorsten überlegte, wie er es am besten beschreiben konnte. „So was Neumodisches. Psychologische Beratung, nennt sich das. Sie bieten so etwas wie Lebens- oder Eheberatung an. Es ist keine Psychotherapie in dem Sinne. Wurde auch von einer Heilpraktikerin geleitet. Wie die hieß, weiß ich nicht mehr. Wenn du den Namen brauchst, müsste ich nachschauen."

„Nee, lass mal, das wird uns ja dann auch nicht weiterbringen", schlussfolgerte Wolf.

„Ehrlich gesagt, sehe ich da ohnehin schwarz", wandte Thorsten ein. „Ihr werdet den Kerl nicht kriegen, wenn ihr ihn nicht direkt dabei erwischt, wie er dem Lebensmüden bei seinem Sterben aktiv hilft. Wie wollt ihr ihm sonst irgendetwas nachweisen?"

„Ich weiß", seufzte Wolf und atmete tief ein, „eine total perfide Geschichte …"

„Lippert", sagte Thorsten unvermittelt und schmunzelte, „so hieß sie. Mir ist der Name jetzt auch nur wieder eingefallen, weil ich sie vor mir sehe. Sie hatte so volle, schön geschwungene Lippen."

„Moment mal", erwiderte Wolf, „der Therapeut aus Aerzen, der Moni wegen Isabella angerufen hat, hieß auch Lippert. Ob die was miteinander zu tun haben?"

„Keine Ahnung, aber doch wohl eher unwahrscheinlich, oder? Lipperts gibt es hier in der Gegend etliche. Das müsste schon ein Riesenzufall sein. Bad Nenndorf und Aerzen liegen doch bestimmt fast fünfzig Kilometer auseinander", gab Thorsten zu bedenken.

„Ich glaub's auch nicht", überlegte Wolf, der sicher war, dass er an jenem Morgen einen Mann gesehen hatte, der in seinem Auto vom Waldparkplatz weggefahren war. „Peter und ich hatten zwar kurz die Überlegung gehabt, dass auch eine Frau die Täterin sein könnte, aber ich halte es für nicht sehr wahrscheinlich."

Thorsten brummte zustimmend und fragte: „Habt ihr schon weitere Erkenntnisse wegen der Weidenfragmente?"

Wolf fluchte innerlich. Das hätte er beinahe vergessen. Es war einfach schon spät. „Ja, wir halten sie für Teile eines Besens."

Da er dachte, dass er sich verhört hatte, fragte Thorsten nach: „Besen?"

„So ein Reisigbesen", erklärte Wolf. „Wir glauben, dass der Täter ihn unterschiedlich eingesetzt hat. Mal als Mordwaffe, mal zur Spurenbeseitigung."

„Sehr ungewöhnlich", sagte Thorsten zweifelnd.

„Überhaupt nicht! Überleg' doch mal", bat Wolf, „so ein Besen eignet sich prima, um jemanden zu stoßen, ohne verräterische Spuren zu hinterlassen. Kein grobes Anfassen, also keine Hämatome und auch keine Gefahr, vom Opfer gekratzt zu werden. Wir glauben außerdem, dass der Stuhl oder die Leiter in Günther Rinnes Fall damit weggestoßen worden ist."

„Nicht schlecht", staunte Thorsten. „Dann wird er ihn im Fall der drei Mädchen dazu genutzt haben, um die Spuren rund um das Zelt zu verwischen."

„Du weißt, wir arbeiten jetzt mit Hochdruck daran, uns durch die Internetforen zu arbeiten, um dem Schwein auf die Spur zu kommen", sagte Wolf.

„Das ist sicher sinnvoll", gab Thorsten zurück. „Ich denke aber, wenn wir ihn wirklich schnappen und dingfest machen wollen, müssen wir ihm eine Beute zum Fraß vorwerfen."

„Doch ein Lockvogel?“, wollte Wolf wissen. „Niklas hatte es schon vorgeschlagen, aber ich habe abgelehnt. Zu gefährlich, finde ich.“

„Ich fürchte, es wird nicht ohne gehen. Wir bräuchten jemanden, der sich in diesem Forum *Wege ins Lichtmeer* ein Profil erstellt und seine Fühler ausstreckt. Das ist bisher die einzige sichere Verbindung aller Opfer. Falls es zu einem Treffen mit dem möglichen Täter kommt, müssten natürlich vorab etliche Vorkehrungen getroffen werden“, mahnte Thorsten.

„Darum kümmere ich mich morgen sofort“, sagte Wolf, „du drückst die Daumen, dass er anbeißt. Ich will das Schwein unbedingt kriegen! Wir hören uns.“

„Rate mal, wer noch?“, fragte Thorsten, ohne eine Antwort zu erwarten und legte auf.

Keiner von beiden ahnte, dass ihnen Niklas schon ein ganzes Stück voraus war.

Anderenorts saß jemand über seinen Aufzeichnungen und trug penibel Daten in eine Studie ein. Die Excel-Tabelle hatte mittlerweile einen gewaltigen Umfang und war schon recht aussagekräftig. Für seine Doktorarbeit würde er aber noch weiter forschen müssen, dachte Oliver.

Das Sterben war ein sensibles Thema, mit dem man behutsam umgehen musste. Oliver wertete nicht nur seine eigenen Daten aus, sondern auch die seiner Kollegen, die für ihn nach jeder Begleitung einen kurzen Fragebogen ausfüllten und ihm zukommen ließen. Interessant war für ihn vor allem der letzte Moment der Entscheidung, das tatsächliche Umsetzen eines Vorhabens, das so endgültig war wie kein anderes. Die „Phase des Zögerns“, falls man es benennen wollte. Sie hatten es alle, mehr oder weniger intensiv.

Es war längst Abend geworden. Oliver saß in seinem Zweitbüro in Hemmingen und würde heute nicht mehr nach Oldenburg zurückfahren. Am Sonnabend stand keine Sterbebegleitung an. Für solche Gelegenheiten hatte er vor einiger Zeit ein Schlafsofa angeschafft, auf dem er in seinem Büroraum nächtigen konnte. Es machte keinen Sinn zu fahren, wenn man müde war und es nicht zwingend notwendig wurde, vor allem im Winter. Gelegentlich schlief Gabriele mit ihm, wenn ihr Mann nicht zu Hause war. Er selbst hatte wenig Interesse an Sex, war aber ein einfühlsamer Liebhaber, was Herr Wilkening nicht zu sein schien. Auch sie zögerte, bevor sie kam. So als ob sie sich erst entschließen müsste, den Orgasmus zuzulassen. Aber er hatte zu wenige Vergleichsmöglichkeiten, ob es beim Sterben oder im Moment absoluter körperlicher Hingabe Parallelen in der Überwindung einer Grenze gab und ließ den Gedanken davonziehen.

Neben seiner Excel-Tabelle widmete er sich auch immer wieder seinen Beiträgen im Forum *Wege ins Lichtmeer*. Es gab so viele Menschen mit bedauerlichen Schicksalen, denen geholfen werden musste. Nur wenige schlugen den Pfad zu Sterbehilfeorganisationen ein, teils aus Unkenntnis, teils aus Geldmangel oder aufgrund diffuser Berührungsängste. Hier konnte er manch einem sein Los erleichtern, wenn auch nur virtuell.

An diesem Abend chattete er nebenbei mit einem jungen Mann, der es besonders eilig hatte, diese Welt zu verlassen. Er erklärte ihm, dass ein solch bewusster Abschied meist nicht ohne Schmerzen zu bewältigen war, es sei denn man holte sich Hilfe …

Sie verloren viel zu viel Zeit. Davon war Niklas überzeugt. Er teilte die Meinung seines Vaters nicht, dass sie zunächst konservativ ermitteln sollten. Das hieß, Übereinstimmungen zu finden, auszusortieren, zu vergleichen und blieb seiner Meinung nach hinter modernen Ermittlungsmethoden weit zurück. Was, wenn sich der Mörder immer andere Chatprofile kreiert hatte? Was, wenn die Namen dadurch immer wieder andere waren? So kamen sie nicht an ihn heran. Ohne einen Köder, eine Verlockung, die Aussicht zur Befriedigung seiner Neigungen war dieser Mensch nicht zu greifen, und am besten überwältigte man ihn beim Ausführen einer weiteren Tat, aber das war natürlich heikel. Da arbeitete man lieber mit doppeltem Boden und wusste ein paar Kollegen in der Hinterhand. Nur war das schlecht möglich, wenn man etwas außerhalb der besprochenen Grenzen ermittelte. Sofort hatte er ein schlechtes Gewissen, das nur durch den Umstand erträglicher wurde, dass er hundertprozentig davon überzeugt war, recht zu haben. Er warf seine Zweifel über Bord und erstellte sich ein bemitleidenswertes Profil unter dem Chatnamen „Robinson". Dann tauchte er ins Forum ein und konzentrierte sich kurze Zeit später auf die Usernamen, die er bei seinen Ermittlungen notiert hatte.

Niklas war gerührt, aber teilweise auch schockiert über das, was er da im Forum las. Wie viele Menschen ein schreckliches Schicksal oder eine unerträgliche Vergangenheit als Bürde mit sich herumtrugen, war beinahe unvorstellbar. Ihm selbst fiel es heute nicht leicht, von Menschen zu lesen, die den Tod aufgrund körperlicher Erkrankungen ersehnten. Zu nah ging ihm das geplante Sterben seiner Mutter, mit dem er noch nicht zurechtkommen konnte. Es gerade mit diesen Nachforschungen verdrängen zu wollen, war so, als triebe man den Teufel mit dem Beelzebub aus. Immerhin erkannte er, dass es sich Gleichgesinnte nicht leicht machten und trotz ihres Vorhabens selbst am meisten mit diesem haderten, wenn sie Familie hatten. Es war keine freiwillige Entscheidung. Der Schmerz des Krebses diktierte das Handeln, wobei er sich fragte, warum die Kranken nicht die Vorteile eines Hospizes in Anspruch nahmen, das ihnen durch die Palliativmedizin wenigstens angenehme letzte Tage oder Wochen in Schmerzfreiheit garantierte.

Niklas schrieb ein Forenmitglied namens „Schwarze Rose" an, die ihm erklärte, dass es um Selbstbestimmung, ums Wachsein und um die Würde ginge. Das Morphium hätte die unerwünschte Begleiterscheinung, die Sinne zu vernebeln. Sie lehnte eine Medikation in zu hohen Dosen ab, war aber sicher, dass viele letztendlich nicht ohne sie auskämen. „Schwarze Rose" konnte sich auch nicht vorstellen, hilflos und in Windeln dahinzuvegetieren. Außerdem wollte sie selbst bestimmen, wann der Moment des Abschieds gekommen war. Das Eine und Letzte hatte sie nicht vor, dem Tumor zu überlassen.

Niklas begann zu verstehen, auch wenn sich sein Innerstes noch dagegen sträubte. Er schüttelte den Gedanken an seine Mutter ab und widmete sich wieder seinen anderen privaten Chaträumen. Momentan schrieb er mit vier unterschiedlichen Usern gleichzeitig, ohne dass diese voneinander wussten, aber das war anstrengend. Er musste immer rechtzeitig antworten und auch im Kopf behalten, was er mit wem geschrieben hatte. „Himmelsstürmer" war ein vielversprechender Gesprächspartner, denn er schlug Niklas alsbald ein Treffen vor, um mit ihm mögliche Methoden des Dahinscheidens zu besprechen und war auch zu einem gemeinschaftlichen Selbstmord bereit, wobei er das Springen von einem Hochhausdach favorisierte, am liebsten Hand in Hand. Als er ihm jedoch vorschlug, vorher noch ein bisschen Spaß zu haben, schloss Niklas angewidert das Chatfenster. Der Kerl war wohl auf Partnersuche und bevorzugte lebensmüde Individuen. Was für ein morbides Vorhaben. Vielleicht suchte er immer wieder Frischfleisch und war in Wirklichkeit selbst überhaupt nicht sterbewillig.

Mit der „Quelle des Glanzes" schrieb er parallel schon seit einer Dreiviertelstunde, hatte aber noch nicht herausgefunden, ob es sich dabei um einen Mann oder eine Frau handelte. Die „Quelle" zierte sich mit der Preisgabe ihrer wahren Existenz, erzählte ihm dafür aber ziemlich viel metaphysischen Quatsch, wie er fand. Er oder sie wollte ihn zum Licht führen und ihn immerwährende Freude erfahren lassen. Das kam ihm eher wie Sektengeschwafel vor. Niklas fütterte ihn oder sie mit gelegentlichen Häppchen von Falschinformationen über sich selbst und konzentrierte sich auf „Lichtbringer", der ihm momentan am vielversprechendsten erschien, bis die „Quelle des Glanzes" auf einmal konkreter wurde.

QdG: „Bist du dir wirklich sicher, dass du dein Leben nicht mehr ertragen kannst? Ich könnte dir helfen …"

R: „Ja, ich bin fest entschlossen, lieber früher als später. Ich weiß nur nicht, wie. Es soll eine wenig schmerzhafte und sehr sichere Methode sein."

QdG: „Du könntest den Zug nehmen, aber du müsstest ihn im richtigen Moment erwischen. Wenn man darin noch keine Erfahrung hat, ist das nicht so einfach."

R: „Und du hast welche?"

QdG: „Ja, ich habe schon vielen geholfen."

R: „Wie?"

QdG: „Ich sage ihnen, wann sie auf die Gleise treten oder sich vom Bahnsteig fallen lassen sollen. Manchen ist das aber zu ungewiss, weil sie ihrem Mut nicht trauen. Sie entscheiden sich lieber für einen Platz, von dem sie in die Tiefe springen können. Ich warte dann so lange, bis sie so weit sind."

R: „Das ist beruhigend. Darf ich fragen, wieso du den Menschen in diesen Situationen hilfst? Ich finde das toll."

QdG: „Weil ich der Meinung bin, dass jeder ein Recht darauf hat zu sterben, wann immer er will. Ich finde auch, dass man dabei nicht allein sein sollte. Die meisten Menschen haben aber niemanden, mit dem sie darüber sprechen könnten, geschweige denn jemanden, der sie darin unterstützen würde."

R: „Das stimmt! Was würdest du denn mir empfehlen? Das mit dem Zug wage ich nicht. Die Vorstellung finde ich schrecklich, und leider habe ich Höhenangst. Darum geht das mit dem Springen auch nicht."

QdG: „Tabletten sind immer schwer zu berechnen. Du musst die korrekte Menge nehmen und auch bei dir behalten. Das würde ich lassen. Du könntest mit dem Auto gegen den Baum fahren, riskierst aber, dass du schwer verletzt überlebst und eventuell ein Krüppel wirst. Ein Strick ist ziemlich endgültig, aber unangenehm, wenn das Genick nicht bricht. Mit dem Messer wäre es dir wohl auch zu blutig, nehme ich an? Du bist eher für die sanften Methoden."

Niklas schüttelte es. Er musste etwas wählen, bei dem er wenigstens die Chance hatte, zu entkommen.

R: „Genau. Unblutig und sanft hätte ich es gerne mit möglichst wenig Schmerzen."

QdG: „Dann kommt Verbluten leider auch nicht infrage, obwohl das ein angenehmes Gefühl sein soll, vor allem in warmem Wasser. Nur ein, zwei kurze Schnitte und du schwebst ganz allmählich davon. Aber wie wäre es mit Ertrinken? Zu dieser Jahreszeit geht das ganz schnell, weil die Gewässer so kalt sind. Du bekommst beim Eintritt ins Nass sofort einen Kälteschock und wirst bald bewusstlos. In einem fließenden Gewässer fehlt dir zudem noch die Möglichkeit, wieder ans Ufer zu gelangen. Das müsste dir doch entgegenkommen."

Niklas überlegte kurz und fand, dass das eine super Idee war. Als passionierter Kitesurfer und DLRG- Rettungsschwimmer würde er einen Weg finden, den Mörder zur Strecke zu bringen, ohne selbst in Gefahr zu geraten.

R: „Und du würdest auch wirklich mitkommen und bei mir sein, wenn ich ins Wasser gehe?"

QdG: „Natürlich, das habe ich dir versprochen. Ist denn ein Fluss oder Kanal bei dir in der Nähe?"

R: „Ja, die Weser in Rinteln. Können wir es heute noch machen? Sonst verlässt mich vielleicht der Mut. Und ich will es jetzt endlich hinter mich bringen."

QdG: „Unter einer Bedingung."

R: „Und die wäre?"

QdG: „Du musst bei deinem Abschied vom Leben weiße Kleidung tragen. Das ist wichtig, wenn du in die Quelle des Lichts eintrittst. Ich habe sie in diesem Moment alle für die Ewigkeit festgehalten."

R: „Ist mir völlig egal, was ich anhabe. Von mir aus."

QdG: „Gut, wo treffen wir uns?"

R: „Am Weseranger, unterhalb des Parkplatzes, auf dem Bootssteg. Wann kannst du dort sein?"

QdG: „Es ist jetzt kurz vor zehn. Sagen wir genau um Mitternacht?"

R: „Einverstanden."

Niklas klappte den Rechner zu. Jetzt war er doch aufgeregt. Er war dem Mörder dicht auf den Fersen. Dessen Verlangen nach weißer Kleidung hatte seinen Verdacht bestätigt. Sein Instinkt war gut, und der Weg war der richtige gewesen. Sonst wären sie dem Kerl nie so schnell auf die Spur gekommen. Aber er wusste, dass sein Vater ihn lynchen würde. Es sei denn, er konnte den Mörder auf diese Art tatsächlich überführen.

Dafür benötigte er einen Zeugen. Sein Kumpel und Kollege Detlef war der Mann, den er brauchte. Aber er sollte mehr oder weniger zufällig dazukommen, sonst hätte er ihm die Aktion bestimmt ausgeredet, dachte er und machte sich an seine Vorbereitungen. Es war jetzt kurz nach halb elf.

Zuerst schrieb er einen großen Zettel: *Weseranger, Rinteln, Bootssteg am Parkplatz um Mitternacht!*

Den legte er in den Flur, unmittelbar hinter die Haustür. Dann rief er Detlef an. Er hoffte, dass er ranging.

„Was willst du?", brummte er mürrisch in den Hörer.

„Ich wollte nur wissen, wann du nach Hause kommst", sagte Niklas.

„Bist du jetzt bescheuert oder was?", schimpfte Detlef und nahm seine Hand von Mimis Brust.

„Entschuldige bitte, meine Mutter ist heute gestorben. Ich dachte, wir könnten nachher noch ein Bier trinken und reden", sagte Niklas.

Detlef reagierte wie erwartet und hatte sofort ein schlechtes Gewissen. „Tut mir leid, Kumpel. Das habe ich nicht gewusst. Okay, ich komme gleich nach Hause", versprach er und handelte sich dabei einen bösen Blick von Mimi ein.

„Lieb von dir", sagte Niklas, „aber reicht doch, wenn du so in einer halben Stunde losfährst. Ich wollte wirklich nicht stören, aber …"

„Schon gut", erwiderte Detlef und legte auf. Dann beugte er sich über Mimi. „Tut mir leid, Kleines. Die Mutter meines Kollegen ist heute verstorben. Er hat mich gebeten, noch ein bisschen mit ihm zu reden. Das konnte ich ihm nicht ausschlagen. Aber einen Moment bleibe ich noch", sagte er und küsste sie.

Aus der halben Stunde war eine Dreiviertelstunde geworden. Mimi war nach einem kurzen, aber intensiven Liebesspiel eingeschlafen. Gegen Viertel nach elf verließ Detlef leise die Wohnung und fuhr von Stadthagen in Richtung Bückeburg. Irgendwie hatte er ein komisches Gefühl, sich beeilen zu müssen. Er trat aufs Gaspedal und stoppte nur an den Starenkästen kurz ab. Noch vor halb zwölf erreichte er den Ortseingang und bog am Kreisel nach rechts in die Hinüberstraße ab. Am Rande des Fliederwegs parkte er und sah, dass in der gemeinsamen Wohnung von Niklas und ihm noch Licht brannte. Nur seinen Wagen konnte er nirgendwo entdecken. Als er die Tür öffnete, auf Zuruf keine Antwort kam und er den Zettel entdeckte, wusste er, dass etwas faul war. Was sollte das mit dem Weseranger in Rinteln? Was wollte Niklas dort? War das eine Aufforderung, ihm dorthin zu folgen? Detlef nahm sein Smartphone aus der Tasche und versuchte Niklas anzurufen. Es ging jedoch nur die Mailbox dran. Er fluchte. Dann sprang er ins Auto, steckte das Telefon in die Freisprecheinrichtung und rief Hetzer an. Der war inzwischen nach Wein und Käse bei den Katern auf der Chaiselongue eingeschlafen und schreckte mitten aus einem Traum hoch.

„Ja?“, sagte er noch im Halbschlaf.

„Detlef hier. Entschuldige die späte Störung. Mit Niklas stimmt irgendwas nicht. Ist es wahr, dass seine Mutter heute gestorben ist?“

„Ja, aber er wollte keine Hilfe und kein Gespräch“, erwiderte Wolf. „Ich glaube, er wollte erst mal selbst damit klarkommen. Wieso?“

„Könnte es auch sein, dass er das nicht verkraftet hat? Würde er sich etwas antun?“, wollte Detlef wissen.

Hetzer war mit einem Schlag hellwach. „Nein, auf keinen Fall. Wie kommst du darauf? Die beiden standen sich nicht so nahe, obwohl ich schon glaube, dass es ihn getroffen hat, aber kein Grund, sich das Leben zu nehmen.“

„Hör zu, er hat mich nach Hause gebeten, um mit mir zu reden. Aber er ist nicht da, und im Flur hat ein Zettel gelegen, auf dem steht: *Weseranger, Rinteln, Bootssteg am Parkplatz um Mitternacht!* Ich weiß nicht, was ich davon halten soll.“ Detlef donnerte quer über den Kreisel in Kleinenbremen.

„Ich auch nicht“, sagte Wolf ratlos und sprang auf, „am besten wir fahren hin!“ Er sah auf die Uhr. Elf Minuten vor Mitternacht.

„Komm raus, ich bin gleich bei dir“, erwiderte Detlef und legte auf. Kurze Zeit später fuhr er auf Wolfs Hof und öffnete die Beifahrertür. „Muss der Köter mit?“, fragte er missbilligend und dachte an seine Polster.

„Wer weiß, wofür's gut ist“, antwortete Hetzer. „Ich zahl' dir die Reinigung.“

„Vergiss es! Hauptsache, mit Niklas ist alles in Ordnung! Hast du inzwischen eine Ahnung, was er da wollen könnte?“

Wolf zuckte mit den Schultern. „Eben dachte ich noch, er wird sich hoffentlich nicht als Lockvogel allein dorthin begeben haben? Aber ehrlich gesagt glaube ich nicht daran. So blöd wird er doch nicht sein und so schnell wird auch kein Täter angebissen haben.“

„Wenn du dich da mal nicht irrst, Wolf. Er hat bestimmt den ganzen Abend vor dem Rechner gesessen, während ich bei ..., also während ich weg war. Vielleicht hat er mich nur angerufen, damit ich nach Hause komme und diesen Zettel finde. Quasi zu seiner Absicherung.“

„Gib Gas!“, sagte Wolf, dessen Verstand sich gegen diesen Gedanken sperrte, während seine Intuition Alarm schlug. Lady Gaga spürte seine Unruhe. Sie fiepte. „Ruhig, mein Mädchen. Könnte sein, dass wir dich gleich brauchen.“

Detlef bog in die Dankerser Straße ein und fuhr auf den Parkplatz. Dort löschte er die Scheinwerfer und ließ sich langsam ohne Motor in Richtung Weser rollen. Die Lady saß mit gespitzten Ohren im Fond und rannte los, als Wolf die Beifahrertür leise öffnete. Während die beiden hinterherliefen, deutete Detlef auf Niklas' Wagen, der etwas entfernt stand. Dann hörten sie wütendes Hundegebell und ein Quieken, dem ein Jaulen folgte, das in ein Knurren überging. Schier unmenschliche Schreie wiesen ihnen den Weg. Sie sahen, wie sich Lady Gaga in den Arm einer dunkel gekleideten Gestalt verbissen hatte und an ihr zerrte, während sich diese mit einem Besen aufs Wasser zu stützen schien. In jenem schier endlos dauernden Moment begriffen sie beide, was dort geschah. Jemand drückte Niklas unter Wasser. Wolf schrie und Detlef, der als Erster am Steg war, trat unter den Stiel und katapultierte den Besen in die Luft. Er schlug mehrere Meter entfernt aufs Wasser auf. Niklas, der nun nicht mehr an Ort und Stelle festgehalten wurde, trieb sofort mit der Strömung ab. Seine Augen waren geschlossen. Er bewegte sich nicht. Während Wolf versuchte, seinen Sohn noch am Hosenbein zu erwischen, verpasste Detlef dem Täter einen Kinnhaken, der sich gewaschen hatte. Er fiel zu Boden und rührte sich nicht mehr. Erst da ließ der Hund ihn los und knurrte drohend. Als Detlef sich umdrehte, sah er Wolf auf Knien am Rand des Steges sitzen. Er weinte. In der Ferne konnte man eine weiße Gestalt sehen, die immer kleiner wurde und schließlich ganz aus dem Blickfeld verschwand. Detlef war es, als hätte ihm jemand in den Magen geschlagen. Müde drehte er den Mörder auf den Bauch und befestigte die Handschellen an zwei dünnen Armen. Verwundert drehte er den Bewusstlosen zurück und setzte ihm die Kapuze ab. Es war eine Frau, die er nicht kannte. Die Schäferhündin bewachte sie noch immer. Angewidert wandte er sich ab. Dann rief er Verstärkung, einen Rettungswagen und bat darum, die Kollegen von der Bereitschaftspolizei Hannover mit dem Sonarboot anzufordern. Anschließend ging er zu Wolf, legte ihm seine Hand auf die Schulter und zog ihn schließlich hoch. Weiter sagte er nichts zu ihm. Das ohrenbetäubende Brüllen der Stille ließ Worte nicht zu.

Vollkommen willenlos ließ sich Wolf zum Wagen führen und auf den Beifahrersitz setzen. Ein gebrochener Mann starrte ins Leere. Als das Martinshorn zu hören war, sagte Detlef: „Bitte ruf deinen Hund zu dir!“ und Wolf versuchte ein müdes Pfeifen, was nicht recht gelang. Doch Lady Gaga hatte verstanden. Sie kam sofort, sprang in den Wagen und legte ihren Kopf auf Wolfs Knie.

Nachdem Detlef alles geregelt und der Notarzt Wolf ein Beruhigungsmittel gespritzt hatte, brachte er seinen Chef nach Hause. Wolf schlief schon fast, als sie auf den Hof fuhren. Es war ein bisschen mühselig, ihn zu stützen und gleichzeitig den Schlüssel aus seiner Tasche zu holen. Detlef war froh, als er ihn endlich auf das Sofa bugsiert hatte und friedlich schlafend neben den Katern liegen sah. Von einem benachbarten Sessel holte er eine Decke und breitete sie über Wolf aus. Er hoffte, dass ihm noch eine Weile des gnädigen Vergessens vergönnt sein würde.

Erst jetzt bemerkte er, dass auch er selbst völlig erledigt war. In Wolfs Küche fand er eine angefangene Flasche Rotwein und genehmigte sich ein Glas. Die Hündin, die zwar Niklas' Tod nicht verhindern konnte, aber immerhin dafür gesorgt hatte, dass die Frau nicht entkommen war, hatte sich in ihrem Korb zur Ruhe gelegt. Detlef fand, dass das eine gute Idee war, und auch wenn er Wolf in diesem schweren Moment nicht allein lassen wollte, so konnte er doch zumindest ein Nickerchen in seinem Sessel machen. Dort konnte er zwar trotz allem nicht richtig einschlafen, aber er döste vor sich hin, bis ihn Wolfs Telefon in die grausame Wirklichkeit zurückholte. Er hatte es an sich genommen und auf vibrieren gestellt.

Als Peter an der Unglücksstelle eintraf, waren Detlef und Wolf längst fort. Man hatte ihn weit nach Mitternacht aus dem Bett geklingelt, doch das Fluchen über seinen abgebrochenen Schönheitsschlaf ging in eines über, das von Mitleid und Sorge geprägt war. Gemeinsam mit Nadja war er so schnell er konnte zum Parkplatz an der Weser gefahren. Die Frau, die von Detlef niedergeschlagen worden war, saß mit einer dicken Lippe und einem sich färbenden Veilchen im Bulli der Bereitschaftspolizei. Peter kannte sie nicht. Sie wirkte trotz ihrer Größe zierlich und unscheinbar. Keineswegs wie eine Mörderin. Peter ließ sich die Personalien geben. Doch auch mit dem Namen konnte er nicht das Geringste anfangen.

„Bringt sie auf die Wache", sagte er, denn es war erbärmlich kalt dort auf dem Parkplatz und das lag nicht nur daran, dass er frisch aus dem Bett gekrochen war. Niklas' Tod machte ihm schwer zu schaffen. Noch auf der Fahrt Richtung Rinteln hatte er Nadja gefragt, ob denn nicht noch eine vage Hoffnung bestehen würde, dass es Wolfs Sohn irgendwie ans Ufer geschafft haben könnte. Aber Nadja, die in diesen Dingen als Rechtsmedizinerin genau Bescheid wusste, hatte den Kopf geschüttelt. Das Wasser sei zu kalt, die Strömung zu stark. Weitere Details ersparte sie ihm. Es konnte Wochen dauern, bis man ihn in einem Stauwehr flussabwärts finden würde.

Da Detlef bei Wolf zu Hause geblieben und dieser bereits ärztlich versorgt worden war, brachte Peter Nadja auf dem Weg nach Bückeburg in Kleinenbremen vorbei, damit sie wieder ins Bett gehen konnte. Doch er vermutete, dass auch sie keinen Schlaf finden würde. Er selbst bereitete sich gedanklich auf die Vernehmung vor und musste vor allem seine Wut im Zaum halten. Das bedeutete, dass er jegliche Empfindung auszublenden versuchte, die ihn überschwemmen wollte. Als er den Vernehmungsraum betrat, hatte er sich im Griff. Er war nicht Peter, Wolfs bester Freund und Niklas' Kollege. Der war draußen geblieben, nur der sachliche Oberkommissar Kruse setzte sich der Frau gegenüber und fixierte sie. Nach den notwendigen Formalitäten begann er, sie zu befragen.

„Frau Lippert, Sie sind heute dabei beobachtet worden, wie Sie einen jungen Mann in der Weser mit einem Besen unter Wasser drückten und ertränkten. Geben Sie die Tat zu?"

„Nein, selbstverständlich nicht. Ich habe ihm bei seinem Vorhaben nur beigestanden."

Peter atmete tief durch. „Sie leugnen also, den Mann ermordet zu haben?"

„Ja", sagte sie mit Nachdruck. „Er wollte sterben und ich habe ihm nur mental geholfen. Jeder sollte das Recht haben, seinem Leben ein Ende zu setzen, wenn er es möchte und jeder sollte die Möglichkeit haben, dabei begleitet zu werden oder Hilfe in Anspruch nehmen zu können."

„Wie kommen Sie darauf, dass Herr Müller sterben wollte?", fragte Peter.

„Er hat es mir gesagt und hat mich gebeten, ihn dabei mit meiner Anwesenheit zu unterstützen", erklärte sie.

„Wo haben Sie sich kennengelernt?"

„In einem Forum im Internet. Er war auf der Suche, flehte um Hilfe. Er suchte nach einer Möglichkeit, sanft und weitestgehend schmerzfrei aus dem Leben zu scheiden."

„Und Sie waren sofort bereit, sich der Sache anzunehmen?", wollte Peter wissen.

„Natürlich. Darin habe ich Erfahrung. Ich schlug ihm mehrere Varianten vor. Einige kamen nicht infrage, zum Beispiel, weil er Höhenangst hatte und ihm Züge unheimlich waren. Er wollte es auch nicht zu blutig. Wir fanden heraus, dass das Ertrinken die beste Lösung für ihn war." Renate Lippert trank daraufhin einen Schluck Wasser.

Peter zuckte zusammen. „Das hätte er doch auch jederzeit allein erledigen können", warf er ein.

„Schon, aber er wollte nicht einsam sterben. Er brauchte jemanden, der in diesem Moment bei ihm war. Und ich bin für diese Menschen da."

„Haben Sie schon vielen geholfen?", fragte Peter inquisitorisch.

„Natürlich!" Sie war ganz von ihrem Handeln überzeugt. „Wissen Sie, ich habe einen Blick dafür. Ich kann am Gesicht eines Menschen erkennen, dass er sterben möchte. Es ist etwas in ihren Augen, wenn sie dazu bereit sind. Nur der Mut verlässt sie manchmal ..."

„Und dann springen Sie ein? Quasi als Helfer in der Not?" Peter konnte es nicht fassen, aber er blieb ruhig.

„Sie sind alle damit einverstanden, aus dem Leben zu scheiden", erklärte Renate Lippert. „Meist treffen wir uns vorher ein, zwei Mal, um alles genau zu besprechen, aber manch einer hat es auch eilig, so wie der Mann heute Nacht. Er sagte mir, es müsse sofort geschehen, sonst brächte er den Mut nicht mehr auf. Es war so eine Wehmut und Todessehnsucht in seiner Stimme, dass ich mich bereit erklärt habe, trotz der kalten Winternacht noch nach Rinteln zu fahren. Er hat mir leidgetan."

Für einen Moment drohte Peters Schutzpanzer zu zerbersten, aber er sammelte sich wieder und blieb sachlich.

„Sagen Sie, nehmen Sie auch Geld für Ihre Hilfsdienste?"

„Nein", antwortete sie entrüstet, „das mache ich aus reiner Nächstenliebe. Ich halte es für unseriös, Geld zu nehmen, wenn ich einem Menschen beim Sterben nahe bin."

„Warum?", fragte Peter. „Etliche Sterbehilfeorganisationen tun das."

„Eben, und zwar für horrende Summen! Das ist verabscheuungswürdig. Die Armen können sehen, wo sie bleiben. Sie leiden oder krepieren im Stillen", sagte Renate Lippert. „Wenn ich kann, helfe ich ihnen."

„Sterbebegleiter begleiten die Menschen aber nur beim Sterben, wie der Name schon sagt", insistierte Peter, „sie führen es nicht herbei. Erkennen Sie den Unterschied?"

Renate Lippert überlegte, bevor sie sprach. „Ich weiß, worauf Sie hinauswollen. So einfach ist es aber nicht. Ich bin keine Mörderin. Die Menschen, denen ich behilflich bin, befinden sich bereits im Prozess der Selbsttötung. Sie haben eine Methode, einen Ort, einen Zeitpunkt ausgewählt, aber sie benötigen Unterstützung, um die letzte Hürde zu überwinden. Dann rede ich ihnen gut zu."

„Wir sprechen also nicht von aktiver Sterbehilfe, die hier in Deutschland als ‚Tötung auf Verlangen' mit einer Freiheitsstrafe von bis zu fünf Jahren geahndet wird? Sie legen nicht selbst Hand an? Sie stehen nur da?"

„Selbstverständlich nicht! Glauben Sie, ich will ins Gefängnis? Ich weiß genau, wo die Grenzen sind", sagte Renate Lippert.

„Und warum haben Sie den jungen Mann dann mit dem Besen unter Wasser gedrückt?", fragte Peter.

„Das habe ich nicht", rief sie entrüstet, „ich wollte ihn damit aus dem Wasser ziehen. Er hatte es sich plötzlich anders überlegt, aber dann sprang mich dieser blöde Köter an und hielt meinen Arm fest." Sie zeigte auf den Verband. „Wissen Sie, wie weh das tut? Und dann hat mir Ihr Kollege auch noch den Besen aus der Hand getreten und mir ins Gesicht geschlagen. Da konnte ich den jungen Mann nicht mehr retten. Er ist bestimmt abgetrieben worden. Haben Sie seine Leiche schon gefunden?"

In Peter kochte kalte Wut hoch. Er antwortete nicht. „Entschuldigen Sie mich, ich bin gleich wieder da", sagte er stattdessen und verließ den Raum so schnell er konnte. Er glaubte ihr kein Wort. Das Weib war mit allen Wassern gewaschen. Und das Schlimme an der Sache war, dass Aussage gegen Aussage stehen würde.

Der einzige Zeuge war tot. Peter ging auf die Toilette und wusch sich das Gesicht mit kaltem Wasser. Dann kehrte er zu Renate Lippert zurück.

„Kennen Sie eine Julia Schneider?", fragte er, als er sich wieder vis-à-vis setzte.

„Nein, nicht dass ich wüsste. Wieso?"

„Sie ist von einem Turm gesprungen oder gestoßen worden", sagte er ketzerisch, „und sie hatte Fragmente eines Reisigbesens unter ihren Nägeln. Ich bin mir sicher, wir werden beweisen können, dass die exakt zu dem Besen passen, den Sie dazu benutzt haben, um den Mann zu ertränken. Das dürfte eng werden. Wir glauben nämlich, Sie haben die junge Frau vom Idaturm gestoßen und die Leiche später unter einen Aststapel gezogen."

Sie seufzte. „Ich kann mir vorstellen, wen Sie meinen, aber unter den richtigen Namen kennen wir uns meist nicht. Sprechen Sie von dem Turm im Wald hier bei Bückeburg?"

Peter nickte.

„Das war eine unglaubliche, wirklich traurige Geschichte", begann Renate Lippert. „Diese, wie hieß sie noch gleich?"

„Julia ..."

„Diese Julia hatte sich für das Springen aus großer Höhe entschieden. Wenn ich bei solchen Suiziden dabei bin, verlasse ich den Ort immer, sobald derjenige abgesprungen ist. In diesem Fall war es tragisch, weil die junge Frau am Turm hängengeblieben war und entsetzlich schrie. Ich kehrte also wieder um und sah über die Brüstung. Ihre Kleidung hatte sich verfangen. Sie hing in der Luft. Mir blieb nichts anderes übrig, als zu versuchen, sie wieder hochzuziehen. Ich griff nach dem Ersten, was ich fassen konnte, und zufällig stand da oben dieser Reisigbesen. Den reichte ich ihr und sagte, sie solle sich daran festhalten. Ich würde ihr wieder hochhelfen. Doch sie bekam nur das Reisigbündel zu fassen. Der Besen war zu kurz. Die dünnen Zweige konnten dem Gewicht nicht standhalten. Sie stürzte in die Tiefe."

„Also auch ein missglückter Rettungsversuch ...", sagte Peter ungläubig.

„Was heißt hier auch? Den jungen Mann von heute Nacht hätte ich mit Sicherheit retten können, wenn mich niemand davon abgehalten hätte", entgegnete sie empört.

„Ah ja, und seitdem haben Sie immer einen Besen dabei oder was?"

„Nein, aber ich hatte ihn noch im Auto. Ich habe ihn nämlich damals vor lauter Schreck mitgenommen und im Wagen vergessen. Als der Mann sich plötzlich am Steg festkrallte und um Hilfe schrie, wollte ich ihm meine Hand reichen, aber er schlug nur um sich. Das war mir zu gefährlich. Ich rannte schnell zum Auto und holte den Besen. Als ich zurückkam, hatten ihn die Kräfte verlassen. Ich konnte ihn gerade noch mit dem Besen wieder in Richtung Steg drücken, als er bewusstlos wurde. Mit der anderen Hand wollte ich nach seiner Jacke greifen, um ihn wenigstens mit dem Oberkörper an Land zu ziehen. Den Rest der Geschichte kennen Sie ja."

„Nettes Märchen", entgegnete Peter.

„Ich kann's nicht ändern, wenn Sie mir nicht glauben", sagte Renate Lippert. „Der arme junge Mann könnte es Ihnen bestätigen - wenn er noch lebte."

Peter hatte den Eindruck, sie weidete sich an seinem fassungslosen Gesichtsausdruck. Er riss sich zusammen. „Kommen wir zurück zu dem Mädchen vom Turm", bat er. „Haben Sie die Verletzte einfach so liegen lassen?" Das war ein Versuchsballon. Er hoffte, dass sie darauf reinfiel.

„Wieso Verletzte? Wer aus dieser Höhe fällt, ist mit Sicherheit tot", erwiderte sie, „außerdem habe ich eine Vereinbarung mit meinen Forumsbekanntschaften. Ich warte immer nur, bis der Akt vollzogen ist, dann gehe ich, ganz gleich, was geschieht."

„Es sei denn, sie schreien?", wollte Peter wissen.

Sie zögerte kurz. „Ja, genauso ist es, denn dann muss ich davon ausgehen, dass sie es sich anders überlegt haben."

„Und bei dieser Julia, was haben Sie da gemacht? Sie fiel doch vom Turm, ohne es in diesem Moment noch zu wollen? Haben Sie Hilfe geholt oder die Polizei verständigt?“, fragte Peter.

„Nein, ich bin gegangen, wie es vereinbart war. Ich weiß nicht, ob sie nicht mehr sterben wollte, oder ob sie nur durch die Verzögerung des Hängenbleibens verunsichert war.“

„Sie muss aber noch gelebt haben, wenn Sie sie nicht unter den Aststapel gezogen haben“, erklärte Peter. „Wäre es nicht barmherzig gewesen, nachzuschauen und in ihren letzten Minuten oder Sekunden bei ihr zu bleiben?“

„Vielleicht.“ Renate Lippert zuckte mit den Schultern. „Aber es gibt eine klare Vereinbarung und daran halte ich mich. Rein menschlich gesehen, haben Sie natürlich recht, aber ich wusste es einfach nicht.“

Peter reichte es allmählich. „Eine Frage noch. Haben Sie auch schon Erfahrung im Bereich des Erhängens? Konnten Sie da auch schon Menschen begleiten?“ Er betonte das letzte Wort mit einem Hauch von Ironie.

„Nein“, sagte sie rigoros, „das lehne ich ab.“

„Und wie ist es mit Messern und so?“ Peter sah sie forschend an.

„Zu blutigen oder schmerzhaften Methoden beantworte ich gerne die Fragen im Forum, rate aber grundsätzlich davon ab und wohne ihnen auch nicht bei.“ Renate Lippert unterdrückte ein Gähnen. „Kann ich jetzt gehen, Herr Kommissar? Ich bin doch ziemlich müde und erschöpft. Meine Wunden schmerzen.“

„Ich fürchte, Sie werden bis morgen hierbleiben müssen“, erwiderte Peter. „Wir werden die Zeugen befragen und dann muss der Haftrichter entscheiden, wie es weitergeht.“

Er sah ihr nach, wie sie weggebracht wurde. Wenn sie so plausibel bei ihrer Version bleiben würde, war es schwer, ihr etwas nachzuweisen und sie zu belangen, auch wenn Peter felsenfest davon überzeugt war, dass er eine besonders perfide Mörderin vor sich gehabt hatte. Vor seinem inneren Auge sah er die Mordlust in ihren Augen flackern, während sie Julia vom Turm stieß und Günthers Stuhl mit einem Hieb davonfegte. Und er sah Niklas, der ungläubig aus dem Wasser zu ihr aufschaute, während sie ihn mit dem Besen unter der Oberfläche hielt. Er schüttelte sich. Sie spielte mit ihnen, weil sie sich ganz sicher fühlte. Angewidert schloss er seine Bürotür, fuhr bedrückt nach Hause und ließ sich in seinen Ohrensessel sinken. Er wollte Nadja nicht zum zweiten Mal in dieser Nacht stören. Es war schon genug, was sie mitbekommen hatte. Ihm selbst reichte es bei Weitem. Mit einem fast leeren Bier in der Hand schlief er kurze Zeit später aus reiner Erschöpfung ein.

Als Wolfs Telefon in seinem Hemd vibrierte, ging Detlef in die Küche. Er hatte es an sich genommen, denn er wollte vermeiden, dass Wolf vorzeitig aufwachte. Er war um jede Sekunde des Vergessens dankbar. Was danach kam, war nur Schmerz und Trauer.

„Wolf?", keuchte es in den Hörer, als er das Gespräch annahm, und Detlef war mit einem Mal hellwach. Er glaubte seinen Ohren nicht trauen zu können.

„Niklas?", fragte er verwirrt.

„Ja, wer ist denn da zum Teufel?"

„Ich bin's Detlef ... Mensch, äh ... du lebst? Wie ... ?"

„Klar lebe ich", schnitt ihm Niklas das Wort ab. „Haltet ihr mich für blöd? Ich bin hier bei einem Bauern in der Dankerser Straße in der Nähe des Helenensees. Kannst du mich abholen?"

„Das organisiere ich", flüsterte Detlef. „Ich kann hier nicht weg, schicke dir aber eine Streife. Ich bin bei deinem Vater. Wir dachten, du bist tot. Er hat ein starkes Beruhigungsmittel bekommen. Was hast du dir nur dabei gedacht, du Hornochse?" Detlef war erleichtert und ärgerlich zugleich.

„Ist doch alles gut gegangen. Habt ihr die Tussi?", fragte er.

„Sicher, ich habe ihr ein ordentliches Ding verpasst und die Lady hat sich in ihrem Arm verbissen. Aber jetzt sag' mal, wie du ..."

„Später", sagte Niklas und teilte ihm die genaue Adresse mit.

„Könntest du dich vielleicht gleich hierher bringen lassen?", bat Detlef. „Dein Vater wird mir sonst nicht glauben. Wir können dann später zusammen zurückfahren."

„Na gut", erwiderte Niklas, „auch wenn ich jetzt echt dringend ein heißes Bad vertragen könnte."

„Danke", sagte Detlef und rief die Kollegen an.

Eine halbe Stunde später klingelte es an der Tür. Lady Gaga begann freudig zu bellen. Wolf öffnete die Augen und blinzelte. Er war noch nicht ganz da. Als er Detlef an der Chaiselongue vorbei in Richtung Tür gehen sah, fiel ihm alles wieder ein. Der Schmerz lag schwer auf ihm und machte ihn bewegungsunfähig.

„Moin Wolf", sagte Niklas, als er in eine Decke gewickelt um die Ecke kam. Er winkte seinem Vater zu, der ihn wie einen Geist anstierte. Wolf fehlten die Worte.

„Guck mal, er lebt", fügte Detlef behutsam und völlig unnötigerweise an. „Ist das nicht toll?"

Wolf liefen die Tränen die Wangen herunter. Er konnte immer noch nichts sagen. Nur ein „Wie?" brachte er krächzend hervor und Niklas begriff, was er wissen wollte.

„Neopren ist das Zauberwort", erklärte er lächelnd. „Unter den weißen Klamotten hatte ich den Anzug an, den ich sonst beim Kiten nutze. Der wärmt und gibt Auftrieb."

Detlef schüttelte den Kopf. „Das war trotzdem lebensgefährlich", schimpfte er. „Sie hat dich unter Wasser gedrückt. Du hättest ersaufen können, wenn wir nicht gekommen wären."

„Ach wo", entgegnete er leichthin. „Ich bin Rettungsschwimmer. Habt ihr das nicht in meiner Personalakte gelesen? Und wir mussten sie doch irgendwie überführen. Ich war mir so sicher, dass wir es bei unseren Fällen mit Mord zu tun hatten, da wollte ich sie doch nicht mit Tötung auf Verlangen oder bestenfalls Totschlag durchkommen lassen. Wie hätten wir ihr denn einen Mord nachweisen sollen, wenn es keine Zeugen gab? Sie könnte sonst was behaupten und sich aus der Affäre ziehen."

„Darüber reden wir später", sagte Wolf, immer noch etwas benommen. Er wollte jetzt einfach nur das Glücksgefühl genießen, dass sein Sohn noch lebte, ohne den Schatten seines Leichtsinns vor Augen zu haben. „Detlef, du hast ‚Sie' gesagt. Ich möchte jetzt erst mal wissen, mit wem wir es da zu tun haben."

„Stimmt, das hast du ja nicht mehr mitgekriegt. Wir hatten schon mal darüber nachgedacht, dass es eine Frau sein könnte, aber ich hätte niemals daran geglaubt." Detlef ließ sich wieder in den Sessel fallen.

„Ich auch nicht", sagte Wolf. „Wer ist es?"

„Keine Ahnung", antwortete Detlef, „ich bin sofort mit dir abgehauen, nachdem wir dachten, dass dein Sohn ertrunken ist. Peter hat übernommen. Wir waren da aber schon weg."

„Hauptsache, ihr habt sie", freute sich Niklas. „Jetzt könnte ich allerdings erst mal eine heiße Dusche vertragen. Kannst du mir ein paar Klamotten leihen, Papa?"

Wolf war selig. Niklas hatte zum ersten Mal Papa zu ihm gesagt. „Klar, geh' nach oben, im Regal liegen frische Handtücher. Den Rest lege ich dir auf den Stuhl im Flur. Und dann hätte ich gerne gewusst, was sich abgespielt hat, seit du gestern Abend nach Hause gegangen bist."

„Eye, eye Sir!", sagte Niklas und salutierte. Dann ging er die Treppe hoch.

„Ein ganz schöner Kindskopf", murmelte Detlef leise, „mit noch zu viel Flausen hinter den Ohren."

Wolf sagte nichts dazu, war aber derselben Meinung. „Wie spät ist es?“, fragte er.

„Knapp halb fünf“, antwortete Detlef nach einem kurzen Blick auf seine Uhr.

„Dann lege ich Niklas eben ein paar Anziehsachen hin und gehe mal Frühstück machen“, schlug Wolf vor und schob die Kater etwas zur Seite, die sich nicht stören ließen. „An Schlaf ist sowieso nicht mehr zu denken. Ich will auch schnellstmöglich auf die Dienststelle. Es brennt mir unter den Nägeln zu erfahren, wer sie ist. Ich möchte ihr ins Gesicht schauen.“

„Ich helfe dir eben“, sagte Detlef und ging schon mal in die Küche, um den Kaffeeautomaten zu starten. Das wäre auch etwas Feines für's Büro, dachte er sehnsüchtig.

Lady Gaga fühlte sich in ihrem Schlaf gestört, weil schon wieder jemand an ihr vorbeiging und auch noch Licht machte. Es war einfach noch nicht die richtige Zeit. Sie drehte sich in ihrem Korb dreimal um die eigene Achse und legte sich wieder genauso hin wie vorher. Dabei brummte sie unwillig und schloss die Augen.

Als Niklas einige Zeit später die Treppe herunterkam, saßen Wolf und Detlef schon am Esstisch. Auch ihm hatten sie eine große Tasse Cappuccino gemacht. Den konnte er jetzt wirklich gebrauchen, aber er fühlte sich schon besser, auch wenn Vaters Hosen etwas weit waren und nur durch den Gürtel hielten.

„Was?“, fragte er, als die beiden ihn fordernd anstarrten.

„Wir warten darauf, dass du das Morgengebet sprichst“, funkelte Detlef ihn an. „Mann, wir wollen endlich wissen, was sich genau zugetragen hat gestern Nacht!“

„Na, ganz einfach", sagte er leichthin, „ich hatte herausgefunden, dass es eine Übereinstimmung zwischen den Internetaktivitäten von Julia Schneider und Günther Rinne gab. Sie waren beide im Forum *Wege ins Lichtmeer* unterwegs gewesen und hatten mehrere identische Chatpartner. Genau die habe ich mir herausgepickt und ebenfalls mit ihnen geschrieben, als Detlef zu seiner Verabredung gefahren war. Ich stellte mich als jemand vor, der seinem Leben schnellstens ein Ende setzen wollte. Die ersten bissen nicht richtig an, einer wollte mich sogar davon abbringen, aber irgendwann hatte ich den richtigen Kontakt. Ich wusste es sofort. Das virtuelle Gespräch hatte eine andere Qualität. Hier ging es um Taten, um etwas Greifbares, darum, einen Gedanken real umzusetzen."

„Hast du keine Zweifel bekommen, ob du dich da auf gefährlichem Terrain bewegst?", wollte Detlef wissen.

„Hör mal, ich bin nicht blöd", gab Niklas zurück. „Ich habe alles in die Richtung lanciert, in die ich gehen wollte. Mein Plan war gut durchdacht. Derjenige musste nur einwilligen, mir zu ‚helfen'. Das Einzige, was mich überrascht hat, war, dass es eine Frau war. Alles andere hatte ich im Griff."

„Aha", sagte Wolf nur.

„Glaubt es oder glaubt es nicht. Ich wusste, dass der oder die darauf bestehen würde, dass ich weiße Klamotten trage, wenn es der richtige Kontakt war. Genau das spielte mir in die Hände, denn unter meinem Judoanzug – was anderes hatte ich nicht in Weiß – konnte ich meinen Neoprenanzug gut verbergen, wenn ich oben rum noch ein weißes T-Shirt trug. Als ich sicher war, mit dem richtigen User zu schreiben, musste sich dieser nur noch auf meine Selbstmordmethode einlassen. Und das habe ich listig eingefädelt. Die Frau ist mir auf den Leim gegangen und nicht ich ihr.“ Er grinste.

Wolf war sprachlos. Niklas war so überzeugt von sich selbst und seinem Handeln, und auch Detlef dachte sich seinen Teil.

„Der Rest ist einfach. Wir trafen uns auf dem Steg. Ich war nur kurz überrascht, dass es eine Sie war, habe dann so getan, als ob ich ein Weichei sei, ihr was vorgeheult. Als ich sah, dass sie ihren Besen dabeihatte, war ich vollkommen sicher, mit der richtigen Person an der Weser zu stehen. Ich fragte mich nur, was sie damit wollte und wie sie vorgehen würde. Zuerst versuchte sie, mir gut zuzureden. Es sei nur ein kurzer Moment, dann würde mich der Kälteschock lähmen und kurze Zeit später sei alles vorbei. Aber ich zierte mich immer noch, als sei ich willig, aber nicht bereit, den Mut aufzubringen. Irgendwann wurde es ihr zu bunt. Sie stieß mich plötzlich und völlig unvermittelt ins Wasser. Ich hatte gerade noch Zeit, tief Luft zu holen. Mann, war das kalt am Kopf, aber das kannte ich zum Glück aus der Nordsee. Pro forma zappelte ich ein bisschen und kam auch noch mal an die Oberfläche, um stoßweise etwas mehr Luft in meine Lungen zu pumpen. Dabei sah ich ihr Gesicht. Es war ein triumphierendes Grinsen darin und aus ihren Augen fixierte mich reine Mordlust. Glaubt es mir. Die hatte einen Blick drauf, der einem das Blut in den Adern gefrieren lassen konnte. Aber ich hatte keine Zeit, mich darum zu kümmern. Ich musste zur finalen Phase kommen, damit ich abhauen konnte und hoffte, dass sie nicht merkte, dass ich kaum unterging. In diesem Augenblick hatte ich genug Luft in meinen Lungen und stellte mich bewusstlos. Eine willkommene Gelegenheit für sie, mich ohne Gegenwehr unter Wasser zu drücken. Sie musste sich, glaube ich, ganz schön anstrengen mit ihrem Besen. Dies ließ ich eine Zeitlang geschehen und wollte gerade rücklings unter dem Reisigbüschel wegtauchen, als der Druck spontan von selbst nachließ. Warum, das konnte ich mit geschlossenen Augen nicht herausfinden. Also benahm ich mich so, wie es von einem Bewusstlosen in der Weser zu erwarten war. Ich trieb mit der Strömung davon."

Die beiden Kommissare schwankten zwischen Bewunderung und Missbilligung. Detlef war der Erste, der die Sprache wiederfand.

„Unglaublich. Und für uns sah es wirklich so aus, als ob du … Dein weiß gekleideter Körper verschwand irgendwann im Nichts."

„Das lag daran, dass ich mir außer Sichtweite den Judoanzug runtergerissen habe. Der dicke, nasse Stoff glich beinahe den Auftrieb des Neoprens aus. Für mich war es einfacher, ohne ihn ans Ufer zu gelangen. Ich brauchte eh mal 'nen neuen", erklärte Niklas lapidar und trank von seinem Cappuccino.

„Und ich rufe jetzt mal schnellstens die Kollegen an und lasse die Suchaktion stoppen", sagte Detlef und zog sein Smartphone aus der Tasche.

„Wir sollten auch Peter und die Kukla verständigen", bestimmte Wolf.

„Kannst du das machen?", bat Detlef, noch während es tutete. „Ich fahre dann mit Niklas erst mal nach Hause, damit er sich umziehen und ich mich frisch machen kann. Anschließend kommen wir ins Büro."

Wolf nickte und beschloss, das Telefonat während des Hundespaziergangs zu erledigen. Da Moni in Hannover war, musste er wenigstens kurz mit ihr rausgehen. Außerdem brauchte er frische Luft. Er wusste überhaupt nicht, was er von der Aktion seines Sohnes halten sollte, überlegte er, als die kalte Winterluft jegliche Reste des Beruhigungsmittels vertrieb. Lady Gaga trottete neben ihm her. Es war noch nicht hell und ihr zum Gassi gehen immer noch viel zu früh. Wolf beschloss, sie mit ins Büro zu nehmen, wenn er schon samstags arbeiten musste. Er wollte sie nicht so lange allein lassen. In der Nacht hatte es wieder gefroren. Er stapfte durch die kalte Dunkelheit und musste sich eingestehen, dass sie alle riesiges Glück gehabt hatten. Auch wenn Niklas es selbst nicht glaubte, war Wolf felsenfest davon überzeugt, dass er sich überschätzt hatte. Ihm fielen genug Möglichkeiten ein, wie das Ganze gründlich hätte schiefgehen können. Doch daran wollte er jetzt nicht denken. Plötzlich erinnerte er sich daran, dass heute Nikolaustag war. Morgen würde der Idaturm neu eröffnen. Er hoffte, dass sie in dieser Frau auch Julias Mörderin gefunden hatten, denn er fühlte sich Gitta auf einmal verbunden, seitdem er selbst wusste, wie weh es tat, wenn das eigene Kind ermordet wurde. Er dankte dem Himmel, dem Schicksal oder wem auch immer, dass dieser Kelch an ihm vorbeigegangen war.

Moni war schon ganz früh, noch vor der Dämmerung wieder in die Medizinische Hochschule gegangen und hatte sich an Isabellas Bett gesetzt. So richtig viel Schlaf war ihr nicht vergönnt gewesen. Sie sorgte sich um Isabellas Zukunft, weil sie weder wusste, wie labil ihre Nichte war noch wie sich in Zukunft deren Identitätsstörung bemerkbar machen würde. Mit großer Wahrscheinlichkeit käme sie zunächst in eine geschlossene Abteilung, solange eine Selbstgefährdung bestünde, und anschließend wären mit Sicherheit langwierige Therapien notwendig. Sie fragte sich, ob man auf Dauer einen Menschen vor sich selbst beschützen konnte und musste sich eingestehen, dass sie dies für unwahrscheinlich hielt. Es gab immer Gelegenheiten, wenn einer wirklich aus dem Leben scheiden wollte. Sie sah in Isabellas blasses Gesicht und fühlte, wie die Bürde dieses Wissens auf ihr lastete. Ihre Tante zu sein, war zu einer fast unerträglichen Verantwortung geworden. Die ständige Angst würde Monis Begleiter sein. Sie wusste nicht, ob sie das durchstehen konnte.

Als Isabella später aus dem Koma geholt wurde, deutete nichts darauf hin, dass ihre Nichte eine schwer traumatisierte Frau war, die mit großer Wahrscheinlichkeit versucht hatte, sich mit einem Messer auf grausame Art das Leben zu nehmen. Klein und bleich lag sie in den Kissen und versuchte ein Lächeln.

„Tante Moni", krächzte sie mit großer Anstrengung, weil ihr Hals so weh tat, „wieso sind wir hier im Krankenhaus? Was ist passiert?"

„Du bist verletzt. Kannst du dich nicht erinnern?", fragte Moni.

Sie schüttelte den Kopf und Moni sandte ein Stoßgebet zum Himmel.

„Alles wird gut", versprach Moni und hielt ihre Hand, bis sie wieder eingeschlafen war.

Als Dr. Nahimi später mit ihr sprach, erfuhr sie, dass Isabella gegen Abend nach Rinteln in die Burghofklinik verlegt werden würde, zunächst auf die geschlossene Abteilung. Dann müsste man weitersehen. Er bot Moni an, im Krankentransport mitzufahren, was sie dankend annahm.

Wolf erreichte sie endlich gegen Mittag und erzählte ihm, dass sie beide gegen Abend in Rinteln eintreffen würden. Er versprach, Moni dort abzuholen, erzählte aber nichts von den vergangenen Stunden. Das hatte Zeit, bis sie in Ruhe beieinandersaßen. Er war einfach froh, sie wiederzuhaben. Er sehnte sich nach ihr und der Geborgenheit, die er bei ihr fand. Und auch Moni spürte es ganz deutlich, als sie seine Stimme hörte. Ihr war auf einmal schmerzlich bewusst, wie sehr er ihr gefehlt hatte.

Wolf war auf dem Weg zur Dienststelle bei Peter vorbeigefahren und klingelte Sturm. Das wäre kein Problem gewesen, wenn Peter und Nadja nicht noch selig geschlafen hätten. Sie schreckte im Bett hoch und stellte fest, dass sie allein war. Er fuhr wie von der Tarantel gestochen aus seinem Ohrensessel und stieß sich den Kopf wohl zum tausendsten Mal an der bescheuerten Lampe aus den fünfziger Jahren. Laut fluchend schlappte er in seinen Lammfellpantoffeln zur Haustür, bereit, den nächtlichen Störenfried zumindest zu erschlagen, wenn ihm nichts Schrecklicheres einfiel. Nadja lehnte sich beruhigt zurück, weil Peter unverkennbar zu Hause war. Seine Wut, die ihn auf zweieinhalb Meter aufgeplustert hatte, fiel wie ein Kartenhaus in sich selbst zusammen, als er sah, dass Wolf vor seiner Tür stand. Beschämt ließ sein Mitleid ihn schrumpfen. Er wäre gerne noch kleiner, ja am liebsten unsichtbar gewesen, als er ein „Mein Beileid" herauspresste und dabei auf den Boden sah, um Wolfs Augen zu entgehen.

„Ja, ja, schon gut, vergiss es", sagte Wolf völlig unpassend und drängte sich an Peter vorbei. „Niklas lebt zum Glück! Ich will mir jetzt diese Frau vornehmen. Wie heißt sie?"

Peter sah ihn verdattert an. „Echt jetzt? Wie das denn?"

„Neoprenanzug", sagte Wolf knapp. „Später mehr. Der Name?"

„Renate Lippert. Ich konnte mit dem Namen nichts anfangen", erklärte Peter.

„Ich schon“, erwiderte Wolf, in dessen Gedanken sich jetzt eins zum anderen fügte. „Ihr Mann ist Therapeut in der Burghofklinik. Sie unterstützt ihn und gibt selbst Hilfestellung als psychologische Beraterin. Das ist so was wie eine Heilpraktikerin für die Psyche. Kein anerkannter Beruf. Auf jeden Fall hatte sie auch Kontakt zu den drei Mädchen, die in der Eilenriede in dem Zelt umgekommen sind. In weißen Hemdchen übrigens, das weißt du ja. Da sah es auch nach Selbstmord aus. Thorsten hatte uns davon erzählt. Sie waren alle bei dieser Lippert in unterschiedlichen Gesprächsgruppen. Ich muss ihn unbedingt informieren.“

„Unglaublich“, entfuhr es Peter. „Und die Tussi hat mir weismachen wollen, dass sie sowohl Julia als auch Niklas retten wollte.“

„Nun ja“, sagte Wolf mit einem spitzbübischen Grinsen, „Julia kann zwar nicht mehr für sich selbst sprechen, aber der wiederauferstandene Niklas ist ein verdammt guter Zeuge.“

Peter war sofort Feuer und Flamme. „Warte, ich zieh' mir nur kurz was an, dann können wir unseren Geist erscheinen lassen. Die wird Augen machen! Aber Vorsicht, das Weib ist listig und durchtrieben. Ich will sie für alle Morde drankriegen - zumindest für die, von denen wir wissen.“

Während Peter sich fertigmachte und Nadja kurz ins Ohr flüsterte, dass Niklas lebte, rief Wolf bei seinem Freund und Fallanalytiker Thorsten Büthe an. Er erwischte ihn beim Zähneputzen. Das war insofern kein Problem, weil er eher hören als sprechen musste. Nachdem er seinen Mund ausgespült hatte, bat ihn Thorsten, beim Verhör mit dabei sein zu dürfen. Wolf versprach ihm, mit der Vernehmung zu warten.

Während Moni neben der schlafenden Isabella wachte, summte ihr Handy. Es war Bruni. Sie ging ein wenig beiseite und nahm ab.

„Hallo Bruni, ich kann nur ganz leise sprechen. Ich bin hier im Krankenhaus bei meiner Nichte Isabella. Sie hat versucht, sich das Leben zu nehmen."

„Das ist ja schrecklich", entfuhr es Bruni. „Darum konnte ich dich zu Hause nicht erreichen. Es tut mir sehr leid. Kann ich dir irgendwie helfen?"

„Nein danke", erwiderte Moni, „ich komme heute Abend heim, Isabella wird noch in eine andere Klinik müssen. Wie geht es dir denn? Ich hatte schon ein schlechtes Gewissen, dich im Stich gelassen zu haben."

„So ein Quatsch", lachte Bruni. „Du kennst mich doch. Ich denke immer positiv. Jetzt hatte ich mir nur Sorgen um dich gemacht, weil ich dich überhaupt nicht erreichen konnte. Ich habe nämlich eine gute Nachricht ..."

„Erzähl!"

„Bei der letzten Nachuntersuchung wollte ich mir eigentlich ein Hospiz empfehlen lassen, aber das war nicht mehr notwendig. Der Tumor ist geschrumpft und fast nicht mehr zu sehen. Was sagst du jetzt? Mir geht es prima."

„Das ist ja wunderbar. Und was sagen die Ärzte dazu?"

„Die können es sich nicht recht erklären, aber so etwas kommt wohl manchmal vor. Man nennt es Spontanheilung. Ich weiß allerdings genau, wieso es so ist", sagte sie mit einem Lächeln in der Stimme.

„Ach ja und wieso also?"

„Es hat zwei Gründe: Erstens habe ich mich in meinen Qigong-Lehrer verliebt und zweitens verwette ich meinen - du weißt schon was - darauf, dass es an der Vollwertkost oder insgesamt an der gesunden Lebensweise liegt. Meine Neurodermitis verhält sich nämlich derzeit auch ruhig."

„Ist ja auch egal, was der Grund ist", freute sich Moni, „Hauptsache, es geht dir wieder gut. Magst du morgen auf einen Kaffee vorbeikommen? Egal wann, komm einfach, wann du magst."

„Gerne, sehr gerne", sagte Bruni und verabschiedete sich.

Moni war erleichtert und setzte sich dankbar an Isabellas Bett zurück. Wenigstens ein Stein war von ihrer Seele gefallen.

Es war gegen halb elf, als Hauptkommissar Thorsten Büthe vom LKA Hannover auf der Dienststelle in der Ulmenallee eintraf.

„Grüß' dich Thorsten“, sagte Wolf und freute sich, seinen Freund wiederzusehen.

„Danke, dass ihr auf mich gewartet habt.“

„Wollen wir das zusammen in Angriff nehmen?“, fragte Wolf. „Peter und Detlef werden hier mit Niklas hinter der Scheibe warten und ihn im passenden Moment in den Ring schicken.“

„Nichts lieber als das“, erwiderte Thorsten. „Ich bin gespannt, ob sie auch die anderen Morde zugibt.“

„Während des ersten Verhörs hat sie gar nichts zugegeben“, erklärte Peter. „Angeblich wollte sie die Selbstmorde verhindern und hat helfend eingegriffen.“

„Wir werden sehen“, sagte Wolf und betrat mit Thorsten den Vernehmungsraum. Sofort überkam ihn eine Woge des Unbehagens. Renate Lippert war eine attraktive Frau, die man vielleicht sogar hätte schön nennen können, wenn der verächtliche Zug um ihren Mund nicht gewesen wäre. Sie wirkte arrogant und herablassend.

„Sie wissen, dass Sie einen Anwalt zu Rate ziehen können?“, fragte Wolf zu Beginn des Verhörs.

„Den brauche ich nicht, weil ich kein Verbrechen begangen habe“, sagte sie mit fester Stimme. „Ich weiß auch gar nicht, wieso Sie mich nochmals befragen und mich immer noch hier festhalten. Was werfen Sie mir konkret vor? Wofür haben Sie denn schon Beweise?“

„Mord!“, sagte Wolf kurz und knapp.

Sie lachte. „Vergessen Sie’s. Sie wissen selber, wie aussichtslos das ist, wenn jemand unschuldig ist.“

„Das sind Sie aber nicht, Frau Lippert“, erwiderte Thorsten Büthe. „Ich habe hier drei Bilder von jungen Mädchen. Kennen Sie sie?“

Renate Lippert zuckte mit den Achseln. „Die waren mal bei mir in der Gesprächsrunde. Na und? Soll ich jetzt für sämtliche Menschen verantwortlich sein, die zu Tode gekommen sind, nur weil ich sie gekannt habe?“

„Nun ja, die Fälle häufen sich in Ihrem Umfeld ein bisschen, finden Sie nicht?“, fragte Wolf. „Julia Schneider zum Beispiel. Meinem Kollegen haben Sie erzählt, dass Sie mit ihr auf dem Turm waren und sie angeblich retten wollten, nachdem sie es sich anders überlegt hatte und nicht mehr springen wollte.“

„Das ist richtig“, bestätigte Renate Lippert. „Ich habe versucht, sie mit einem Besen wieder auf die Turmplattform zu ziehen. Leider ohne Erfolg. Wollen Sie mir da jetzt einen Strick draus drehen?“

Beim Wort Strick fiel Wolf Günther Rinne ein, aber er wollte zunächst auf etwas anderes hinaus. „Sehen Sie“, sagte er nachsichtig, „und das glaube ich Ihnen nicht. Sie benutzen den Besen, um Menschen zu töten, ohne verräterische Spuren zu hinterlassen, aber das Material hat sie verraten.“

Renate Lippert stutzte kaum merklich. „Was meinen Sie mit Material? Ein Besen ist ein Besen und damit ein Haushaltsgerät. Ich hatte das Ding da oben gefunden.“

„Sie irren sich“, erklärte Wolf, „ein Besen ist nicht unbedingt wie ein anderer. Meist sind sie aus Birkenreisern. Birken gibt es überall. Ihre Zweige sind daher nahezu an jedem Ort zu finden, wo Bäume sind, aber

Ihr Besen ist aus Weide und damit haben Sie ein Problem. Wir können nämlich nachweisen, dass Stücke von Ihrem Besen an mehreren Tatorten gefunden wurden. Wir haben ihn aus der Weser gefischt und die Spuren verglichen. Die Proben sind identisch."

Mit einem Schmunzeln antwortete sie: „Was beweist schon ein Besen? Wissen Sie, mir lag daran, dass ich den Menschen mit meiner Anwesenheit geholfen habe. Viele haben mir vertraut und mich gebeten bei ihnen zu sein, wenn sie freiwillig aus dem Leben scheiden. Sie wollten dabei einfach nicht allein sein."

„Und gelegentlich haben Sie nachgeholfen, wie bei Günther Rinne, der sich im Wald erhängt hat oder erhängt wurde und haben dafür auch noch Geld genommen?", fragte Wolf.

„Den Mann kenne ich nicht", antwortete Renate Lippert.

„Oh doch", sagte Wolf, „denn Ihre Fingerabdrücke waren auf seinen Geldscheinen. Das haben wir inzwischen anhand Ihres Wasserglases von heute Nacht überprüft. Die Reifenspuren vom Parkplatz unter der Frankenburg vergleichen wir noch."

„Ach, meinen Sie den älteren Herrn? Ja, das war tragisch. Er zappelte so lange. Ich hatte ihm vom Erhängen abgeraten, aber er hat darauf bestanden. Normalerweise wohne ich dieser Art von Suiziden nicht bei. Er hat mir leid getan. Da konnte ich nicht anders. Eigentlich sollte ich seiner Witwe Geld für die Bestattung in den Briefkasten werfen. Darum hatte er mich gebeten, aber ich muss den Umschlag irgendwie verloren haben, den er mir gegeben hat."

Peter hatte recht gehabt. Sie war mit allen Wassern gewaschen. So war ihr nicht beizukommen. Wolf startete einen neuen Versuch und zwinkerte unbemerkt zur Scheibe. „Frau Lippert, Sie haben also immer nur helfen wollen, mit Ihrem Beistand oder Rat? Wenn Sie spürten, dass einer doch nicht sterben wollte, haben Sie ihn dann davon abgehalten oder ihm geholfen, wieder aus der Situation herauszukommen?"

„Selbstverständlich. Ich sagte es Ihrem Kollegen schon. Man kann es einem Menschen ansehen, wenn er wirklich Schluss machen will. Ich habe eine Gabe dafür, es zu erkennen. Ansonsten versuche ich, sie von ihrem Vorhaben abzubringen", erklärte sie.

„Mich nicht", sagte Niklas noch mit der Tür in der Hand.

Renate Lippert wechselte ihre Gesichtsfarbe wie ein Chamäleon von rosig zu aschfahl.

Sie sah mit einem Mal zehn Jahre älter aus und begann zu zittern.

„Im Gegenteil", fügte er hinzu, „Ihnen hat es noch zu lange gedauert. Sie haben mich in die Weser gestoßen und absichtlich mit Ihrem Besen unter Wasser gedrückt, damit ich ertrinke. Dabei ist Ihnen fast einer abgegangen. Ich habe die Lust des Tötens in Ihren Augen gesehen."

„Ja und", schrie sie und sprang auf. Ihre Hautfarbe war ins Dunkelrote gewechselt. „Was glauben Sie, was ich schon alles gesehen und gehört habe. Dies ganze Gejammer und Gejaule. Ich habe das so satt. Sollen sie doch alle ins Gras beißen. Ich helfe gerne, damit sie endlich Ruhe geben. Mein Mann hat Unzählige behandelt, die dann doch Selbstmord begangen haben. Warum also nicht gleich? Wieso dieses ganze Herumgeeiere? Was soll man sich mit denen herumschlagen? All die Mühe ist sowieso umsonst."

„Sind Ihnen die Mädchen aus dem Zelt in der Eilenriede auch auf die Nerven gegangen?", fragte

Thorsten wie nebenbei in die Pause hinein, die entstand, als sie Luftholen musste.

„Diese kleinen Schlampen, die beim ersten Liebeskummer schon ausrasten und nicht mehr leben wollen? Oder diese verwöhnten Häschen, denen es bei Mama und Papa zu gut geht und die vor Selbstmitleid nur so triefen? Ha, mit denen habe ich ein feines Spiel gespielt, das heißt: Simulieren wir unseren Selbstmord! Diese dummen Hühner. Für die drei war das ein Riesenevent. Selbstmord auf Probe. Sie wollten es erst mal testen. Ich habe also jeder eine Schlaftablette gegeben, dann haben sie sich schön im Kreis drapiert und zur Ruhe gelegt. Als sie schliefen, habe ich die Grillpfanne in die Mitte gestellt. Sie wussten wahrscheinlich ohnehin nicht, dass ein Holzkohlengrill in einem gut abgedichteten Zelt tödlich ist. Anschließend habe ich alles verschlossen und mit einer luftundurchlässigen Plane gesichert. Fertig!" Sie grinste zufrieden.

Es fiel Thorsten, Wolf und Niklas schwer, Ruhe zu bewahren.

„Und Günther? Haben Sie da vielleicht auch nachgeholfen?", fragte Wolf zaghaft.

Sie lachte. „Der alte Sack. Das war ein Hin und Her. Er wollte nur mal das Gefühl haben, wie es wäre, wenn ... Um alles authentisch zu haben und mich abzusichern, habe ich ihn noch einen Abschiedsbrief schreiben lassen. Das wollte er erst nicht, fürchtete aber, dass ich ihn sonst im Stich lassen würde. Da stand er dann auf seiner Trittleiter mit der Schlinge um den Hals und glotzte blöd, als ich seinen sicheren Standplatz mit dem Besen wegfegte. Sechstausend Euro hat er mir dafür bezahlt, wenn ich mit ihm in den Wald gehe, obwohl ich es nicht wollte. Die habe ich wohl leider auf dem Parkplatz verloren, weil ich es plötzlich eilig hatte. Da ging irgend so ein hirnrissiger Idiot mit seinem Köter Gassi. Sei's drum, ich brauche die Kohle nicht."

„Ganz schön schlau ausgedacht", sagte Niklas, „aber mir sind Sie trotzdem auf den Leim gegangen."

„Ach so, Sie sind auch von dem Verein hier. Ich hab' mich schon gewundert, wieso Sie nicht ersoffen sind." Renate Lippert grinste ihn frech an. „Schade, war nur der halbe Spaß!"

Wolf hatte genug.

Er zog Niklas mit aus dem Raum und überließ Thorsten das Feld, dem Peter nach kurzem Zunicken Gesellschaft leistete.

„Gibt es noch mehr, was Sie uns zu sagen haben?", fragte Thorsten Büthe.

Sie schwieg.

„Ich möchte noch mal auf die Sache am Idaturm zurückkommen", begann Peter. „Das hatten Sie doch bestimmt genauso schlau eingefädelt, oder?"

Sie sah ihn fordernd von der Seite an. „Es gefällt Ihnen, was ich erzähle. Stimmt's? Sie haben schon gierig von draußen zugehört und mich durch die Scheibe beobachtet. Ich hatte schon gestern das Gefühl, dass Sie sich daran aufgeilen. Was wollen Sie hören? Wie ich die Kleine den Turm hochgelockt habe? Nur mal gucken, wie hoch das ist? Nur mal das Gefühl haben, wie es wäre, wenn man springen würde? Sich einmal kurz auf die Brüstung setzen, während man sich am Besen festhält? Ja, das habe ich ihr alles gesagt. Sie war so blödsinnig vertrauensselig. Hat überhaupt keinen Verdacht geschöpft. Und huch, ein kleiner Schubser, ein überraschtes Gesicht, dann die Panik und der krampfhafte Versuch, sich irgendwie festzuhalten. Alles vergebens!"

Peter drehte sich der Magen um, aber er spielte mit. „Sie war doch bestimmt nicht gleich tot, oder? Wie war es, sie dort unten liegen zu sehen?“

„Grandios - und so endgültig“, schwärmte sie. „Es hätte Ihnen gefallen. Ich bin sofort runter zu ihr. Sie stierte noch kurze Zeit in den Himmel, verwundert fast und wollte wohl noch etwas sagen, aber dann war es leider schon vorbei.“

„Abführen!“, rief Peter angewidert.

„Eine Frage noch“, bat Thorsten, der ihren Ausführungen stumm zugehört hatte. „Gab es auch Kontakt zu einer jungen Frau aus der Burghofklinik in Aerzen? Isabella heißt sie.“

Ihr Gesicht hellte sich auf, als sie den Namen hörte. „Die war bei meinem Mann in Behandlung. Schwer gestört, sage ich Ihnen. Gespaltene Persönlichkeit, vermutete er. Aber ich wusste es genau, und das hatte seinen ganz besonderen Reiz, denn ich habe es mir zunutze gemacht. Aber sie hat es nicht vollendet, hörte ich. Es wäre doch besser gewesen, wenn ich bis zum Schluss hätte dabei sein können, aber das war zu riskant. Schade drum.“

„Danke!“, sagte Thorsten Büthe. „Ich habe keine weiteren Fragen mehr.“ Er wollte auch nichts mehr hören.

Frau Dr. Kukla, die einem Großteil der Vernehmung im Nebenraum gefolgt war, war genauso fassungslos wie die Kommissare. „Ich beantrage sofort einen Haftbefehl“, sagte sie und rauschte ab.

Mit einem Mal war die Luft auf der Dienststelle zu stickig. Wolf Hetzer und sein Team beschlossen, eine Runde über den Weihnachtsmarkt zu drehen. Thorsten Büthe kam nach kurzem Zögern mit. Er konnte jetzt auch nicht so direkt in seinen Wagen steigen und wieder nach Hannover zurückfahren. Sie brauchten alle Abstand, eine Distanz zu den Worten, die gesagt worden waren und zu den Gefühlen, die sie verursacht hatten. Es war ein Gemisch aus Trauer und Wut mit einem Schuss staunender Fassungslosigkeit, das sie mit einem Glühwein beiseitezuschieben versuchten. Aber da sie nur mit einem Glas ihre Kehlen wärmten, rumorte es weiter in jedem Einzelnen von ihnen auf seine ganz eigene Art und Weise.

Doch die Sonne und die weihnachtlichen Gerüche lenkten ein wenig ab. Es war Nikolaustag und ein Samstag obendrein. Niemand sprach mehr von Renate Lippert. Sie verabschiedeten sich bei Sonnenuntergang, als ob nichts gewesen wäre. Peter kaufte noch ein paar gebrannte Mandeln für Nadja und Wolf eine Bratwurst für Lady Gaga, die sie so hilfreich unterstützt hatte. Dann trennten sie sich. Jeder ging seiner Wege. Die Fälle waren gelöst, doch die Menschen, die mit ihrem Leben gehadert hatten, blieben tot, ohne es in jenem Moment gewollt zu haben.

Niklas dachte an seine Mutter. Ihr hatten unerträgliche Qualen das Ende diktiert. Auch der Schmerz war ein Mörder, dachte er bei sich, er war jedoch niemals greifbar. Er fragte sich, wie sich dieser Oliver wohl fühlen musste, wenn er den Selbsttötungen beiwohnte und was seine Beweggründe waren, Menschen beim Sterben zu begleiten. Als er in seinem Zimmer war und sich von Detlef verabschiedet hatte, beschloss er, Oliver anzurufen. Er erhoffte sich Antworten, die ihn verstehen ließen, was nicht zu begreifen war.

Wolf hingegen fuhr mit seiner Hündin nach Hause, die sich sofort in ihrem Korb einrollte. Er selbst war ebenfalls schrecklich müde. Ob das noch von dem Beruhigungsmittel oder den Umständen kam, wusste er nicht.

Es war auch egal.

Heute Abend würde er seine Moni wiederhaben und nur das zählte jetzt für ihn. Eines jedoch wollte er noch erledigen, bevor er sich ein Schläfchen auf der Chaiselongue bei den Katern gönnte.

Normalerweise wäre er lieber persönlich bei Gitta Schneider vorbeigefahren, aber er brachte die Kraft einfach nicht auf. Sie würde verstehen, dass er sie nur anrief.

„Schneider", meldete sie sich.

„Hallo Frau Schneider, Hauptkommissar Hetzer hier. Ich wollte Ihnen nur mitteilen, dass Ihre Tochter nicht freiwillig vom Turm gesprungen ist, so wie Sie es immer vermutet haben."

Sie schniefte kurz, schnäuzte sich in ihr Taschentuch und dankte ihm dann, dass er sie informiert hatte. „Haben Sie den Kerl schon?", fragte sie.

„Wir haben den Mörder. Es ist allerdings eine Frau. Sie hat auch versucht, meinen Sohn zu töten", sagte Wolf. „Lassen Sie uns aber bitte ein andermal darüber sprechen."

„Danken Sie Gott, dass Ihnen das erspart geblieben ist", flüsterte sie, „kein Mensch sollte erleben müssen, dass sein Kind stirbt."

„Ja“, stimmte er zu. „Eine Bitte habe ich noch. Das ist jetzt vielleicht etwas unpassend, aber es brennt mir auf der Seele.“

„Wie kann ich Ihnen helfen?“, wollte Gitta Schneider wissen.

„Die Gans, die neulich ihren Hals um meinen gelegt hat, wo haben Sie die her?“

„Eine Dame hat sie mir vor Jahren gebracht, weil sie sie nicht mehr halten konnte. Der Ganter hat bei uns quasi Asyl bekommen.“

„Er heißt Emil“, sagte Wolf leise, „und lebte bei mir. Sie hat ihn mir weggenommen.“

„Das tut mir leid!“ Gitta überlegte einen Moment, denn sie wusste, worüber er nachdachte. „Wissen Sie, er fühlt sich hier wohl. Wollen Sie ihn wirklich ein zweites Mal aus seiner gewohnten Umgebung reißen?“

„Nein“, erwiderte Wolf mit Wehmut in der Stimme, denn er wusste, dass sie recht hatte, „aber ich würde ihn gerne ab und zu mal besuchen, wenn Sie nichts dagegen haben.“

„Jederzeit“, versprach Gitta, „aber klingeln Sie bitte erst bei mir.“

„Danke“, sagte Wolf und verabschiedete sich. Er hatte das Gefühl, dass Emil dort gut aufgehoben war.

Jetzt konnte er sich auf den Abend freuen und auch Moni hoffentlich etwas Entlastung bringen, indem er ihr sagte, dass Isabella nicht aus freien Stücken Hand an sich gelegt hatte. Auch sie war dem Einfluss von Renate Lippert ausgesetzt gewesen. Doch er wusste, dass dies nur ein kleiner Trost war. Es konnte keine Garantie dafür sein, dass sie es nicht wieder versuchen würde.

Mit seinem Sohn würde er ebenfalls noch sprechen müssen. Dieser erneute Alleingang, seine Selbstgefährdung, seine Selbstüberschätzung, all das war höchst bedenklich und kaum tragbar. Er wollte ihm ein Sabbatjahr empfehlen, um zu sich selbst zu finden. Niklas sollte noch einmal überdenken, ob dieser Beruf das Richtige für ihn war.

Jetzt jedoch wollte er die Sorgen einfach nur hinter sich lassen. Es war noch einmal alles gut gegangen. Isabella und Niklas lebten. Das war die Hauptsache. Sie hatten eine Zukunft, die Renates Opfern versagt blieb.

Er spürte eine tiefe Dankbarkeit, als er sich neben Max und Moritz kuschelte, die sofort zu schnurren begannen. Sie hatten wirklich Glück gehabt. Und wenn Moni nachher zurückkehrte, dann war alles perfekt. Es konnten besinnliche Weihnachten werden unter der Frankenburg.

Mein besonderer Dank gilt meinem lieben Freund, dem Fallanalytiker des LKA Niedersachsen, Carsten Schütte, der mir immer mit Rat und Tat zur Seite steht und auch schwierige rechtsmedizinische Dinge für mich hinterfragt. Es ist immer ein Genuss, sich mit ihm auszutauschen.

Mit niemals nachlassender Freude begleitet meine Freundin Sabine Semrau die Kommissare Hetzer und Kruse bei ihren aktuellen Fällen und wacht dabei stets über deren Wohl. Besonders der kauzige Peter Kruse hat es ihr von Anfang an angetan. Sie hätte ihn allerdings gerne mit Anna Ebeling (SchattenGift) verbandelt, aber er gehört eben zu Nadja.

Ein herzliches Dankeschön möchte ich auch dem Team von den CW Niemeyer Buchverlagen, Hameln, sagen. Carsten Riethmüller hat sich umfangreiche Gedanken zum Thema gemacht und schließlich das einzig mögliche Cover zu diesem berührenden Thriller gestaltet. Doch auch der Inhalt muss stimmig und fehlerlos sein. Darum braucht so ein Manuskript viele Stunden genauester Arbeit und Konzentration, bis es die Leser erreichen kann. Brigitte Pacholeck hat auch dieses Buch wieder bestens „in Form" gebracht. Lieben Dank!

Unserem Patrick möchte ich für seine ausführliche Hilfe im Bereich Informatik danken. Es war für mich sehr spannend, Neues aus der Computerwelt zu erfahren, was mich weiterbrachte und der Geschichte letztlich eine andere Wendung gab.

Auch die anderen Autoren meines Verlages möchte ich an dieser Stelle dankend erwähnen. Mit vielen hat sich ein liebes, interaktives Miteinander entwickelt, das zu gemeinsamen Lesungen, aber auch zu tollen Events rund um die Buchmessen in Frankfurt und Leipzig geführt hat.

Von Herzen danke ich außerdem den Menschen an meiner Seite, die mich unterstützen, mich zum Schreiben ermuntern und meine Bücher verschenken. Hier möchte ich vor allem meine Eltern und unsere Kinder nennen. Dass irgendwann auch unser Enkelsohn Felix meine Bücher lesen wird, freut mich ganz besonders, auch wenn das noch ein paar Jahre dauern wird.

Doch ohne die Liebe zur Literatur kann nichts gelingen. Dass ich sie mit meinem Ehemann teilen kann, ist ein großes Geschenk, über das ich sehr glücklich bin. So kann ich meiner Berufung uneingeschränkt nachgehen und meine Bücher deutschlandweit auf Lesungen vorstellen. Danke, dass du immer bei mir bist.

Bei allen lieben und nahen Freunden möchte ich mich bedanken, die meine SchattenKrimis gelesen und mich zum Weiterschreiben ermuntert haben. Es sind zu viele, um sie alle nennen zu können.

Einige besuchen mich in jedem Jahr auf den Buchmessen oder auf Lesungen. Darüber freue ich mich sehr und danke euch für die Treue! Ihr seid mir richtig ans Herz gewachsen. Ich sage: Bis bald!

Zuletzt danke ich den wunderbaren Fans deutschlandweit in den Buchhandlungen, Krimiforen und sozialen Netzwerken, die mich täglich unterstützen und meine Bücher weiterempfehlen!

Was wären die SchattenKrimis ohne euch...?

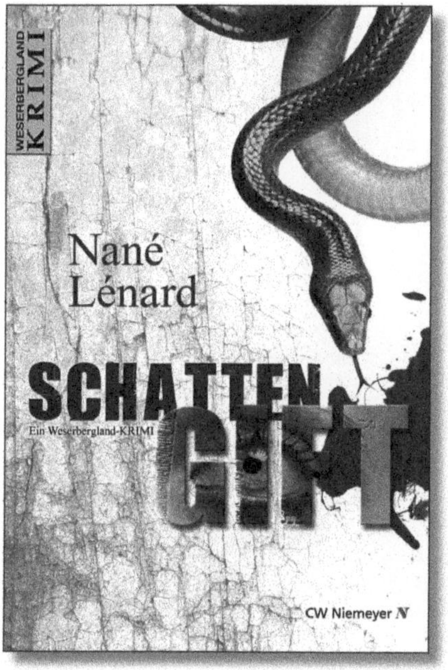
WESERBERGLAND
KRIMI
Nané
Lénard
SCHATTEN
GIFT
Ein Weserbergland-KRIMI
CW Niemeyer

Im Verlag CW Niemeyer bereits erschienen ...

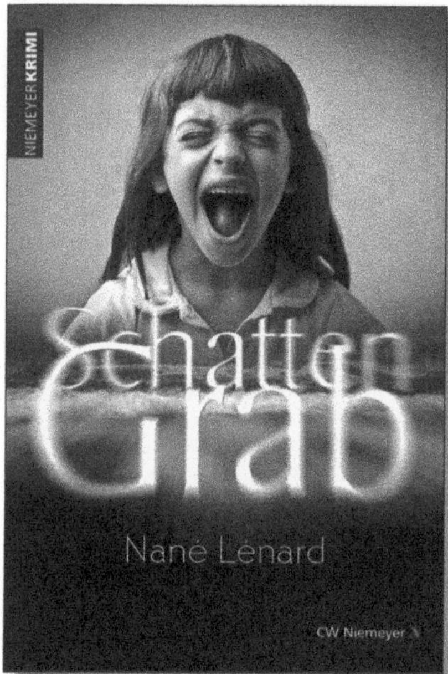

Wo ist Sophie? Seit Wochen ist die Siebenjährige aus Hannover verschwunden. Spurlos. Alle Ermitt- lungen führen ins Leere. Mit jedem Tag schwindet ein Stück Hoffnung dahin, dass die Kleine noch lebend gefunden werden kann. Als am Strand von Neuharlingersiel ein erschreckender Fund gemacht wird, scheint alles verloren. Hauptkommissar Wolf Hetzer reist an die Nordseeküste.

Nané Lénard. SchattenGrab
328 Seiten. Paperback. ISBN 978-3-8271-9422-0
E-Book 978-3-8271-9643-9 (Pdf)
978-3-8271-9843-3 (Epub)

Krimis finden Sie unter ...